Autoevaluación en enfermería

Test razonados para la preparación de oposiciones en el Estado español

Autoevaluación en enfermería

Test razonados para la preparación de oposiciones en el Estado español

Juan Luis Soto de Lanuza
Elena Collado Sánchez
Enrique Galiano Sierra
Beatriz Salazar Guerra
Pilar San José Lobo

ELSEVIER
MASSON

Ámsterdam Barcelona Beijing Boston Filadelfia Londres Madrid
México Milán Múnich Orlando París Roma Sídney Tokio Toronto

ELSEVIER
MASSON

Es una publicación **MASSON**
Travessera de Gràcia, 17-21 - 08021 Barcelona (España)

ISBN: 978-84-458-2023-0

Depósito Legal: M. 48.550-2010
Composición y compaginación: Fotoletra, S. A.
Impreso en España por Gráficas Hermanos Gómez S.L.L.

Advertencia

La enfermería es un área en constante evolución. Aunque deben seguirse unas precauciones de seguridad estándar, a medida que aumenten nuestros conocimientos gracias a la investigación básica y clínica habrá que introducir cambios en los tratamientos y en los fármacos. En consecuencia, se recomienda a los lectores que analicen los últimos datos aportados por los fabricantes sobre cada fármaco para comprobar la dosis recomendada, la vía y duración de la administración y las contraindicaciones. Es responsabilidad ineludible del médico determinar las dosis y el tratamiento más indicado para cada paciente, en función de su experiencia y del conocimiento de cada caso concreto. Ni los editores ni los directores asumen responsabilidad alguna por los daños que pudieran generarse a personas o propiedades como consecuencia del contenido de esta obra.

El Editor

Índice de capítulos

Área temática 4
Investigación en enfermería

Área temática 5
Salud pública y Atención Primaria

Área temática 7
Enfermería clínica

Área temática 11
Enfermería geriátrica

Área temática 12
Enfermería psicosocial y de salud mental

Autores

Juan Luis Soto de Lanuza
Diplomado en Enfermería y Licenciado en Psicología

Elena Collado Sánchez
Diplomada en Enfermería y Licenciada en Antropología Social

Enrique Galiano Sierra
Diplomado en Enfermería y Licenciado en Antropología Social

Beatriz Salazar Guerra
Diplomada en Enfermería y Licenciada en Psicología

Pilar San José Lobo
Diplomada en Enfermería

Prefacio

El profesional de enfermería se encuentra, en la actualidad, con la necesidad de superar una serie de pruebas de aptitud de conocimientos basadas en test de respuesta múltiple para acceder a la obtención de plazas de enfermería, fundamentalmente en el sistema público de salud. Este libro intenta servir de apoyo a todas las personas que opositan y aspiran, con su esfuerzo, a superar un examen de tipo test y, con ello, a optar a la posibilidad de conseguir el puesto laboral que pretenden mediante la adquisición de conocimientos y el entrenamiento específico, así como el aprendizaje de técnicas y métodos de estudio que permiten optimizar los resultados esperados.

Autoevaluación en enfermería ofrece una serie de técnicas y métodos que permiten desarrollar las habilidades necesarias para afrontar el examen de tipo test, siguiendo las siguientes pautas:

- Descripción de técnicas y métodos de estudio específicos de preparación de oposiciones de tipo test con respuesta múltiple.
- Técnicas y métodos de realización del examen de tipo test con las observaciones y las consideraciones que permiten optimizar los resultados.
- 47 temas objeto de preguntas de respuesta múltiple, que constituyen una base fundamental para la preparación de cualquier examen en cualquier comunidad autónoma.
- 1.175 preguntas de tipo test con respuestas razonadas.

De esta forma, consideramos este libro un gran apoyo y una valiosa referencia para el estudio y la preparación de las oposiciones de tipo test de respuesta múltiple, así como para una adecuada adquisición de conocimientos con el razonamiento de las preguntas.

Estamos seguros de que con estas herramientas de estudio y de adquisición de conocimientos y el esfuerzo del lector o de la lectora se podrán mejorar, sin duda alguna, los resultados de las pruebas de aptitud de las oposiciones.

Introducción

Técnicas de estudio

POSSUNT QUIA POSSE VIDENTUR
(Pueden porque les parece que pueden)

El estudio

Lleva muchos años estudiando, pero ¿quién le ha enseñado a estudiar?

Probablemente, muchos de los que lean este libro contestarán: «*nadie,* lo he hecho a mi modo». Algunos incluso añadirán: «y me ha funcionado». Las preguntas serían a costa de qué y si nos ha resultado rentable.

En este pequeño capítulo pretendemos sentar algunas bases para un estudio más racional y provechoso, sobre todo cuando se trata del estudio en adultos y para un examen tan peculiar como son unas oposiciones.

Queremos darle unos cuantos consejos que le faciliten un estudio *activo* y, en consecuencia, más eficaz, durante el cual se rentabilicen el tiempo y el esfuerzo en busca de resultados óptimos.

En este sentido, sería muy útil:

- Aprender a aprender (técnicas de estudio).
- Organizarse (priorizar temas y planificarlos).
- Mantener hábitos de estudio.
- Realizar esquemas de todos los temas.
- Repasar (cada día, cada semana o cada mes).
- Entrenarse con exámenes simulados.
- Hacerse con exámenes de otras convocatorias.
- Reunirse con compañeros para intercambiar esquemas y contrastar dificultades.
- Pedir orientación a profesores.
- *Motivarse* y ser *positivos.*

Nos parece muy importante que este último aspecto se medite un poco más y, para ayudarle, le proponemos que lo haga sobre la base de las siguientes actitudes:

- Ser optimista y positivo.
- Merece la pena intentarlo.

- Visualizar el éxito.
- Constancia.
- Dosificar el esfuerzo.
- No es una pérdida de tiempo.
- Es importante, pero no es «vital».
- No te agobies.
- Planifícate.
- No te aísles.
- Pide apoyo y asesoramiento.

Piensa que... las oposiciones son como una carrera de fondo y hay un número limitado de vencedores.

Ganará:

- **Quien gradúe mejor su ritmo.**
- **Quien practique test.**
- **Quien haya aprovechado mejor el período de entrenamiento.**
- **Quien utilice técnicas de estudio activo.**

Aprobar el examen dependerá:

- De tu esfuerzo personal.
- Del entrenamiento.
- De cómo te organices.
- Del asesoramiento adecuado.
- De tu actitud positiva.
- Del método adecuado de estudio.
- De la constancia.
- Del control personal de la ansiedad.

...Y de un poco de suerte.

También ayuda bastante crear las condiciones adecuadas para el estudio e intentar afrontar los problemas que puedan aparecer.

Los *problemas* más frecuentes a la hora de estudiar son:

- Un entorno inadecuado, con constantes vías y llamadas de atención a otras actividades más entretenidas.

- Miedo a que el esfuerzo realizado no tenga los resultados esperados.
- Sentirse «perdidos(as)».
- En un momento de agobio y ansiedad, el estudiante no ve la utilidad de los estudios y prefiere rendirse a intentarlo.
- Falta de tiempo (sobre todo, por responsabilidades laborales/familiares).
- Las materias difíciles o de aprobado complicado suelen convertirse en una fuente de presión y, sobre todo, de desidia, es decir, aparece la pereza, el aburrimiento, la falta de ganas y de abandono de nuestra planificación inicial.
- Otras preocupaciones, por ejemplo, de tipo laboral, emocional, familiar, etc.

Estos puntos tienen una base común, extensible e inherente a toda la comunidad humana: el *miedo* al fracaso. Sin embargo, en nuestro caso, ese fenómeno no ocurre porque ¿quién dijo miedo? Nosotros, desde luego *no.* Tenemos un objetivo y un plan para ello.

H. Maddox nos propone *tres reglas* que deben seguirse por si la flaqueza nos invade:

- ¡Que la fuerza te acompañe! La *fuerza* y la *determinación* para emprender el hábito de estudio y la cotidianidad en esta tarea son clave. En este sentido, preferimos un estudio a pequeños sorbos que el atragantamiento y empacho de «maratones».
- *No hagas excepciones* en tu planificación diaria de estudio hasta que el hábito esté arraigado y esté completamente seguro(a) de que no se convertirá en una costumbre que nos aleje de nuestro objetivo.
- *Busca aliados.* Esto es importante si tus amigos y familia te ayudan y son conscientes de tus horarios. Te ayudará bastante. Negocia con la familia tiempo, espacios y tranquilidad.

Una vez que nos hayamos decidido a estudiar, le propongo que utilice un *método* de estudio eficaz que ayude a concentrarse y a «rentabilizar» el tiempo que emplee. Nosotros recomendamos, en contraposición al «clásico estudio pasivo» (hincar los codos intentando memorizar los contenidos), un método que, sin duda, nos resultará más útil: *El método estudio activo.*

Hay muchas variantes de este tipo de estudio, pero nosotros vamos a proponerle el método activo *PASE.*

Método PASE

P de Prelectura: consiste en realizar una lectura rápida y de familiarización de sus apuntes o material base de estudio. En esta primera lectura deberá subrayar o buscar en un diccionario las palabras que no entienda o no conozca. Es útil leer títulos y subtítulos.

A de Anotaciones marginales: es la primera lectura completa del tema. Al llevar a cabo esa lectura comprensiva, podemos escribir las cosas o ideas globales más significativas en los márgenes. Hay que leer los párrafos con detenimiento y, al acabar de hacerlo, preguntarse: ¿de qué trata este párrafo? La respuesta se anota al margen. Hay que escribir términos concretos y cortos (p. ej., definición, modelos, cuidados, etc.).

S de Subrayado: esta etapa facilita la concentración y la comprensión de lo estudiado, además de ayudar a confeccionar los esquemas. Para esta tarea es importante tener dos colores: uno para las ideas principales y otro para las secundarias. Por supuesto, no sirve subrayarlo todo, sino sólo las ideas principales y las palabras o frases cortas y «clave» que sean específicas de esa materia (no hay que subrayar más de una cuarta parte del texto). Además, lo subrayado debe tener sentido por sí mismo. Se subraya la respuesta a las notas marginales.

E de Esquema: una vez que se han llevado a cabo los pasos anteriores, realizamos una estructura de nuestro tema, de tal modo que con un sólo vistazo podamos ver el tema completo. Debe darnos una sensación global, pero completa del tema. Se realiza utilizando las notas marginales como estructura y lo subrayado como complemento.

Como orientación, un esquema debe tener una extensión aproximada del 10% del tema.

Recomendamos que estos esquemas se realicen en hojas (DIN-A4 o fichas grandes) y se guarden en cuadernos de anillas para su fácil manejo.

Otras ideas para el *estudio activo* consisten en:

- Confeccionar un *resumen:* consiste en redactar, según el esquema, el contenido de cada parte.
- *Repasar:* hay que fijar los conocimientos asimilados en las fases anteriores. La forma ideal de repaso sería:
  - Empezar cada día la sesión repasando el esquema de la sesión anterior.
  - Los sábados habría que repasar los esquemas de toda la semana.
  - Un sábado al mes deberían repasarse los esquemas difíciles, prioritarios, etc.

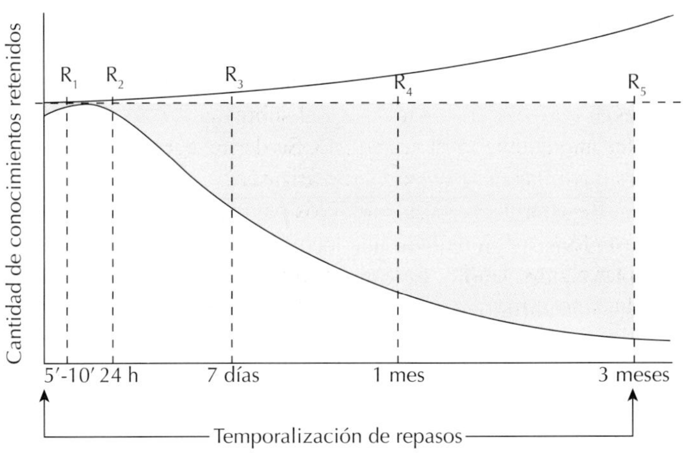

No obstante, hay otros muchos métodos de *estudio activo,* como el *método Robinson,* que es una de las técnicas de estudio de las universidades norteamericanas más tradicionales y cuya finalidad es facilitar la comprensión de los contenidos que se están estudiando.

El método Robinson emplea las siglas *EPL2R* que recogen las cinco fases de este proceso metodológico:

1. *Explorar:* en esta primera fase se recomienda una lectura rápida, en la cual nos fijemos en los índices, sumarios y el prólogo, lo cual ayuda a «calentar» la mente y nos ayuda a introducirnos en el tema.
2. *Preguntar:* en una segunda lectura más detenida, pero también más activa, con una actitud crítica se nos plantearán dudas. Estas cuestiones podrán ser resueltas bien por el profesor, bien por nuestros propios compañeros o consultando los libros de soporte. Se trata de que no tengamos dudas en cuanto al tema que estudiamos.
3. *Leer:* deberíamos subrayar lo más importante, hacer esquemas y tener una visión bastante clara de lo que estamos estudiando.
4. *Recitar:* nos contamos el tema en voz alta, como si estuviéramos explicando a otra persona lo estudiado (método de autoconvencimiento auditivo).
5. *Repasar:* esta parte es fundamental, no sólo en vistas a los últimos minutos antes del examen, sino después de cada tema, para que todos los conocimientos queden fijados.

Sin embargo, es preciso no olvidar que es más importante captar y comprender lo estudiado más que leer y repetir sin más y de forma mecánica. Así, para memorizar algo, lo más recomendable es entenderlo primero.

Consejos para realizar anotaciones al margen y subrayar

A continuación se enumeran unos cuantos consejos para realizar anotaciones al margen y subrayar los temas:

- *¿Cuándo se realizan?* Después de la prelectura y la lectura comprensiva se realizan las anotaciones al margen y posteriormente el subrayado. También se pueden realizar, a la vez, las anotaciones y el subrayado. Se desaconseja realizar estas técnicas en una primera lectura aunque es peor no realizarlas.
- Utilice colores. Reserve los colores más vivos para apuntar o subrayar aquello que sea más importante.
- Es bueno utilizar signos. Utiliza siempre los mismos.
- No abuse de las anotaciones al margen. Si abusa, el texto se vuelve desagradable, abigarrado y difícil de leer.
- Tenga en cuenta las anotaciones marginales a la hora de elaborar los apuntes o esquemas. De hecho, nos ahorrará bastante tiempo si las anotaciones y el subrayado están bien hechos.

- *¿Qué hay que subrayar?* Se deben subrayar las ideas principales, las palabras técnicas y los datos importantes.
- Mantener el equilibrio. Si subraya poco, perderá información. Si subraya casi todo, no servirá para nada.
- *¿Qué tipos de palabras se subrayan?* Generalmente se subrayan nombres y verbos. A veces, adjetivos y adverbios. No se suelen subrayar artículos, preposiciones, conjunciones, etc.
- Cuando deba subrayar un párrafo entero, es mejor no subrayarlo y poner corchetes a los lados del párrafo.
- Sólo si está muy entrenado, puede realizar el subrayado a la vez que la lectura comprensiva. Sin embargo, nosotros recomendamos realizar el subrayado después de la prelectura y después de la lectura comprensiva.
- Una buena idea para subrayar es hacerlo de tal manera que lo subrayado tenga sentido si se lee seguido. Así es como si tuviese un resumen.
- En cualquier caso, recuerda que si subrayas correctamente, es difícil que pierda la atención del texto. Y si se pierde la atención, se dará cuenta porque su mano ha dejado de escribir.

Una sesión de estudio

Las sesiones de estudio, para ser eficaces, deben estar ordenadas y planificadas. De esta manera se sacará el máximo rendimiento de éstas. Según nuestra propuesta de una sesión de estudio, se distinguen las siguientes fases: preparación de la sesión, fase de calentamiento, lectura-esquema y acabando por hoy.

Para una correcta preparación de la sesión son necesarios:

- Lugar cómodo.
- Lugar tranquilo y sin ruidos.
- Procurar que no haya interrupciones.
- A ser posible, que haya luz natural.
- Estudiar en horas en que se esté más descansado.
- Preparar los materiales que vamos a utilizar (temario, test, etc.).
- Procurar mantener el mismo horario de estudio.
- Mentalizarse para estudiar.

En la fase de calentamiento debe seguirse el siguiente procedimiento:

- Hacer algo que le vaya preparando para el estudio (p. ej., *curiosear* el material de estudio).
- Comenzar *repasando* el esquema del tema anterior.
- Iniciar el tema con una *visión rápida* y global.

En la fase de estudio formal (PASE) debe procederse como sigue:

- Prelectura de un tema nuevo.
- Anotaciones marginales.
- Subrayado del tema.
- Esquematización del tema.
- Realización del test.

En la fase de acabando por hoy hay que realizar lo siguiente:

- Lectura-repaso del tema del día.
- Echar un vistazo al tema del día siguiente.
- Dialogo interno positivo: «lo hice... bien».
- Dejar el material de estudio recogido.

Otros consejos

A continuación se enumeran otros consejos para el estudio:

- Realice un plan de estudios para determinar cuáles son sus puntos fuertes y cuáles son los flojos en cada asignatura. Le ayudará a decidir las áreas en que es necesario realizar mayor esfuerzo y dedicar más tiempo.
- Debe programar en su plan descansos cada cierto tiempo. La mayoría de personas sólo logran un nivel óptimo de concentración durante 45 min seguidos. Los descansos deben ser cortos al principio, pero cada vez más largos conforme pasa el día.
- No intente estudiar demasiado en un día, sobre todo cuando se acercan los exámenes, y no estudie durante la noche. Programe su día para que pueda dedicar sus horas de óptimo rendimiento al estudio de los temas más difíciles.
- Aconsejamos, para ser *realistas,* estudiar aproximadamente 2 h diarias (es obvio que, si se dispone de más tiempo, se amplíe el tiempo de estudio). Primamos más la constancia y el hábito del estudio por impulsos.

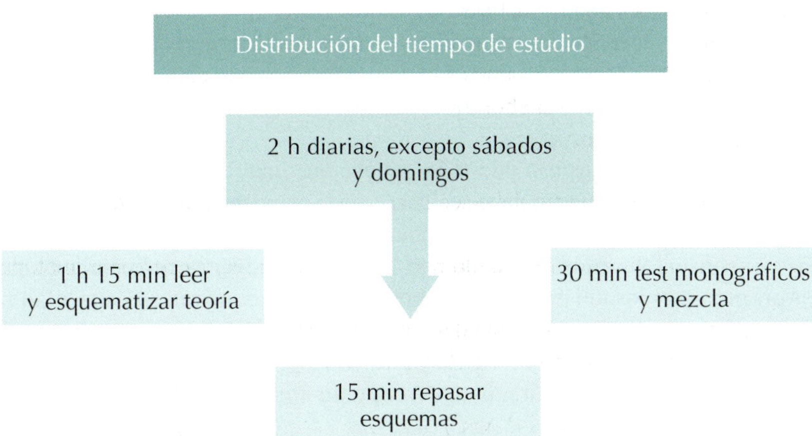

- Intente dormir las horas que necesita. El cansancio agudiza el estrés y la ansiedad. Tómese tiempo para relajarte antes de acostarte.
- Coma bien, pero no estudie después de comer, e intente realizar algo de ejercicio todos los días.
- Si sufre ansiedad, debe restringir sustancias, como la cafeína. Intente beber mucha agua durante el día.
- Procure encontrar tiempo para relajarse y divertirse durante tu programa de estudios.
- No se aísle, quede con compañeros para estudiar en casa o en las bibliotecas juntos. Comparta y enriquezcan mutuamente los esquemas que realicen y, de vez en cuando, hagan un examen juntos para comprobar su nivel (no es una competición, sino una medición de cómo van las cosas).
- Intente aprender ejercicios de relajación y de drenaje de tensión para reducir niveles de ansiedad.
- Es muy importante que determine con tiempo plazos y un horario para estudiar. Diseñe una planificación con el horario más adecuado en función de sus horas de máximo rendimiento y de posibilidades ambientales de estudio (menor ruido, interrupciones, etc.).
- Piense que el proceso activo para estudiar es mucho más eficaz y evite pasar horas y horas leyendo y volviendo a leer sus apuntes.
- Busque exámenes de años anteriores, pues muchas preguntas son parecidas y en cualquier caso se habituará al «estilo».
- Dibuje gráficos o tablas para representar los hechos y datos que tiene que memorizar. Verá que es más fácil memorizar una tabla que hoja tras hoja de apuntes.
- Intente utilizar un *mind map* (plano de la mente), es decir, escriba el título de un tema en una casilla en medio de una hoja y añada ramas que estructuren los detalles del material. Éstos tienden a copiar la forma en que el cerebro trata la información y es más fácil de memorizar.
- Utilice la memoria mnemotécnica como forma de memorizar datos y fórmulas a través de la relación con rimas, refranes, palabras, recuerdos, etc.
- Establezca objetivos y regálese pequeñas recompensas cada vez que cumpla con uno (picar algo, ver un programa de televisión, darse un baño relajante, etc.).
- Elija distintos colores para realizar sus esquemas, pero que éstos no parezcan el arco iris.
- Resuma un tema en una serie de palabras clave, escriba las palabras en una ficha y luego repase las palabras clave.
- Algunas investigaciones han puesto de relieve que una forma de memorizar información es grabarla en una cinta y escucharla en la cama antes de dormirse. El estado alfa de la mente es el estado más receptivo.
- No es aconsejable intentar aprenderlo todo la noche antes del examen cuando los propios nervios del día anterior al examen condicionarán su capacidad intelectual. Haga todo lo que pueda para llegar preparado al día antes del examen. Si unas circunstancias extraordinarias le han impedido estudiar antes de este día, es importante que sea realista. No intente aprender todo en un día. Revise los conceptos clave.

Metodología de los exámenes de oposiciones. Exámenes de tipo test

Este libro intenta servir de apoyo a todas las personas que opositan y aspiran a aprobar el examen y con ello a optar a la posibilidad (hay otras variables relacionadas con los méritos y el tiempo trabajado) de conseguir el puesto laboral que pretenden.

Hoy día, la mayoría de las convocatorias de enfermería están diseñadas según estos criterios de concurso/examen, por lo que creemos importante dar algunos consejos relacionados con este hecho. Las oposiciones que exigen superar uno o varios cuestionarios con respuestas alternativas, en lo cuales sólo una de ellas es correcta, sobre la totalidad o parte del temario, son casi siempre la prueba de criba inicial de cualquier oposición.

Las pruebas de tipo test se denominan también pruebas objetivas. Con ellas se pueden deducir de forma bastante fiable los conocimientos sobre una materia dado que este tipo de examen puede abordar muchos aspectos temáticos.

Para que un test se considere objetivo debe reunir estas características:

- Que se tarde poco en responder, en hacer una cruz o un círculo, en completar un texto con una palabra, un número o una frase, etc.
- Que abarque una amplia proporción de los temas que son el propósito del examen.
- Exactitud de la corrección. La respuesta es evaluada sin conocer la persona que ha realizado el examen de modo que esta evaluación puede ser hecha por cualquier persona o, incluso, por algún procedimiento mecánico.

El índice de dificultad de estos exámenes depende de varios factores:

- La extensión de las preguntas. Las hay muy largas, tanto en su enunciado como en sus respuestas, lo que dificulta su comprensión. Nuestras respuestas son más lentas. Su dificultad aumenta al ser exámenes en que el tiempo limitado provoca prisas que conducen a equivocaciones.
- La forma en que se enfoquen las preguntas. Si el temario lo permite, estos exámenes pueden contener pequeños supuestos prácticos que debemos resolver, lo que retrasa la contestación de otras preguntas del cuestionario.
- La semejanza de las respuestas. Algunas son tan parecidas que se diferencian en artículos o preposiciones que cambian el sentido de la respuesta.

Reglas para obtener buenos resultados en los exámenes de tipo test

La mejor regla para realizar un buen examen de tipo test es *haber estudiado con regularidad.* A continuación se enumeran unas cuantas reglas para obtener buenos resultados en los exámenes de tipo test:

- Estudiar con regularidad y con paciencia todos los temas desde el primer día.
- Concentrarse al máximo. Una vez que comienza el examen, deja de existir todo lo demás.

- Leer detenidamente las instrucciones impresas en la portada o al principio de cada pregunta o en la convocatoria de la oposición. Sobre todo, debe tener claro si las respuestas erróneas descuentan, lo cual es lo normal, o no; si no descuentan, responda a todas; si descuentan, deje en blanco aquellas que desconoce totalmente, pues suelen descontar un tercio de punto, es decir, cada tres errores restan un punto.
- Hojear todas las preguntas del examen.
- Pensar que tiene tiempo suficiente, pero no obcecarse con una pregunta.
- En una primera *ronda* contestar las preguntas en que se siente seguro y su autofiabilidad es alta y dejar para más adelante el resto.
- Dejar para una segunda *ronda* las preguntas que dejó en blanco, pero sólo las que dejó en blanco. No vuelva a las que contestó en la primera ronda.
- Responder a las preguntas que sepa, por orden o, incluso mejor, por tandas: primero aquellas de las cuales esté seguro; después, las dudosas, y finalmente, las más difíciles, pero deje en blanco las que no sepa.
- Dejar sin respuesta aquellas preguntas que no sabe ni puede deducir su respuesta de ninguna forma. Las preguntas sin responder no penalizan. La experiencia indica que, por muy buena que sea la preparación, suele haber un pequeño porcentaje (a veces llega al 10%) de preguntas que o no se entienden o no se sabe responder. Por tanto, no debemos preocuparnos si dejamos alguna pregunta sin responder, siempre que sean pocas.
- Si se equivoca, ¿qué debe hacer? ¿Borrar? ¿Tachar? Este detalle debe indicarse en las instrucciones. Si no es así, pregunte a quienes vigilan el examen.
- Leer bien los enunciados.
- Leer el enunciado de cada pregunta con la máxima atención. A continuación, antes de leer las opciones de respuesta, la intentaremos responder mentalmente. Seguidamente, compruebe en qué opción (a, b, c o d) se encuentra y márquela.
- Si no encuentra su respuesta entre las opciones, vuelva a leer el enunciado, por si no lo entendió bien; si ahora tampoco coincide, utilice la técnica de la exclusión, la menos falsa: muchas respuestas son claramente falsas, con lo cual le pueden quedar sólo una o dos respuestas.
- Fijarse bien en el enunciado de las preguntas. Algunas palabras suelen dar pistas para la respuesta. Son las llamadas palabras clave y pueden indicar la falsedad o veracidad de las respuestas. Por lo general, se pueden identificar mejor las falsas por este método.
- Las respuestas «categóricas» *suelen* ser falsas: siempre, frecuentemente, todas, nunca, etc. Sin embargo, las respuestas «relativas» *suelen* ser ciertas: a veces, algunos, probablemente, etc.
- No elegir una respuesta sin haber leído las demás: quizá nos demos cuenta de que la correcta es otra. Algunas veces, unas preguntas nos dan la solución para otras preguntas.
- Al final, *repasar, pero sólo una vez,* toda la prueba, tratando de responder todas las preguntas dudosas dejadas en blanco inicialmente. En este repaso podemos encontrar respuestas erróneas y podemos modificarlas. Se ha comprobado que en los segundos repasos se suelen modificar respuestas que previamente estaban bien contestadas.

– Si tenemos dudas, no debemos cambiar la primera respuesta, que estadísticamente suele ser la correcta.

Consejos para el examen de tipo test

A continuación se dan algunos consejos para el examen de tipo test:

– No intente adivinar demasiado deprisa.
– La respuesta más larga tiene más posibilidades de ser la verdadera.
– Si hay alguna respuesta que dice «todas son ciertas» tiene más posibilidades de ser la verdadera.
– Si hay alguna respuesta que dice «todas son falsas» tiene menos posibilidades de ser la verdadera.
– Entre las respuestas siempre hay alguna que puede desecharse pronto por excesivamente absurda: búsquela.
– Dos opciones iguales se anulan entre sí: una respuesta sólo puede tener una contestación correcta, por lo que si encontramos varias opciones que significan lo mismo se pueden desechar todas.
  • Hay que estar pendiente de pistas procedentes de la gramática. La respuesta correcta al enunciado de un ítem que acaba en preposición o conjunción (p. ej., en, a, etc.) suele empezar por un artículo.
  • Confíe en su intuición, pues el cerebro lo tiene claro y usted duda.

¿Responder o no responder?

Ésa es la cuestión

Si duda entre dos respuestas, puede acertar el 50%	Si la duda es entre tres respuestas, sólo tiene el 33% de posibilidades de acertar
ANÍMESE	CÓRTESE

La gran duda está entre responder muchas o responder pocas preguntas.

Mi consejo es responder, como mínimo, al 70% y, si es posible, entre el 80 y el 90%, suponiendo que hayamos estudiado bastante y que lo llevamos medianamente bien. Hay personas que piensan que, si se duda, es mejor dejar la respuesta en blanco. En mi opinión, es mejor «lanzarse a la piscina» razonablemente que tener una actitud excesivamente conservadora.

Pongamos como ejemplo que tenemos cuatro preguntas en que dudamos entre dos y tres de las respuestas. Si las respondemos y sólo a una bien, será lo mismo que si hubiéramos dejado las cuatro en blanco, pero si además respondemos dos bien, estaremos ganando más de una décima. Con esto no afirmo que debe responder a todas a lo loco porque siempre hay algunas que son casi imposibles de responder, sino que tan sólo muchas veces merece la pena arriesgar un poco.

Medidas para el día del examen

Para el día del examen se recomienda lo siguiente:

- Haber descansado adecuadamente.
- Desayunar zumos y algo energético.
- Preparar el material para llevar (DNI, lapiceros, goma y bolígrafos).
- Llegar con tiempo.
- Procurar no «mezclarse» con personas excesivamente nerviosas.
- Tener diálogos internos positivos.
- Visualizar el éxito.
- Drenar tensiones.
- No llevar apuntes.
- No repasar a última hora.

Control de la ansiedad durante el examen

A continuación se enumeran algunas recomendaciones para controlar la ansiedad durante el examen:

- Lea todo con calma.
- Respire con tranquilidad.
- No esté más de 1 min con una pregunta que no sabe.
- Piense que tiene tiempo suficiente.
- No esté controlando todo el tiempo el reloj.
- Piense que todo le está saliendo bien.
- Si se colapsa, haga una parada y respire tranquilamente un instante.
- Beba agua.

Bibliografía

Clough E. Técnicas de estudio y examen. Madrid: Pirámide, 1997.

Domínguez AJ. Aprender a estudiar (vols. I-II). Valencia: Promolibro, 1996.

Expósito A. Aprender a estudiar. Barcelona: De Vecchi, 1998.

Fernández C. Aprender a estudiar. Madrid: Pirámide, 1999.

Fry R. Cómo redactar y presentar tus trabajos. León: Everest, 1999.

Hernández P. Psicología y enseñanza del estudio. Madrid: Pirámide, 1997.

Hernández J. Ansiedad ante los exámenes. Valencia: Promolibro, 1997.

Howe A. Cómo estudiar. Bilbao: Deusto, 1989.

Moreno A. Técnicas y estrategias para afrontar el estudio de manera eficaz. Málaga: Aljibe, 2002.

Pérez M. Enseñar a estudiar. Madrid: Escuela Española, 1989.

Romano D. Elementos y técnica del trabajo científico. Barcelona: Teide, 1987.

Rowmtree D. Aprender a estudiar. Barcelona: Herder, 1987.

Rubio F. Manual práctico de prevención y reducción de ansiedad en los exámenes y pruebas orales. Málaga: Aljibe, 2004.

Salas M. Cómo aprobar oposiciones. Madrid: Alianza, 1997.

Salas M. Cómo preparar exámenes con eficacia. Madrid: Alianza, 1997.

Salas M. Técnicas de estudio para enseñanzas medias y universidad. Madrid: Alianza, 1997.

Área temática 1

Legislación

Tema 1

Constitución Española de 1978. Principios fundamentales. Derechos y deberes fundamentales. Protección de la salud en la Constitución

1. La Constitución de 1978:

A. Fue aprobada por las Cortes Generales el 31 de octubre de 1978.
B. Cuenta con 11 títulos, en los cuales se desarrollan los 166 artículos con que cuenta.
C. El Título Preliminar se denomina «de los derechos fundamentales».
D. Se estructura, además del título mencionado en la respuesta anterior, en 11 títulos más.

2. A tenor de lo establecido constitucionalmente, la forma política del Estado español es:

A. La soberanía popular.
B. La monarquía constitucional.
C. La monarquía parlamentaria.
D. Las respuestas a y b son correctas.

3. Según el contenido constitucional, señale la frase correcta:

A. España se constituye en un Estado parlamentario de derecho.
B. Se reconoce el derecho a la autonomía de las provincias españolas.
C. Los poderes del Estado emanan del pueblo español.
D. Los partidos políticos expresan los principios democráticos de participación y de formación de éstos.

4. La Constitución Española de 1978 fue promulgada por el Rey:

A. El 31 de octubre de 1878.
B. El 6 de diciembre de 1978.
C. El 26 de diciembre de 1978.
D. El 27 de diciembre de 1978.

5. El Título I de la Constitución se inicia estableciendo:

A. Que se garantiza el principio de legalidad.
B. El régimen de cooficialidad lingüística del Estado.
C. La forma política del Estado español.
D. Todas las respuestas son incorrectas.

6. El Título I de la Constitución de 1978:

A. Se denomina «De los derechos y deberes fundamentales».
B. Consta de cinco capítulos.

C. El Capítulo IV de este título se reserva a las garantías de las libertades y los derechos fundamentales.
D. Todas las respuestas son correctas.

7. Deberá señalar la respuesta que considere que no se ajusta al contenido del Título I de la Constitución de 1978:

A. Los españoles son mayores de edad a los 18 años.
B. Los extranjeros gozarán en España de las libertades públicas que garantiza este Título I.
C. Nadie podrá ser obligado a declarar sobre su ideología o creencias.
D. La respuesta c no tiene respaldo constitucional, el literal de la Constitución indica que ningún español podrá ser obligado a declarar sobre su ideología, religión o creencias.

8. El Capítulo II del Título I de la Constitución de 1978 se denomina:

A. «De los derechos de españoles y extranjeros».
B. «De las libertades públicas».
C. «De los derechos fundamentales».
D. Ninguna respuesta es correcta.

9. El punto 3 del artículo 16 de la Constitución establece que:

A. Todos tienen derecho a la vida y a la integridad física y moral.
B. Se garantiza la libertad ideológica, religiosa y de culto.
C. Se garantiza el derecho al honor, a la intimidad personal y familiar y a la propia imagen.
D. Ninguna confesión tendrá carácter estatal.

10. En el artículo 18 de la Constitución se garantiza el derecho al honor, a la intimidad personal y familiar y a la propia imagen:

A. Estableciendo, además, que el domicilio es inviolable y no se puede realizar entrada o registro en aquél sin el consentimiento del interesado, salvo en caso de sospecha de delito.
B. Queda garantizado el secreto de las comunicaciones.
C. La opción b es correcta y se podría añadir, además, que, salvo decisión gubernativa, no se podrán intervenir éstas.
D. La opción c es cierta y se podría completar indicando que se limitará el uso de la informática para garantizar la intimidad, que no el honor, de los ciudadanos.

11. Respecto al artículo 43 de la Constitución:

A. Reconoce el derecho a la protección de la salud.
B. La opción a es cierta y se puede añadir que se encuadra en el Capítulo III del Título I de la Constitución.
C. La respuesta b es correcta y se podría añadir que el capítulo mencionado se denomina «De los principios rectores de la política social y económica».
D. La respuesta c es cierta y, además, el artículo 43 cuenta con tres apartados.

12. Respecto al contenido constitucional, el recurso de amparo ante el Tribunal Constitucional:

A. Protege todos los derechos constitucionales.
B. Protege sólo el derecho a la libertad ideológica, religiosa y de culto.
C. Podrá ser interpuesto, en primera instancia, por los jueces y magistrados para tutelar aquellos derechos de los ciudadanos que tienen que ver con la libertad, la intimidad, el honor y la expresión.
D. Todas las respuestas son incorrectas.

13. Indique la respuesta falsa en relación con el contenido constitucional recogido en el artículo 20:

A. Se reconoce la libertad de cátedra.
B. Contempla el derecho a expresar libremente, en cualquiera de las lenguas oficiales el Estado, pensamientos, ideas y opiniones.
C. Se reconoce también el derecho a la producción y creación literaria, artística, científica y técnica.
D. El ejercicio de estos derechos no puede restringirse mediante ningún tipo de censura previa.

14. ¿De cuántos artículos se compone la Constitución Española de 1978?

A. De 140.
B. De 152.
C. De 169.
D. De 188.

15. La Constitución Española fue ratificada por referéndum por el pueblo español el día:

A. 29 de octubre de 1978.
B. 6 de diciembre de 1978.
C. 12 de octubre de 1978.
D. 8 de diciembre de 1978.

16. Cuál de los siguientes no forma parte de la estructura dogmática de la Constitución Española:

A. Valores superiores del ordenamiento.
B. Derechos fundamentales.
C. Libertades públicas.
D. Organización política y jurídica del Estado español.

17. El contenido del Título VII de la Constitución Española se refiere a:

A. El poder judicial.
B. Economía y Hacienda.
C. La organización territorial del Estado.
D. El Tribunal Constitucional.

18. ¿Cuál es el Título de la Constitución Española que se refiere a las Cortes Generales?

A. Título II.
B. Título III.
C. Título IV.
D. Título V.

19. Señale la respuesta correcta respecto al Tribunal Constitucional:

A. Se regula en el Título X de la Constitución
B. Está integrado por 15 miembros
C. Los miembros del Tribunal Constitucional están designados por el Rey
D. Tiene asignadas competencias respecto de los conflictos entre los órganos constitucionales del Estado

20. La Constitución Española tiene como principios fundamentales o pilares básicos:

A. La fórmula del «Estado social y democrático de Derecho».
B. La cláusula del «Estado autonómico».
C. La «monarquía parlamentaria».
D. La equidad de «Economía y Hacienda».

21. El artículo 2 de la Constitución se refiere a la cláusula del Estado autonómico y se rige por los principios de:

A. Autonomía.
B. Unidad.
C. Solidaridad.
D. Todas son ciertas.

22. Señale la respuesta incorrecta respecto a la organización territorial del Estado:

A. El Estado se organiza territorialmente en municipios, en provincias y en comunidades autónomas.
B. La provincia se define en el artículo 150 de la Constitución.
C. La provincia es una entidad local con personalidad jurídica propia.
D. La provincia está definida por el territorio, la población y la organización.

23. ¿En qué artículo de la Constitución se recoge la libertad ideológica, religiosa y de culto de los individuos y las comunidades?

A. Artículo 16.
B. Artículo 32.
C. Artículo 53.
D. Artículo 74.

24. ¿En qué artículo de la Constitución Española se recoge el derecho a constituirse en Comunidad Autónoma?

A. Artículo 21.
B. Artículo 82.
C. Artículo 143.
D. Artículo 169.

25. ¿En qué artículo de la Constitución Española se recoge el derecho a la educación, así como la libertad de enseñanza y señala que la enseñanza básica es obligatoria y gratuita?

A. Artículo 27.
B. Artículo 59.
C. Artículo 132.
D. Artículo 165.

1. La respuesta correcta es la A.

La Constitución fue aprobada el día 31 de octubre de 1978, en sesión simultánea (que no conjunta) de ambas cámaras, Congreso de los Diputados y Senado. Cuenta con 11 títulos, uno preliminar y 10 numerados en los cuales se desarrollan los 169 artículos con que cuenta. El Título Preliminar se denomina así: Título Preliminar.

2. La respuesta correcta es la C.

La Constitución en su artículo 1, apartado 3 establece que la forma política del Estado español es la monarquía parlamentaria. Podríamos añadir, tal y como se dispone en el Título II, artículo 56 que el Rey es el Jefe del Estado.

3. La respuesta correcta es la C.

El texto constitucional recoge en su artículo 1, apartado 2 que la soberanía popular reside en el pueblo español, del cual emanan los poderes del Estado. En ese mismo artículo, pero en su apartado 1, se establece que España se constituye en un Estado social y democrático de Derecho mientras que el artículo 2 indica que se reconoce el derecho a la autonomía de las nacionalidades y regiones que integran la nación española y no el derecho a la autonomía de las provincias (tal y como indicaba la opción b de esta pregunta).

4. La respuesta correcta es la D.

El Rey promulgó la Constitución, en sesión conjunta del Congreso de los Diputados y del Senado, el día 27 de diciembre de 1978, después que fuera ratificada en referéndum el día 6 de diciembre de 1978.

5. La respuesta correcta es la D.

El Título I de la Carta Magna se inicia indicando, en el artículo 10, que la dignidad de la persona, los derechos inviolables que le son inherentes, el libre desarrollo de la personalidad, el respeto a la ley y a los derechos de los demás son fundamento del orden político y de la paz social. El contenido de las opciones a, b y c corresponden a preceptos que se recogen en el Título Preliminar de la Constitución de 1978.

6. La respuesta correcta es la D.

El Título I de la Constitución, «de los derechos y deberes fundamentales» cuenta con cinco capítulos y es, efectivamente, en el cuarto en que se establecen las garantías de derechos y libertades. Comprende este título los artículos que van del 10 al 55, ambos inclusive.

7. La respuesta correcta es la D.

Las opciones a y b tienen un reflejo en el Capítulo I, «De los españoles y los extranjeros», del Título I. En el Capítulo II de dicho título se indica de manera expresa, concretamente en el artículo 16, que «nadie» (y no «ningún español») podrá ser obligado a declarar sobre su ideología, religión o creencias.

8. La respuesta correcta es la D.

El Título I de la Constitución de 1978 (denominado «De los derechos y deberes fundamentales») consta de cinco capítulos y el segundo de ellos, titulado «Derechos y libertades», se inicia en el artículo 14 y finaliza en el 38.

9. La respuesta correcta es la D.

La opción a se refiere al derecho a la vida recogido en el artículo 15 de la Carta Magna. En cuanto al contenido de la opción b, cabe afirmar que se trata del apartado 1 del artículo 16 y la opción c se refiere al derecho al honor y a la intimidad según el artículo 18 de la Constitución. La opción d se refiere al apartado 3 del artículo 16, aquel que se refiere al derecho a la libertad ideológica, religiosa y de culto.

10. La respuesta correcta es la B.

El artículo 18 es el encargado, dentro del texto constitucional, de garantizar el honor, la intimidad personal y familiar y la propia imagen. Establece que el domicilio es inviolable y que ninguna entrada o registro se podrá llevar a cabo sin el consentimiento del titular ni resolución judicial, salvo en caso de flagrante delito (no de sospecha tal y como indicaba la opción a). En cuanto a las comunicaciones, queda garantizado el secreto de éstas salvo resolución judicial y, además, se limitará el uso de la informática para garantizar tanto la intimidad como el honor de las personas.

11. La respuesta correcta es la D.

El artículo 43 de la Constitución se encuentra en el Capítulo III, «De los principios rectores de la política social y económica» del Título I. Su redacción cuenta con tres apartados.

12. La respuesta correcta es la D.

El artículo 53.2 (Capítulo IV, «De las garantías de las libertades y derechos fundamentales») indica que cualquier ciudadano podrá recabar la tutela de las libertades y derechos reconocidos en el artículo 14 y la Sección primera del Capítulo II (que contiene los artículos del 15 al 29) ante los tribunales ordinarios y, en su caso, mediante el recurso de amparo ante el Tribunal Constitucional. Además, indica que este último recurso será aplicable a la objeción de conciencia, reconocida en el artículo 30.

13. La respuesta correcta es la B.

El artículo 20 de la Constitución reconoce, entre otros, el derecho a expresar y difundir libremente los pensamientos, ideas y opiniones mediante la palabra, el escrito o cualquier otro medio de reproducción. No hace referencia a las lenguas oficiales del Estado ya que esta materia queda regulada en el artículo 3.

14. La respuesta correcta es la C.

Efectivamente, la Constitución Española se compone de 169 artículos.

15. La respuesta correcta es la B.

El referéndum de ratificación de la Constitución Española de 1978 se celebró el 6 de diciembre de 1978.

16. La respuesta correcta es la D.

La organización política y jurídica del Estado Español, la organización de las instituciones y el reparto de competencias forman parte de la parte orgánica de la Constitución.

17. La respuesta correcta es la B.

El Título VII, que comprende de los artículos que van del 128 al 136 se refiere a Economía y Hacienda. El Título VI se refiere al poder judicial, el Título VIII se refiere a la organización territorial del Estado y el Título IX se refiere al Tribunal Constitucional.

18. La respuesta correcta es la B.

El Título III, que comprende de los artículos que van del 66 al 96, se refiere a las Cortes Generales.

19. La respuesta correcta es la D.

El Tribunal Constitucional se regula en el Título IX de la Constitución. Se compone de 12 miembros. Son nombrados por el Rey (no asignados). Tiene competencias sobre los conflictos entre los órganos constitucionales del Estado.

20. La respuesta correcta es la D.

Los principios fundamentales o pilares básicos están recogidos en el Título Preliminar de la Constitución. Son tres y se corresponden con las respuestas a, b y c.

21. La respuesta correcta es la D.

Efectivamente, son los tres principios de la cláusula del Estado autonómico en el artículo 2 de la Constitución Española.

22. La respuesta correcta es la B.

La provincia se define en el artículo 141.1 de la Constitución y el artículo 31 de la Ley de Bases de Régimen Local.

23. La respuesta correcta es la A.

Dicho artículo 16 forma parte del Título I de la Constitución, «De los derechos y deberes fundamentales».

24. La respuesta correcta es la C.

El Capítulo III de la Constitución, en los artículos que van del 143 al 158, se refiere a las comunidades autónomas. El artículo 143 reconoce el derecho a constituirse en comunidades autónomas a:

- Provincias limítrofes con características históricas culturales y económicas comunes.
- Territorios insulares.
- Provincias con entidad regional histórica.

25. La respuesta correcta es la A.

El artículo 27 forma parte de los derechos y libertades fundamentales contemplados en la Constitución Española.

Ley 14/1986, General de Sanidad. Principios generales del Sistema Nacional de Salud. Organización del Sistema Sanitario Público

1. La directriz sobre la cual descansa la reforma sanitaria propuesta por la Ley General de Sanidad es:

A. La asistencia sanitaria de la Seguridad Social.
B. El sistema sanitario, con sus dos niveles: atención primaria y atención especializada.
C. La estructura básica de salud.
D. La creación del Sistema Nacional de Salud.

2. La Ley 14/1986, General de Sanidad:

A. Tendrá la condición de norma básica, excepto algunos artículos que constituirán derecho supletorio en aquellas comunidades autónomas que hayan dictado normas aplicables a la materia que en dichos preceptos se regula.
B. Tiene rango de ley orgánica y, por tanto, la totalidad de su articulado es aplicable en todo el territorio del Estado.
C. Tendrá la consideración de norma supletoria, excepto algunos artículos que constituirán derecho básico en aquellas comunidades autónomas que hayan dictado normas aplicables a la materia que en dichos preceptos se regula.
D. Otorga carta de naturaleza al Insalud como gestor de la asistencia sanitaria en todo el territorio del Estado.

3. En el Título I, «Del sistema de salud», de la Ley General de Sanidad se establece que la asistencia sanitaria pública se extenderá a toda la población española. El acceso y las prestaciones sanitarias se realizarán:

A. A través de las entidades gestoras de la Seguridad Social.
B. En condiciones de igualdad efectiva.
C. De manera progresiva, según se vayan transfiriendo las competencias sanitarias a las Comunidades Autónomas.
D. Las respuestas a y b son correctas.

4. La Ley General de Sanidad preceptúa que la política de salud estará orientada a:

A. La prevención de la enfermedad.
B. La superación de los desequilibrios territoriales y sociales.
C. La promoción de la salud.
D. La cobertura asistencial general, tanto para titulares del sistema de Seguridad Social como para sus beneficiarios.

5. La Ley 14/1986 preceptúa que los servicios de salud se organizarán de manera que sea posible articular la participación comunitaria. A los efectos de dicha participación se entenderán comprendidas:

A. Las organizaciones sociales.
B. Las organizaciones profesionales.
C. Las organizaciones y federaciones de consumidores.
D. Las organizaciones empresariales y sindicales.

6. La Ley General de Sanidad indica que los servicios sanitarios, así como los administrativos, económicos y cualesquiera otros que sean precisos para el funcionamiento del sistema de Salud, adecuarán su organización y funcionamiento a los principios de:

A. Equidad, autonomía de gestión y eficacia.
B. Justicia, celeridad, economía y flexibilidad.
C. Equidad, eficacia y celeridad.
D. Eficacia, celeridad, economía y flexibilidad.

7. Se establece en la Ley General de Sanidad que, para orientar con mayor eficacia la prevención de los riesgos para la salud, se considera actividad fundamental del sistema sanitario:

A. La asistencia sanitaria en todos los casos de pérdida de la salud.
B. La realización de los estudios epidemiológicos necesarios.
C. El control de la higiene, de la tecnología y de la investigación alimentaria.
D. Desarrollar un sistema de información sanitaria.

8. La carta de derechos y deberes de los usuarios de los servicios del sistema sanitario público que la Ley General de Sanidad establece se encuentra en un capítulo del Título I, «Del sistema de salud». ¿En qué capítulo?

A. Capítulo I.
B. Capítulo II.
C. Capítulo III.
D. Capítulo IV.

9. En relación con los derechos de los usuarios del sistema sanitario público y a tenor de lo preceptuado en la Ley General de Sanidad, una de las siguientes opciones no se puede considerar un derecho. Deberá elegir cuál de estas afirmaciones es la correcta:

A. Derecho al respeto de su personalidad, dignidad humana e intimidad.
B. La opción a es correcta y se podría añadir que no existirá discriminación por razones de raza, de tipo social, de sexo, moral, económico, ideológico, político o sindical.
C. Derecho a participar en las actividades sanitarias.
D. Derecho a firmar el alta voluntaria en caso de negarse al tratamiento.

10. Deberá señalar la respuesta que considere incorrecta. La Ley General de Sanidad establece, en relación con la facturación por la atención sanitaria prestada a determinados pacientes, que:

A. Dicha facturación será efectuada por las administraciones de los centros.
B. Para facturar se tomará como base los costes efectivos.
C. Estos ingresos tendrán la consideración de propios de los servicios de salud.
D. En determinados casos y atendiendo a las circunstancias, estos ingresos podrán revertir en aquellos que intervienen en la atención a estos pacientes.

11. Señale la respuesta que considere que no se ajusta al contenido del Capítulo I del Título II de la Ley General de Sanidad:

A. Es competencia exclusiva del Estado la sanidad exterior.
B. La respuesta a es cierta y se puede añadir que también le compete las relaciones y acuerdos sanitarios internacionales.
C. Las dos respuestas anteriores son correctas aunque se puede añadir que también asumirá la competencia de la determinación de los requisitos sanitarios de las reglamentaciones técnico-sanitarias de los alimentos.

D. Las opciones a, b y c son correctas aunque se puede completar lo que indica esta última opción si se añade que el Estado desarrollará competencias en relación con el control sanitario de distribución y suministro de bebidas y demás productos relacionados con el uso o el consumo humano.

12. La Ley General de Sanidad dedica un capítulo del Título II a regular las competencias de las corporaciones locales. Señale la respuesta que, a su parecer, no encaja en dicho capítulo:

A. Control sanitario del medio ambiente.
B. Las corporaciones locales participaran en los órganos de dirección de las Áreas de Salud.
C. Organizarán los servicios de salud autonómicos de acuerdo con los principios básicos de esta ley.
D. Policía sanitaria mortuoria y control sanitario de los cementerios.

13. Queda establecido en el texto de la Ley General de Sanidad que todas las estructuras y servicios públicos al servicio de la salud integrarán:

A. El sistema sanitario español.
B. El modelo sanitario público.
C. El servicio de salud autonómico.
D. El Sistema Nacional de Salud.

14. A tenor de lo preceptuado en la Ley 14/1986, son características del Sistema Nacional de Salud:

A. La extensión de sus servicios a toda la población.
B. La coordinación adecuada para prestar una atención integral a la salud.
C. Las dos respuestas anteriores son ciertas aunque se puede completar la opción b si se indica que dentro de esa atención integral a la salud se encontraría la promoción de la salud, la prevención de la enfermedad y las actividades encaminadas a la curación y a la rehabilitación.
D. Todas las respuestas anteriores son correctas y se puede añadir también que el presidente del Consejo Interterritorial de Salud ejercerá, además, la presidencia del Sistema Nacional de Salud.

15. En relación con los servicios de salud de las Comunidades Autónomas y si se tiene en cuenta lo que establece la Ley General de Sanidad:

A. Se organizarán siguiendo las directrices del Ministerio de Sanidad.
B. La respuesta anterior es correcta y se podría añadir que el Senado dictará las normas de organización y funcionamiento de dichos servicios.
C. La ordenación territorial de los servicios de salud será competencia de las comunidades autónomas.
D. Las diputaciones provinciales, como administraciones territoriales, organizarán, conjuntamente con el Estado, los servicios de salud de las Comunidades Autónomas

16. A tenor de los establecido en la Ley 14/1986, señale la respuesta falsa en relación con el consentimiento informado:

A. Deberá ser prestado personalmente por todo paciente a quien se le vaya a someter a un procedimiento terapéutico y/o diagnóstico.
B. No será necesario en caso de urgencia vital.
C. La Ley General de Sanidad lo relaciona con el derecho a la libre elección entre las opciones que le presente el responsable médico de su caso.
D. No será preciso dicho consentimiento cuando la falta de intervención implique un riesgo para la salud pública.

17. A tenor del contenido de la Ley 14/1986, las estructuras fundamentales del Sistema Sanitario, responsabilizadas de la gestión unitaria de los centros y establecimientos del Servicio de Salud de la Comunidad Autónoma, son:

A. Las gerencias de atención primaria.
B. Las áreas sanitarias.
C. La respuesta a es correcta y se podría añadir para completar la respuesta, las gerencias de atención especializada.
D. Ninguna respuesta es correcta.

18. «Cada Comunidad Autónoma elaborará un .... que comprenderá todas las acciones sanitarias necesarias para cumplir los objetivos de sus Servicios de Salud.» Complete el espacio en blanco con una de las siguientes opciones:

A. Plan asistencial.
B. Decreto que desarrolle las transferencias sanitarias.
C. Régimen de organización y funcionamiento.
D. Plan de salud.

19. El texto de la Ley General de Sanidad indica que las áreas de salud serán dirigidas por un órgano propio, donde participarán las corporaciones locales en ellas situadas con una participación:

A. Superior al 50%.
B. No superior al 40%.
C. Del 50%.
A. No inferior al 40%.

20. Las estructuras fundamentales del sistema sanitario de las cuales trata la Ley General de Sanidad contarán, como mínimo, con los siguientes órganos:

A. De participación, el Consejo de Salud y el gerente de área.
B. El Consejo de Salud y el gerente de área.
C. De participación, de dirección y de gestión.
D. De participación, de dirección y los gerentes de atención primaria y atención especializada.

21. En las áreas de salud, el órgano colegiado de participación comunitaria para la consulta y el seguimiento de la gestión es:

A. El Consejo de Salud.
B. El Consejo de Gestión.
C. El Consejo de Dirección.
D. El Consejo de Participación.

22. El órgano colegiado de participación de las áreas de salud presenta una constitución que está determinada por la Ley General de Sanidad. Deberá señalar la respuesta falsa en relación con esa constitución:

A. Representación de los ciudadanos a través de las corporaciones locales.
B. Organizaciones profesionales más representativas en el área de salud.
C. Organizaciones sindicales.
D. Administración sanitaria del área de salud.

23. Todas las siguientes funciones, excepto una, son propias del Consejo de Dirección del área. Deberá señalarla:

A. Propuesta de nombramiento y cese del gerente del área de salud.
B. Conocer e informar sobre la memoria anual del área de salud.
C. El establecimiento de los criterios generales de coordinación en el área de salud.

D. La aprobación de las prioridades específicas del área de salud

24. El texto de la Ley 14/1986 indica que las áreas de salud se dividirán en zonas básicas de salud. La zona básica de salud es:

A. Una delimitación funcional de Atención Primaria.
B. El marco territorial de Atención Especializada.
C. El marco territorial de Atención Primaria.
D. Una delimitación funcional de Atención Especializada.

25. La Ley General de Sanidad indica que los Centros de Salud tendrán unas funciones. Señale la respuesta que considere adecuada:

A. Albergar la estructura física de consultas y servicios asistenciales personales correspondientes a la población en que se ubica.
B. Albergar los recursos materiales precisos para la realización de las exploraciones complementarias de que se pueda disponer en la zona.
C. Facilitar el trabajo en equipo de los profesionales sanitarios de la zona.
D. Todas las respuestas son correctas.

1. La respuesta correcta es la D.

En la propia exposición de motivos de la Ley General de Sanidad, el legislador establece este extremo. Además, dedica el Capítulo I («De la organización del sistema sanitario público») del Título III a la organización del Sistema Nacional de Salud.

2. La respuesta correcta es la A.

La Ley General de Sanidad en su artículo 2, Título Preliminar, establece que tendrá la condición de norma básica y será de aplicación en todo el territorio del Estado, excepto los artículos 31 y 57-69 que constituirán derecho supletorio en aquellas comunidades autónomas que hayan dictado normas aplicables a la materia que en dichos preceptos se regula.

3. La respuesta correcta es la B.

En el artículo 3 que se encuentra en el Capítulo I, «De los principios generales», del Título I, «Del sistema de salud», de la Ley General de Sanidad se indica que tanto el acceso a la asistencia pública sanitaria como las prestaciones se realizarán en condiciones de igualdad efectiva.

4. La respuesta correcta es la B.

La Ley General de Sanidad establece esta afirmación en el artículo 4, incluido en el Capítulo I, «De los principios generales», del Título I, «Del sistema de salud», de la citada norma.

5. La respuesta correcta es la D.

De nuevo, debemos referirnos a los principios generales que se establecen en el Capítulo I del Título I de la Ley General de Sanidad, concretamente al precepto contenido en el artículo 5.

6. La respuesta correcta es la D.

Los servicios sanitarios, así como los administrativos, económicos y cualesquiera otros que sean precisos para el funcionamiento del sistema de salud, adecuarán su organización y funcionamiento a los principios de eficacia, celeridad, economía y flexibilidad, tal y como se indica en el artículo 7 de la Ley General de Sanidad.

7. La respuesta correcta es la B.

El artículo 8 de la Ley 14/86 señala que se considera actividad fundamental del sistema sanitario la realización de los estudios epidemiológicos necesarios para orientar con mayor eficacia la prevención de riesgos para la salud, así como la planificación y evaluación sanitarias, que debe tener como base un sistema organizado de información sanitaria, vigilancia y acción epidemiológicas.

8. La respuesta correcta es la A.

Los derechos y los deberes de los usuarios de los servicios del sistema sanitario público se desarrollan en los artículos 10 y 11, respectivamente. Ambos artículos se encuentran encuadrados en el Capítulo I, «De los principios generales», del Título I de la Ley 14/1986.

9. La respuesta correcta es la D.

El contenido de las opciones a, b y c se corresponde con derechos de los usuarios del sistema sanitario público. Sin embargo, aun cuando negarse al tratamiento sea también un derecho reconocido en Ley General de Sanidad, la firma del alta voluntaria no lo es. Firmar esta alta implica un deber inherente al hecho de no haber aceptado el tratamiento. Véanse los artículos 10 y 11 de la citada norma.

10. La respuesta correcta es la D.

La Ley General de Sanidad preceptúa, en su artículo 16.3, que la facturación a determinados pacientes será efectuada por las administraciones de los centros y éstos tomarán como base los costes efectivos. Estos ingresos tendrán la consideración de propios de los servicios de salud y en ningún caso (así de clara se muestra la literalidad de la ley) esos ingresos podrán revertir directamente en aquellos (es decir, personal sanitario, no sanitarios, etc.) que intervienen en la atención de estos pacientes.

11. La respuesta correcta es la D.

Del análisis de la pregunta se desprende que se tratan de competencias del Estado ya que éstas se recogen en el Capítulo I del Título II, «De las competencias de las administraciones públicas». Pues bien, el contenido de las respuestas a, b y c se acomoda a lo establecido en este capítulo. Sin embargo, el control sanitario de la distribución y suministro de alimentos, bebidas y demás productos relacionados con el uso o consumo humano es una competencia que la norma sanitaria atribuye a las corporaciones locales (Capítulo III, «De las competencias de las corporaciones locales», del Título II).

12. La respuesta correcta es la C.

El Capítulo III del Título II de la Ley General de Sanidad se dedica a la regulación de las competencias de las corporaciones locales. El contenido de la opción c ni se encuentra en dicho capítulo (se localiza en el Capítulo II del Título III) ni el literal concuerda con el texto legal ya que la norma estipula que las comunidades autónomas (y no las corporaciones locales) deberán organizar sus servicios de salud.

13. La respuesta correcta es la D.

La Ley14/86, en el Capítulo I, «De la organización del sistema sanitario público», del Título III, «De la estructura del sistema sanitario público» indica que todas las estructuras y servicios públicos al servicio de la salud integrarán el Sistema Nacional de Salud.

14. La respuesta correcta es la C.

Las características fundamentales del Sistema Nacional de Salud, según lo regulado en el texto de esta ley, son la extensión de sus servicios a toda la población, la organización adecuada para prestar una atención integral a la salud (con actividades de promoción, prevención, curación y rehabilitación), la coordinación y, en su caso, la integración de todos los recursos sanitarios públicos en un dispositivo único, la financiación mediante recursos de las administraciones públicas y la prestación de una atención integral a la salud que procura altos niveles de calidad evaluados y controlados. No se menciona nada en relación con el hecho de que el Sistema Nacional de Salud cuente con un presidente.

15. La respuesta correcta es la C.

El legislador establece en el Capítulo II, «De los servicios de salud de las comunidades autónomas», del Título III, «De la estructura del sistema sanitario público», que las Comunidades Autónomas deberán organizar sus servicios de salud de acuerdo con los principios básicos de la presente ley y que la ordenación territorial de dichos servicios será competencia de las comunidades autónomas y se basará en un concepto integrado de atención a la salud.

16. La respuesta correcta es la A.

La Ley General de Sanidad en su artículo 10 establece que será preciso el previo consentimiento escrito del usuario excepto en caso de urgencia vital, cuando exista riesgo para la salud pública y cuando el paciente no esté capacitado para tomar decisiones, en cuyo caso el derecho corresponderá a sus familiares o personas a él allegadas. No podemos dar por válida la opción a ya que no «todo paciente» puede estar capacitado para decidir (caso de incapacitados judicialmente, un lactante al cual se le debe intervenir, etc.).

17. La respuesta correcta es la D.

El legislador, en el Capítulo III, «De las áreas de salud», del Título III de la Ley General de Sanidad indica que esas estructuras fundamentales del sistema sanitario responsabilizadas de la gestión unitaria de centros y establecimientos del servicio de salud de la comunidad autónoma son las áreas de salud.

18. La respuesta correcta es la D.

Reza el artículo 54 de la Ley General de Sanidad que cada comunidad autónoma elaborará un plan de salud que deberá englobar el conjunto de planes de las diferentes áreas de salud.

19. La respuesta correcta es la D.

La Ley General de Sanidad en el Capítulo III, «De las áreas de salud», del Título III indica que las corporaciones locales situadas en las áreas de salud deberán participar en el órgano de dirección de éstas, con una representación no inferior al 40%, dentro de las directrices y programas generales sanitarios establecidos por la comunidad autónoma.

20. La respuesta correcta es la C.

En el artículo 57 de la Ley General de Sanidad se establece que las áreas de salud contarán, como mínimo, con unos órganos de participación, de dirección y de gestión.

21. La respuesta correcta es la A.

La Ley General de Sanidad, en su artículo 58, define los consejos de salud como los órganos colegiados de participación comunitaria para la consulta y el seguimiento de la gestión.

22. La respuesta correcta es la C.

Los consejos de salud del área estarán constituidos por:
La representación de los ciudadanos a través de las corporaciones locales comprendidas en su demarcación.
Las organizaciones sindicales más representativas.
La Administración sanitaria del área de salud.

23. La respuesta correcta es la B.

Conocer e informar la memoria anual del área de salud es una función que la Ley General de Sanidad atribuye al Consejo de Salud del área; el resto de funciones del órgano de participación se recoge en el artículo 58 de la norma mientras que las funciones del Consejo de Dirección se establecen en el artículo 59.

24. La respuesta correcta es la C.

Para conseguir la máxima operatividad y eficacia en el funcionamiento de los servicios a nivel primario, las áreas de salud se dividirán en zonas básicas de salud, marco territorial de la atención primaria, donde desarrollan las actividades sanitarias los centros de salud.

25. La respuesta correcta es la D.

Según el artículo 64 de la Ley General de Sanidad, el contenido de las opciones de la pregunta se corresponde con funciones de los centros de salud y se añade a éstas mejorar la organización administrativa de la atención de salud en su zona de influencia.

Ley 55/2003, del Estatuto Marco del Personal Estatutario de los Servicios de Salud

1. El Estatuto Marco indica en la Sección primera del Capítulo dedicado a la jornada de trabajo, permisos y licencias que las normas en ella contenidas tienen por objeto el establecimiento de las disposiciones mínimas para:

A. La regulación de la jornada laboral del personal estatutario.
B. La protección de la seguridad y la salud del personal estatutario en materia de ordenación del tiempo de trabajo.
C. La respuesta a es cierta y se puede completar si se indica que, aparte de la regulación de la jornada de trabajo, se establecen los criterios generales para el régimen de licencias y permisos con derecho a remuneración.
D. Todas las respuestas son correctas.

2. El capítulo de la Ley 55/2003 del Estatuto Marco que se reserva a la regulación de la jornada de trabajo, permisos y licencias es el:

A. Capítulo IX.
B. Capítulo X.
C. Capítulo XI.
D. Capítulo XII

3. A los efectos de lo establecido en la Sección primera del Capítulo X del Estatuto Marco, indique qué se entiende por: «...el período en el que el personal permanece en el centro sanitario, a disposición del mismo y en ejercicio efectivo de su actividad y funciones»:

A. Guardia de presencia física.
B. Jornada ordinaria.
C. Tiempo de trabajo.
D. Turno habitual de trabajo.

4. A los efectos de lo establecido en la Sección primera del Capítulo X del Estatuto Marco, todo período de tiempo que no sea de trabajo será:

A. Un permiso.
B. Una licencia.
C. Período de libranza.
D. Período de descanso.

5. En relación con lo que establece el Estatuto Marco acerca de la jornada ordinaria de trabajo, deberá señalar la respuesta correcta:

A. Esta jornada en los centros de trabajo se determinará en las normas, pactos o acuerdos que en cada caso resulte procedente.
B. La duración máxima de esta jornada no superará las 35 h semanales en turno diurno y en cómputo total no superará las 50 h.
C. Las dos respuestas anteriores son correctas.
D. Ninguna respuesta es cierta.

6. El Estatuto Marco indica que, cuando se trate de la prestación de servicios de atención continuada y con el fin de garantizar la adecuada atención permanente al usuario de los centros sanitarios, el personal de determinadas categorías o unidades de éstos desarrollará una:

A. Jornada de guardia extraordinaria.
B. Jornada complementaria.
C. La respuesta a es correcta y se puede completar añadiendo que las guardias pueden ser de presencia personal o localizadas.
D. Ninguna respuesta se ajusta a lo que establece la Ley 55/2003, del Estatuto Marco.

7. ¿Regula la Ley del Estatuto Marco la pausa en el trabajo?

A. Sí.
B. La respuesta a es correcta y se puede añadir que dicha ley indica que siempre que la duración de la jornada exceda de 6 h continuadas, deberá establecerse un período de descanso.
C. La respuesta b es correcta y queda establecido que la duración de ese período de descanso no será inferior a 15 min.
D. Ninguna respuesta es correcta.

8. Queda reflejado en la Ley 55/2003, del Estatuto Marco que el tiempo de trabajo correspondiente a la jornada ordinaria del personal nocturno no excederá de:

A. 10 h interrumpidas.
B. 12 h ininterrumpidas.
C. 15 h ininterrumpidas.
D. Todas las respuestas son incorrectas ya que el Estatuto Marco indica que la duración de la jornada nocturna será pactada en las mesas sectoriales correspondientes.

9. La Sección segunda del Capítulo X del Estatuto Marco regula:

A. Las vacaciones y las licencias.
B. Los servicios especiales y las fiestas y permisos.
C. El calendario de jornada ordinaria.
D. Las jornadas parciales, fiestas y permisos.

10. «El personal estatutario se hallará en .... cuando preste los servicios correspondientes a su nombramiento como tal, cualquiera que sea el servicio de salud, institución o centro en el que se encuentre destinado, así como cuando desempeñe puesto de trabajo de las relaciones de puestos de las Administraciones públicas abierto al personal estatutario.» Deberá completar el espacio en blanco de la definición legal con una de las opciones:

A. Situación activa.
B. Servicio activo.
C. Pleno ejercicio profesional.
D. Situación de ejercicio profesional activo.

11. El personal estatutario que acceda a plaza de formación sanitaria especializada mediante residencia será declarado, a tenor de lo regulado en el Estatuto Marco, en situación de:

A. Formación especializada en ciencias de la salud.
B. Residente sanitario.
C. Situación de residencia activa.
D. Servicios especiales.

12. De las siguientes situaciones del personal estatutario, una no se ajusta a lo regulado en la Ley 55/2003, del Estatuto Marco. ¿Cuál?

A. Servicios especiales.
B. Excedencia voluntaria.
C. Suspensión de servicio (comisión de servicio).
D. Excedencia por servicios en el sector público.

13. En relación con la excedencia forzosa del personal estatutario:

A. Podrá acordarse de oficio por el servicio de salud correspondiente.
B. La respuesta a es correcta y se puede completar si se indica que el órgano competente para decretar esta situación será la Dirección General del Servicio de Salud con competencias en materia de recursos humanos.
C. La respuesta b es correcta, pero aún lo sería más si se indicara que el interesado deberá permanecer en esta situación al menos 2 años.
D. Ninguna respuesta es correcta.

14. En relación con lo regulado normativamente en el Estatuto Marco acerca del reingreso al servicio activo:

A. Se realizará siempre en el mismo centro en que se obtuvo la declaración de excedencia voluntaria.
B. Se podrá facilitar al profesional reincorporado un período de adaptación al puesto de trabajo con reducción de jornada sin perjuicio de percibir las retribuciones integras a que hubiera lugar.
C. Las dos respuestas anteriores son correctas.
D. Será posible en cualquier servicio de salud.

15. El capítulo que el Estatuto Marco reserva para la regulación de las situaciones de personal es el:

A. Capítulo X.
B. Capítulo XI.
C. Capítulo XII.
D. Capítulo XIII.

16. Según lo que establece el Estatuto Marco en relación con la suspensión de funciones:

A. Quedará privado durante el tiempo de permanencia en ella del ejercicio de sus funciones y de todos los derechos inherentes a su condición.
B. Determinará la pérdida del puesto de trabajo cuando exceda de 6 meses.
C. La suspensión firme por sanción disciplinaria no podrá exceder de 6 años.
D. Todas las respuestas son correctas.

17. Según lo que queda regulado en el Estatuto Marco en relación con la excedencia voluntaria:

A. Se podrá conceder al personal estatutario cuando lo solicite de oficio.
B. La concesión de excedencia voluntaria por interés particular se concederá, en todos los casos, tras la solicitud del interesado.
C. Cuando el interesado solicite excedencia, deberá permanecer en esta situación un mínimo de 3 años y un máximo de 12 años.
D. Se declarará de oficio o a solicitud del interesado.

18. El Estatuto Marco preceptúa, en lo relativo al régimen disciplinario, que el personal estatutario por las faltas que cometa incurrirá en:

A. Sanción disciplinaria.
B. Expediente disciplinario.
C. Responsabilidad administrativa.
D. Ninguna respuesta es correcta.

19. Queda regulado normativamente en la Ley 55/2003 que el régimen disciplinario responderá a unos principios. De los siguientes enunciados, uno es falso y deberá indicarlo:

A. Proporcionalidad.
B. Tipicidad.
C. Eficiencia.
D. Eficacia.

20. Está regulado en el Estatuto Marco el régimen disciplinario. De las siguientes afirmaciones una es falsa. Señale cuál:

A. La potestad disciplinaria será ejercida por el servicio de salud correspondiente en vía patrimonial y civil, y se reservará la vía penal para los tribunales de justicia.
B. Los hechos declarados probados por resoluciones judiciales firmes vinculan a los servicios de salud.
C. Las sanciones impuestas tendrán validez en todos los servicios de salud.
D. Cuando de la instrucción de un expediente disciplinario resulte la existencia de indicios fundados de criminalidad, se suspenderá su tramitación y se pondrá en conocimiento del ministerio fiscal.

21. Tal y como recoge el Estatuto Marco, la notoria falta de rendimiento que comporta inhibición en el cumplimiento de las correspondientes funciones es una falta:

A. Leve.
B. Menos grave.
C. Grave.
D. Muy grave

22. De las siguientes faltas y a tenor del texto de la Ley 55/2003, una no tiene la consideración de falta grave. Señálela:

A. La grave agresión a cualquier persona con que se relacione en el ejercicio de sus funciones.
B. La falta de obediencia debida a sus superiores.
C. El abuso de autoridad en el ejercicio de sus funciones.
D. La grave desconsideración con los superiores, compañeros, subordinados o usuarios.

23. El Estatuto Marco preceptúa que, cuando la sanción consistente en suspensión de funciones se imponga por faltas graves, ésta no superará:

A. Seis meses.
B. Un año.
C. Dieciocho meses.
D. Dos años.

24. Se establece en el Estatuto Marco que, cuando las suspensión provisional se produzca como consecuencia de expediente disciplinario, ésta no podrá exceder de:

A. Dos meses.
B. Tres meses.
C. Cuatro meses.
D. Seis meses.

25. El capítulo del Estatuto Marco dedicado a la regulación del régimen disciplinario es el:

A. Capítulo XI.
B. Capítulo XII.
C. Capítulo XIII.
D. Capítulo XIV.

1. La respuesta correcta es la B.

El Estatuto Marco regula en la Sección primera del Capítulo X dedicado a la jornada de trabajo, permisos y licencias que las normas en ella contenidas tienen por objeto el establecimiento de las disposiciones mínimas para la protección de la seguridad y salud del personal estatutario en materia de ordenación del tiempo de trabajo.

2. La respuesta correcta es la B.

Se trata del Capítulo X «Jornada de trabajo, permisos y licencias» del Estatuto Marco.

3. La respuesta correcta es la C.

Según queda regulado en el Estatuto Marco, Capítulo X, Sección primera, artículo 46, «Objeto y definiciones», la definición objeto de la pregunta responde al tiempo de trabajo.

4. La respuesta correcta es la D.

Queda definido en el artículo 46.2 (Capítulo X, Sección primera) del Estatuto Marco que todo período de tiempo que no sea de trabajo será período de descanso.

5. La respuesta correcta es la A.

Establece el Estatuto Marco en su artículo 47 que la jornada ordinaria de trabajo en los centros sanitarios se determinará en las normas, pactos o acuerdos, según lo que en cada caso resulte procedente.

6. La respuesta correcta es la B.

El Estatuto Marco, en su artículo 48, «Jornada complementaria», indica que, cuando se trate de la prestación de servicios de atención continuada y con el fin de garantizar la adecuada atención permanente al usuario de los centros sanitarios, el personal de determinadas categorías o unidades de éstos desarrollará una jornada complementaria en la forma en que se establezca en la programación funcional del correspondiente centro.

7. La respuesta correcta es la C.

En el artículo 50 del Estatuto Marco se indica que, siempre que la duración de una jornada exceda de 6 horas continuadas, deberá establecerse un período de descanso durante ésta de duración no inferior a 15 min.

8. La respuesta correcta es la B.

El artículo 55 del Estatuto Marco establece que el tiempo de trabajo correspondiente a la jornada ordinaria del personal nocturno no excederá de 12 h ininterrumpidas

9. La respuesta correcta es la D.

Se trata del Capítulo X, «Jornada de trabajo, permisos y licencias», Sección segunda, «Jornadas parciales, fiestas y permisos» del Estatuto Marco.

10. La respuesta correcta es la B.

La definición objeto de la pregunta corresponde, según el artículo 63 del Estatuto Marco, a la situación de servicio activo.

11. La respuesta correcta es la D.

El artículo 64 de la Ley 55/2003 establece que el personal que acceda a plaza de formación sanitaria especializada mediante residencia será declarado en situación de servicios especiales.

12. La respuesta correcta es la C.

El artículo 62 del Estatuto Marco indica que el régimen general de situaciones del personal estatutario fijo comprende las siguientes:

A. Servicio activo.
B. Servicios especiales.
C. Servicios bajo otro régimen jurídico.
D. Excedencia por servicios en el sector público.
E. Excedencia voluntaria.
F. Suspensión de funciones.

13. La respuesta correcta es la D.

En el régimen de situaciones del personal estatutario fijo, capítulo 62, no se recoge la existencia de excedencia forzosa. Existen reguladas dos situaciones de excedencia: excedencia por servicios en el sector público y excedencia voluntaria.

14. La respuesta correcta es la D.

Según queda regulado en el artículo 69 del Estatuto Marco, con carácter general, el reingreso al servicio activo será posible en cualquier servicio de salud.

15. La respuesta correcta es la B.

Se trata del Capítulo XI, «Situaciones del personal estatutario» del Estatuto Marco.

16. La respuesta correcta es la D.

Todas las respuestas de esta pregunta se ajustan a lo que establece el Estatuto Marco para la situación de suspensión de funciones (Capítulo XI, artículo 68).

17. La respuesta correcta es la D.

El Estatuto Marco indica en el artículo 67 que la excedencia voluntaria se declarará de oficio o a solicitud del interesado. La concesión de excedencia voluntaria por interés particular quedará subordinada a las necesidades del servicio. Se regula que el tiempo mínimo de permanencia en la situación de excedencia voluntaria será de 2 años.

18. La respuesta correcta es la D.

El Estatuto Marco indica, en su artículo 70, que el personal estatutario incurrirá en responsabilidad disciplinaria por las faltas que cometa.

19. La respuesta correcta es la C.

En el artículo 71 del Estatuto Marco se regula que el régimen disciplinario responderá a los principios de tipicidad, eficacia y proporcionalidad en todo el Sistema Nacional de Salud.

20. La respuesta correcta es la A.

Se establece en la norma que la potestad disciplinaria corresponde al servicio de salud en que el interesado se encuentre prestando servicios en el momento de la comisión de la falta, con independencia del servicio de salud en que inicialmente obtuvo su nombramiento. La vía civil y la penal se refieren a responsabilidad penal, no administrativa. Ésta última se regula en el Estatuto Marco.

21. La respuesta correcta es la D.

Queda tipificada en el Estatuto Marco, en el artículo 72.2.h) que tendrá la consideración de falta grave la notoria falta de rendimiento que comporte inhibición en el cumplimiento de sus funciones.

22. La respuesta correcta es la A.

Las opciones b, c y d recogen faltas tipificadas en el Estatuto Marco como graves (artículo 72.3). Sin embargo, la grave agresión a cualquier persona con que se relacionen en el ejercicio de sus funciones queda tipificada como falta muy grave, según el artículo 72.2.o).

23. La respuesta correcta es la D.

El Estatuto Marco indica que, cuando la sanción consistente en separación del servicio se imponga por faltas muy graves, no podrá superar los 6 años y no será inferior a los 2 años. Si se impusiera por faltas graves, no superará los 2 años.

24. La respuesta correcta es la D.

El artículo 75, «Medidas provisionales» del Estatuto Marco regula que, como medida cautelar y durante la tramitación de un expediente por falta muy grave o grave, podrá acordarse mediante resolución motivada la suspensión de funciones del interesado y ésta no podrá exceder de 6 meses, salvo paralización del procedimiento imputable al interesado.

25. La respuesta correcta es la B.

Se trata del Capítulo XII, «Régimen disciplinario» del Estatuto Marco.

Ley de Autonomía del Paciente y Derechos y Deberes en Materia de Información y Documentación Clínica. Derecho de información sanitaria. Consentimiento informado

1. La Ley de Autonomía del Paciente y de Derechos y Obligaciones en Materia de Información y Documentación Clínica:

A. Es del año 2002.
B. Es una Ley Básica.
C. Su texto se desarrolla en 23 artículos.
D. Todas las respuestas son correctas.

2. El Título I de la Ley de Autonomía del Paciente y de Derechos y Obligaciones en Materia de Información y Documentación Clínica:

A. Regula el ámbito de aplicación.
B. La respuesta a es correcta y lo sería aún más si se indicara que se denomina de los «Principios generales».
C. Las dos respuestas anteriores son correctas y este título engloba 5 artículos.
D. Todas las respuestas son incorrectas.

3. «La presente ley tiene por objeto la regulación de los derechos y obligaciones de los pacientes, usuarios y profesionales, así como de los centros y servicios sanitarios, públicos y privados, en materia de autonomía del paciente y de información y documentación clínica». Este literal, en relación con la Ley de Autonomía del Paciente y de Derechos y Obligaciones en Materia de Información y Documentación Clínica, constituye:

A. El objeto de la Ley.
B. El ámbito de aplicación.
C. Un principio orientador.
D. El principio rector.

4. El Título I de la Ley de Autonomía del Paciente y de Derechos y Obligaciones en Materia de Información y Documentación Clínica regula:

A. Los principios generales.
B. Los principios genéricos.
C. El derecho de información sanitaria.
D. Ninguna respuesta es correcta.

5. Cuando la Ley 41/2002, de 14 de noviembre, define «el conjunto de documentos que contienen los datos, valoraciones e informaciones de cualquier índole sobre la situación y la evolución clínica de un paciente a lo largo del proceso asistencial», se está refiriendo a:

A. Certificado médico.
B. Historia clínica.
C. Documentación clínica.
D. Informe clínico.

6. Respecto a la información y a tenor de lo que se regula en la Ley de Autonomía del Paciente y de Derechos y Obligaciones en Materia de Información y Documentación Clínica:

A. Se reconoce el derecho a la información sanitaria.
B. La información clínica forma parte de todas las actuaciones sanitarias.
C. Las dos respuestas anteriores son correctas.
D. A y B son incorrectas.

7. Señale la respuesta que no se ajusta a la regulación que la Ley de Autonomía del Paciente y de Derechos y Obligaciones en Materia de Información y Documentación Clínica hace en relación con el derecho a la información:

A. Será siempre el médico el responsable de informar al paciente.
B. El titular del derecho a la información sanitaria es el paciente.
C. La respuesta anterior es correcta y se podría añadir que también serán informadas las personas vinculadas con el paciente por razones familiares o de hecho.
D. B y C son correctas y también se podría añadir que el paciente será informado, incluso, en caso de incapacidad, de modo adecuado a sus posibilidades.

8. Se otorgará el consentimiento por representación, según el contenido de la Ley de Autonomía del Paciente y de Derechos y Obligaciones en Materia de Información y Documentación Clínica:

A. En caso de intervenciones quirúrgicas.
B. La respuesta anterior es correcta, pero se puede completar si se indica que «en caso de que el tipo de anestesia sea raquídea».
C. Cuando el paciente esté incapacitado legalmente.
D. En caso de que el paciente no pueda estar presente cuando el profesional actuante informe del procedimiento que debe realizar.

9. Según la regulación que hace la Ley 41/2002, de 14 de noviembre:

A. El derecho a la información sanitaria de los pacientes puede limitarse por la existencia acreditada de un estado de necesidad terapéutica.
B. El paciente tiene, en algunos casos y en determinados supuestos contemplados en la presente ley, derecho a la intimidad.
C. Los médicos valorarán cuándo debe plantearse el consentimiento informado al paciente.
D. El consentimiento informado no tiene límites.

10. Se regula en el texto de la Ley 41/2002, de 14 de noviembre, que toda actuación en el ámbito de la salud de un paciente necesita el consentimiento libre y voluntario del afectado y que este consentimiento:

A. Será planteado por la enfermería en cualquier tipo de intervenciones quirúrgicas y procedimientos diagnósticos y/o terapéuticos.
B. Siempre será otorgado por escrito.
C. A y B son correctas.
D. Será verbal por regla general.

11. La Ley de Autonomía del Paciente y de Derechos y Obligaciones en Materia de Información y Documentación Clínica establece que los usuarios y pacientes del Sistema Nacional de Salud, tanto en atención primaria como en atención especializada, tendrán derecho:

A. A la información previa correspondiente para elegir médico e, igualmente, centro.
B. La respuesta es correcta, pero sólo para elegir médico en el ámbito de atención primaria.
C. Las dos respuestas anteriores serían correctas, pero si se elimina la referencia que el enunciado de la pregunta hace de los usuarios.
D. Todas las respuestas son correctas.

12. La Ley de Autonomía del Paciente y de Derechos y Obligaciones en Materia de Información y Documentación Clínica establece que «toda persona tiene derecho a que se respete el carácter confidencial de los datos referentes a su salud y a que nadie pueda acceder a ellos sin previa autorización amparada por la ley». ¿Con qué relacionaría este literal?

A. El secreto profesional.
B. El derecho a la intimidad.
C. El derecho de acceso a la historia clínica.
D. Todas las respuestas son correctas.

13. Según lo establecido en el articulado de la Ley de Autonomía del Paciente y de Derechos y Obligaciones en Materia de Información y Documentación Clínica:

A. El paciente será informado, incluso en caso de incapacidad, de modo adecuado a sus posibilidades de comprensión.
B. Los ciudadanos tienen derecho a conocer los problemas sanitarios de la colectividad cuando impliquen un riesgo para la salud pública.
C. A y B son correctas.
D. A y B son incorrectas.

14. ¿Queda regulado en la Ley de Autonomía del Paciente y de Derechos y Obligaciones en Materia de Información y Documentación Clínica que el paciente puede revocar libremente el consentimiento?

A. Sí.
B. No.
C. La respuesta A es correcta y se podría añadir que esa revocación será por escrito.
D. Dependerá si el consentimiento se ha otorgado para un procedimiento diagnóstico o para una intervención quirúrgica.

15. La .... del paciente a recibir información está limitada por el interés de la salud del propio paciente, de terceros, de la colectividad y por las exigencias terapéuticas del caso. Utilice una de las siguientes opciones para completar este enunciado que corresponde a un precepto de la Ley 41/2002, de 14 de noviembre:

A. Obligación.
B. Renuncia.
C. Necesidad.
D. Negación.

16. El Capítulo IV de la Ley de Autonomía del Paciente y de Derechos y Obligaciones en Materia de Información y Documentación Clínica se encarga de regular:

A. El derecho a la información.
B. El derecho a la intimidad.
C. El respeto a la autonomía del paciente.
D. La historia clínica.

17. En relación con el consentimiento informado:

A. Se regula en el Capítulo III de la Ley 41/2002, de 14 de noviembre.
B. Siempre se otorgará por representación en casos de procedimientos invasivos y/o cruentos.
C. Por regla general será escrito.
D. Todas las respuestas son incorrectas.

18. La persona que utiliza los servicios sanitarios de educación y promoción de la salud, de promoción de enfermedades y de información sanitaria, a los efectos de la Ley 41/2002, de 14 de noviembre, se denomina:

A. Paciente.
B. Cliente.
C. Asegurado.
D. Ninguna respuesta es correcta.

19. Según lo regulado en la Ley de Autonomía del Paciente y de Derechos y Obligaciones en Materia de Información y Documentación Clínica ¿cualquier persona puede manifestar anticipadamente su voluntad con el documento de instrucciones previas?

A. Sí.
B. La respuesta a es correcta y lo sería más si se indicara que se debe designar a un representante.
C. No.
D. La Ley 41/2002, de 14 de noviembre, no regula las instrucciones previas.

20. La Ley de Autonomía del Paciente y de Derechos y Obligaciones en materia de Información y Documentación Clínica establece que el otorgante de las instrucciones previas puede designar un representante. Ese representante:

A. Debe ser un familiar.
B. Decidirá, llegado el momento, si se cumplen las instrucciones previas.
C. A y B son correctas.
D. Procurará el cumplimiento de las instrucciones previas.

21. Las instrucciones previas:

A. Manifiestan anticipadamente la voluntad del otorgante.
B. Se podrán revocar libremente dejando constancia por escrito.
C. Existirá un registro nacional de éstas.
D. Todas las respuestas son correctas.

22. La Ley 41/2002, de 14 de noviembre, establece que el fin principal de la historia clínica será:

A. Recoger documentalmente los antecedentes personales del paciente.
B. Facilitar la asistencia sanitaria, dejando constancia de aquellos datos que permitan el conocimiento veraz y actualizado del estado de salud.
C. A y B son correctas.
D. Proporcionar la información trascendental para el conocimiento de la enfermedad del paciente.

23. La cumplimentación de la historia clínica en los aspectos relacionados con la asistencia al paciente:

A. Recaerá siempre en los médicos del hospital.
B. La respuesta a es correcta y se podría añadir además «y de atención primaria».
C. Se realizará de manera pormenorizada, siguiendo un orden establecido y con una periodicidad, al menos, diaria.
D. Será responsabilidad de los profesionales que intervengan en ella.

24. Respecto a la historia clínica deberá señalar la respuesta que a su juicio no se ajuste al contenido de la Ley 41/2002, de 14 de noviembre:

A. En cada institución se llevará con criterios de unidad y de integración.
B. Encuentra regulación en el Capítulo IV de la Ley de Autonomía del Paciente y de Derechos y Obligaciones en Materia de Información y Documentación Clínica.
C. Los profesionales asistenciales del centro que realizan el diagnóstico o el tratamiento del paciente tienen acceso a la historia clínica de éste.
D. Todas las respuestas son incorrectas.

25. En relación con los derechos de acceso a la historia clínica:

A. El paciente tiene derecho de acceso, con determinadas reservas, a la documentación de la historia clínica.
B. El derecho de acceso del paciente a la historia clínica puede ejercerse también por representación debidamente acreditada.
C. A y B son correctas.
D. Ay B son incorrectas.

1. La respuesta correcta es la D.

La Ley de Autonomía del Paciente y de Derechos y Obligaciones en Materia de Información y Documentación Clínica es una ley básica promulgada en el año 2002 y cuenta con 22 artículos.

2. La respuesta correcta es la D.

La Ley de Autonomía del Paciente y de Derechos y Obligaciones en Materia de Información y Documentación Clínica no tiene títulos, sino capítulos, en su organización formal.

3. La respuesta correcta es la B.

El enunciado de la pregunta corresponde al literal del artículo 1 de la Ley de Autonomía del Paciente y de Derechos y Obligaciones en Materia de Información y Documentación Clínica.

4. La respuesta correcta es la D.

En la estructura formal de la Ley de Autonomía del Paciente y de Derechos y Obligaciones en Materia de Información y Documentación Clínica no encontramos títulos, sino capítulos.

5. La respuesta correcta es la B.

La definición objeto del enunciado de la pregunta corresponde a la historia clínica, según se contempla en el artículo 3, «Definiciones legales», de la Ley de Autonomía del Paciente y de Derechos y Obligaciones en Materia de Información y Documentación Clínica.

6. La respuesta correcta es la C.

Queda, entre otros extremos, regulado en la Ley 41/2002, de 14 de noviembre, que se reconoce el derecho de información sanitaria, artículo 4.1 y que la información clínica forma parte de todas las actuaciones asistenciales, según el apartado 2 del artículo antes mencionado.

7. La respuesta correcta es la D.

La Ley de Autonomía del Paciente y de Derechos y Obligaciones en Materia de Información y Documentación Clínica establece, en su artículo 4.3, que los profesionales que atiendan al paciente durante el proceso asistencial o le apliquen una técnica o un procedimiento concreto serán responsables de informarle.

8. La respuesta correcta es la C.

La Ley de Autonomía del Paciente y de Derechos y Obligaciones en Materia de Información y Documentación Clínica indica, en su artículo 9.3, los supuestos en que se otorgará el consentimiento por representación.

9. La respuesta correcta es la A.

Se establece en el artículo 5.4 de la Ley 41/2002, de 14 de noviembre, que el derecho a la información puede limitarse si se acredita la existencia de un estado de necesidad terapéutica.

10. La respuesta correcta es la D.

La Ley de Autonomía del Paciente y de Derechos y Obligaciones en Materia de Información y Documentación Clínica especifica que una actuación en el ámbito de la salud de un paciente necesita el consentimiento libre y voluntario del afectado y que este consentimiento será verbal por regla general, según el artículo 8, «Consentimiento informado».

11. La respuesta correcta es la A.

El artículo 13 de la Ley de Autonomía del Paciente y de Derechos y Obligaciones en Materia de Información y Documentación Clínica regula que los usuarios y pacientes del Sistema Nacional de Salud, tanto en la atención primaria como en la atención especializada, tendrán derecho a la información previa correspondiente para elegir médico e, igualmente, centro, con arreglo a los términos y condiciones que establezcan los servicios de salud competentes.

12. La respuesta correcta es la B.

La Ley 41/2002, de 14 de noviembre, regula en su Capítulo III el derecho a la intimidad. El literal objeto de la pregunta corresponde al artículo 7.1. En el apartado 2 de ese mismo artículo se establece que los centros sanitarios adoptarán las medidas oportunas para garantizar este derecho.

13. La respuesta correcta es la C.

El artículo 5.1 de la Ley de Autonomía del Paciente y de Derechos y Obligaciones en Materia de Información y Documentación Clínica indica que el paciente será informado, incluso en caso de incapacidad, de modo adecuado a sus posibilidades de comprensión, cumpliendo con el deber de informar también a su representante legal y en el artículo 6 se establece el derecho a la información epidemiológica.

14. La respuesta correcta es la C.

Queda regulado en la Ley de Autonomía del Paciente y de Derechos y Obligaciones en Materia de Información y Documentación Clínica, concretamente en el artículo 8.5, que el paciente puede revocar libremente por escrito su consentimiento en cualquier momento.

15. La respuesta correcta es la B.

La Ley de Autonomía del Paciente y de Derechos y Obligaciones en Materia de Información y Documentación Clínica indica, en su artículo 9, «Límites del consentimiento informado y consentimiento por representación», que la renuncia del paciente a recibir información está limitada por el interés de la salud del propio paciente, de terceros, de la colectividad y por las exigencias terapéuticas del caso.

16. La respuesta correcta es la C.

Se estipula en el Capítulo IV, «El respeto de la autonomía del paciente» de la Ley de Autonomía del Paciente y de Derechos y Obligaciones en Materia de Información y Documentación Clínica.

17. La respuesta correcta es la D.

El capítulo de la Ley de Autonomía del Paciente y de Derechos y Obligaciones en Materia de Información y Documentación Clínica que regula el consentimiento informado es el Capítulo IV, y en el mismo se indica que por regla general este consentimiento será verbal y que en determinadas circunstancias (cuando el paciente no sea capaz de tomar decisiones, cuando esté incapacitado legalmente y en determinados casos de minoría de edad) el consentimiento se otorgará por representación.

18. La respuesta correcta es la D.

La Ley de Autonomía del Paciente y de Derechos y Obligaciones en Materia de Información y Documentación Clínica dedica su artículo 3 a realizar definiciones legales y se entiende por usuario la persona que utiliza los servicios sanitarios de educación y promoción de la salud, de promoción de enfermedades y de información sanitaria.

19. La respuesta correcta es la C.

La Ley de Autonomía del Paciente y de Derechos y Obligaciones en Materia de Información y Documentación Clínica, en su Capítulo IV, «El respeto a la autonomía del paciente», concretamente en el artículo 11.1 indica que, por el documento de instrucciones previas, una persona mayor de edad, capaz y libre, manifiesta anticipadamente su voluntad. Luego, a tenor de lo regulado, cualquier persona no puede dictar instrucciones previas (p. ej., no lo puede hacer un menor de edad ni una persona incapacitada judicialmente).

20. La respuesta correcta es la D.

La Ley 41/2002, de 14 de noviembre, establece que el otorgante de las instrucciones previas puede designar, además, a un representante para que, llegado el caso, sirva como interlocutor suyo con el médico o el equipo sanitario para procurar el cumplimiento de las instrucciones previas.

21. La respuesta correcta es la D.

Todos los enunciados son ciertos, según el contenido del artículo 11 de la Ley de Autonomía del Paciente y de Derechos y Obligaciones en Materia de Información y Documentación Clínica.

22. La respuesta correcta es la B.

El artículo 15 de la Ley de Autonomía del Paciente y de Derechos y Obligaciones en Materia de Información y Documentación Clínica en su apartado 2 establece que la historia clínica tendrá como fin principal facilitar la asistencia sanitaria y dejará constancia de todos aquellos datos que, bajo criterio médico, permitan el conocimiento veraz y actualizado del estado de salud.

23. La respuesta correcta es la D.

La Ley 41/2002, de 14 de noviembre, preceptúa, en el artículo 15.3, que la cumplimentación de la historia clínica, en los aspectos relacionados con la asistencia directa al paciente, será responsabilidad de los profesionales que intervengan en ella.

24. La respuesta correcta es la B.

El capítulo que la Ley de Autonomía del Paciente y de Derechos y Obligaciones en Materia de Información y Documentación Clínica dedica a la regulación de la historia clínica es el Capítulo V.

25. La respuesta correcta es la C.

La Ley de Autonomía del Paciente y de Derechos y Obligaciones en Materia de Información y Documentación Clínica dedica el artículo 18 (Capítulo V) a regular los derechos de acceso a la historia clínica.

Atención Primaria de Salud. Centros de Salud. Equipos de Atención Primaria. Funciones y organización. Atención Especializada. Organización y funcionamiento

1. Una de las siguientes no es una característica propia de la Atención Primaria:

A. Las actuaciones deben estar basadas en las necesidades de salud de la población.
B. La atención sobre el enfermo ais lado.
C. La atención ofertada por un equipo multidisciplinario.
D. Todas son características de la Atención Primaria.

2. Indique cuántos niveles de decisión encontramos en el servicio de enfermería de Atención Primaria:

A. 2.
B. 4.
C. 3.
D. 5.

3. Una de las siguientes no es característica de la hospitalización a domicilio:

A. No requiere informe clínico de la estancia del paciente porque está en su casa.
B. Las actuaciones en este nivel son de carácter temporal.
C. a y b son correctas.
D. Ninguna es correcta.

4. En los sistemas tradicionales de salud no encontramos:

A. Costos bajos.
B. Accesibilidad completa.
C. Se mide el impacto de ésta en la salud de la población.
D. Ninguna caracteriza a los sistemas tradicionales de salud.

5. Entre las funciones que realizan los equipos de Atención Primaria encontramos:

A. Rehabilitación y reinserción.
B. Administración.
C. Prevención de la enfermedad y promoción de la salud.
D. Todas son funciones de Atención Primaria.

6. Indica cuál de los siguientes tipos de prevención se realiza en Atención Primaria:

A. Primaria.
B. Secundaria.
C. Terciaria.
D. Las tres se realizan en Atención Primaria.

7. La coordinación entre niveles asistenciales puede lograr… Señale lo incorrecto:

A. Optimizar los recursos.
B. Incrementar los costes.
C. Mejorar el funcionamiento operativo en las intervenciones dirigidas al usuario y a la comunidad.
D. Mejorar la organización de los diferentes niveles asistenciales.

8. La herramienta fundamental para establecer la coordinación entre niveles asistenciales es:

A. El contrato-programa.
B. El modelo EFQM.
C. La dirección por objetivos.
D. Nada de lo anterior.

9. La Atención Domiciliaria se dirige, fundamentalmente, a... Indique lo que no corresponda:

A. Edad avanzada.
B. Dependencia física, pero no psíquica.
C. Terminales.
D. Enfermedad crónica.

10. El modelo de Unidad Básica Asistencial está formado por:

A. Médico.
B. Profesional de la enfermería.
C. Médico y profesional de la enfermería.
D. Médico, profesional de la enfermería y TCAE.

11. La función básica de la hospitalización a domicilio es:

A. Prestar, en el domicilio del paciente, los mismos cuidados médicos y de enfermería, en igual cantidad y con la misma calidad que en el hospital.
B. Prestar, en el domicilio del paciente, la asistencia médica y los cuidados de enfermería, en similar cantidad y parecida calidad que en el hospital por limitaciones del domicilio.
C. Prestar, en el domicilio del paciente, la asistencia médica y los cuidados de enfermería que sirvan de apoyo a los recibidos durante el hospital.
D. Ninguna es correcta.

12. Sobre los equipos de soporte de Atención Domiciliaria, una de las siguientes afirmaciones es correcta:

A. Es unidad de apoyo de Atención Primaria.
B. Las funciones que se desarrollan son asistenciales y de administración.
C. a y b son correctas.
D. a y b son incorrectas.

13. Entre los objetivos específicos de los equipos de soporte de Atención Domiciliaria no encontramos:

A. Prestar apoyo a los cuidadores.
B. Mejorar la coordinación entre los diferentes recursos sociosanitarios implicados.
C. Potenciar el desarrollo de líneas de investigación con relación a la Atención Domiciliaria.
D. Todas son objetivos específicos.

14. La eficiencia de la hospitalización a domicilio queda demostrada en determinadas circunstancias, excepto:

A. Cuando es una alternativa a la hospitalización convencional.
B. Cuando se presta en áreas donde la hospitalización convencional tiene una elevada tasa de ocupación.
C. Cuando la familia asume la mayor parte de los cuidados.
D. Todas son correctas.

15. Los equipos de valoración y cuidados geriátricos están formados por:

A. Un médico y un profesional de la enfermería.
B. Un geriatra, un profesional de la enfermería y un TCAE.
C. Un geriatra, un profesional de la enfermería, un asistente social y un TCAE.
D. Un geriatra, un profesional de la enfermería y un asistente social.

16. Indique qué no caracteriza a la Atención Primaria:

A. La metodología de trabajo que debe emplearse será con la programación en enfermedad para abordar los problemas de salud prioritarios.
B. La atención se centra en actividades de promoción y prevención.
C. a y b son incorrectas.
D. a y b son correctas.

17. Sobre el equipo de soporte de Atención Domiciliaria:

A. Presta apoyo a la Atención Domiciliaria en todo tipo de pacientes.
B. Realiza funciones de docencia entre todos los niveles asistenciales.
C. Las funciones de gestión que realiza son internas y del propio equipo.
D. Ninguna es correcta.

18. Entre los profesionales del equipo de soporte de Atención Domiciliaria no solemos encontrar:

A. Trabajadores sociales.
B. Cirujanos.
C. Psicólogos
D. Auxiliares administrativos.

19. Sobre la Atención Primaria, una de las siguientes afirmaciones no corresponde:

A. Los recursos están descentralizados para conseguir mayor accesibilidad y reparto equitativo.
B. La atención ofrecida requiere la utili zación de tecnología sofisticada.
C. La Atención Primaria oferta una atención continuada.
D. La forma de trabajo es mediante programas que abordan problemas de salud prioritarios.

20. Sobre el equipo de valoración y cuidado geriátrico:

A. Su función es la valoración y el tratamiento integral del paciente geriátrico.
B. Su función es gestionar la atención al anciano y deriva al recurso más adecuado.
C. a y b son correctas.
D. a y b son incorrectas.

21. En el servicio de enfermería de Atención Primaria, el segundo nivel de decisión de enfermería corresponde a:

A. Gestión de casos.
B. Gestión del servicio.
C. Atención directa.
D. No hay niveles de decisión establecidos en Atención Primaria.

22. Los destinatarios de los servicios de ayuda a domicilio pueden ser:

A. Personas físicas.
B. Ayuntamientos.
C. a y b son correctas.
D. a y b son incorrectas.

23. Cuando afirmamos que la atención es continuada, estamos haciendo referencia a:

A. Que se oferta las 24 h del día y los 365 días del año.
B. Que se oferta a lo largo de la vida de las per sonas y en los distintos ámbitos.
C. a y b son correctas.
D. a y b son incorrectas.

24. En la gestión de casos:

A. Las enfermeras hospitalarias son las responsables de que el paciente y sus cuidadores alcancen los objetivos terapéuticos previstos en su trayectoria clínica.
B. Las enfermeras comunitarias son las responsables de que el paciente y sus cuidadores alcancen los objetivos terapéuticos previstos en su trayectoria clínica.
C. Ambos tipos de enfermeras son las responsables.
D. Ninguna de las dos son las responsables.

25. Los equipos de soporte de Atención Domiciliaria (ESAD) se ubican en:

A. Los centros sociosanitarios de la comunidad.
B. Los centros de salud.
C. En los hospitales de área.
D. Todas son correctas.

1. La respuesta correcta es la B.

Entre las características de la Atención Primaria encontramos:
- La atención sobre la comunidad y el en torno frente a la individual sobre el enfermo ais lado.
- Las actuaciones deben estar basadas en las necesidades de salud de la población.
- El cambio de la atención aislada y realizada por el médico por la ac tuación de un equipo multidisciplinario.

2. La respuesta correcta es la C.

En el servicio de enfermería de Atención Primaria se diferencian tres niveles de decisiones:
- Un primer nivel de atención directa.
- Un segundo nivel de gestión de casos.
- Un tercer nivel de gestión del servicio.

3. La respuesta correcta es la A.

Entre las características de la hospitalización a domicilio encontramos:
- El paciente tras la información recibida debe aceptar voluntariamente la asistencia.
- La asistencia es temporal.
- El apoyo familiar y social es compatible con este tipo de asistencia.
- El domicilio debe ser accesible a una hora del hospital.
- La vivienda está mínimamente adaptada a las necesidades y debe tener teléfono.
- El paciente no puede recibir otro nivel de atención simultáneamente.
- El paciente tiene informe clínico de su estancia en el centro.

4. La respuesta correcta es la D.

Los sistemas tradicionales de salud se caracterizan, entre otros, por:
- Respecto a la accesibilidad, ésta es menor en los sistemas tradicionales que en los sistemas más avanzados, como Atención Primaria.
- Los costes son superiores en los sistemas tradicionales que en los más avanzados (Atención Primaria).

– Respecto al impacto en la salud de los sistemas tradicionales, éste no se mide mientras que en los sistemas más avanzados se mide este impacto.

Por ello, ninguna opción es correcta.

5. La respuesta correcta es la D.

Las funciones del equipo de Atención Primaria son:

– Asistencial: promoción de la salud y prevención de la enfermedad, rehabilitación y reinserción, y asistencia.
– Docente y formativa.
– Investigadora.
– Gestora o administrativa.

Por ello, todas son funciones del equipo de Atención Primaria.

6. La respuesta correcta es la D.

En la Atención Primaria se llevan a cabo actividades de prevención primaria, secundaria y terciaria. Por ello, todas las opciones son correctas.

7. La respuesta correcta es la B.

La coordinación entre niveles asistenciales puede lograr:

– Optimizar los recursos.
– Controlar el gasto sanitario.
– Mejorar la calidad asistencial.
– Controlar con rigor las diferentes situaciones de salud de máxima incidencia y prevalencia.
– Mejorar la estructura organizativa en los diferentes niveles asistenciales.
– Mejorar el funcionamiento operativo en las intervenciones dirigidas al usuario y a la comunidad.

8. La respuesta correcta es la A.

La herramienta fundamental para establecer la coordinación entre niveles asistenciales es el contrato-programa junto con la puesta en práctica de los controles de calidad y de evaluación.

9. La respuesta correcta es la B.

La Atención Domiciliaria se dirige a cualquier tipo de enfermo, pero fundamentalmente se orienta a los grupos más vulnerables y necesitados, que poseen una serie de características como:

– Edad avanzada.
– Enfermedades crónicas y evolutivas.
– Dependencia física o psíquica.
– Pacientes terminales.

10. La respuesta correcta es la C.

El modelo de Unidad Básica Asistencial (UBA) está compuesto por médico y profesional de la enfermería. Este modelo permite asegurar una continuidad en la asistencia y los cuidados por el hecho de que los propios profesionales se responsabilizan y siguen todo el proceso de atención.

11. La respuesta correcta es la A.

La función básica de la hospitalización a domicilio es prestar, en el domicilio del paciente, los mismos cuidados médicos y de enfermería, en igual cantidad y con la misma calidad que los recibidos en el hospital.

12. La respuesta correcta es la A.

El equipo de soporte de Atención Domiciliaria (ESAD) es una unidad de apoyo de Atención Primaria, formada por profesionales médicos, de enfermería y personal auxiliar, cuyas funciones (asistenciales, administrativas, docentes e investigadoras) se dirigen a proporcionar apoyo a los profesionales de los equipos de Atención Primaria.

13. La respuesta correcta es la D.

Entre los objetivos específicos del ESAD encontramos:
- Potenciar el desarrollo de líneas de investigación relacionadas con la Atención Domiciliaria.
- Dar apoyo a los cuidadores.
- Mejorar la coordinación entre los diferentes recursos sociosanitarios implicados mediante el establecimiento de un circuito de coordinación en los diferentes niveles de atención sanitaria y otras instituciones.
- Por ello, todas son correctas.

14. La respuesta correcta es la D.

La hospitalización a domicilio demuestra que es una alternativa eficiente si se lleva a cabo en determinadas condiciones:
- Utilización de este recurso como alternativa a una hospitalización convencional y no como soporte a prestaciones que puede LLevar a cabo la Atención Primaria.
- Desarrollo de esta prestación en áreas donde el hospital presenta una tasa de ocupación alta.
- La familia asume la mayoría de los cuidados.

15. La respuesta correcta es la D.

Los equipos de valoración de cuidados geriátricos (EVCG) están compuestos por un médico geriatra, una enfermera y un trabajador social, como dotación mínima.

16. La respuesta correcta es la C.

La Atención Primaria está caracterizada, entre otras cuestiones, por:
- La atención debe ser integral e incluye actividades de promoción, prevención y recupe ración con el objetivo de atender las necesidades sanitarias de la comunidad.
- La metodología de trabajo empleada es la programación en salud para abordar los problemas de salud prioritarios.

Por ello, ambas son incorrectas.

17. La respuesta correcta es la D.

El equipo de soporte de Atención Domiciliaria es un equipo multidisciplinario encargado de dar apoyo a la Atención Domiciliaria, en especial en relación con los pacientes terminales tanto oncológicos como crónicos, adecuar los recursos a las necesidades asistenciales y contribuir a la gestión de camas y otros recursos disponibles en la comunidad. Entre las funciones que le corresponde a este equipo está realizar la docencia específica para los equipos de Atención Primaria.

18. La respuesta correcta es la B.

Los equipos de soporte de Atención Domiciliaria (ESAD) son equipos multidisciplinarios que están formados por:

- Médicos.
- Enfermeras.
- Psicólogos.
- Auxiliares administrativos.
- Trabajadores sociales.
- Otros profesionales, según las necesidades del equipo. Sin embargo, no es normal que haya cirujanos.

19. La respuesta correcta es la B.

En Atención Primaria:
- La forma de trabajo es la programación en salud para abordar los problemas prioritarios de salud.
- La atención ofrecida no requiere la utili zación de tecnología sofisticada.
- La atención en este nivel precisa una descentralización de los recursos que promueva mayor accesibilidad y reparto equitativo de éstos.
- La atención debe ser continuada.

20. La respuesta correcta es la C.

El equipo de valoración de cuidados geriátricos (EVCG) es una unidad funcional interdisciplinaria encargada de la valoración y el tratamiento integral, la derivación al recurso más adecuado y la gestión del alta del paciente geriátrico. Por ello, ambas opciones juntas son válidas.

21. La respuesta correcta es la A.

En el servicio de enfermería de Atención Primaria se diferencian tres niveles de decisiones:
Un primer nivel de atención directa.
Un segundo nivel de gestión de casos.
Un tercer nivel de gestión del servicio.

22. La respuesta correcta es la C.

En los servicios de ayuda a domicilio, los destinatarios de éstos pueden ser, por un lado, personas físicas y, por el otro, personas jurídicas, fundamentalmente entes públicos y, en concreto, ayuntamientos. Por ello, ambas opciones son correctas.

23. La respuesta correcta es la B.

En Atención Primaria, la atención debe ser continuada y accesible a toda la población. Cuando se afirma que debe ser continuada, nos referimos al hecho de que debe ser a lo largo de la vida de las per sonas y en los distintos ámbitos (domicilio, es cuela, trabajo, etc.).

24. La respuesta correcta es la C.

En la gestión de casos, las enfermeras comunitarias y las enfermeras hospitalarias son responsables de que el paciente y sus cuidadores alcancen los objetivos terapéuticos previstos en su trayectoria clínica.

25. La respuesta correcta es la D.

Los ESAD o equipos de soporte de Atención Domiciliaria se pueden ubicar en uno de los centros sociosanitarios de la comunidad, en un centro de salud o en el hospital de área con el fin de facilitar la coordinación.

Ley de Promoción de la Autonomía Personal y Atención a las Personas en Situación de Dependencia. Atención enfermera a personas en situación de dependencia. Coordinación sociosanitaria

1. La Ley de Promoción de la Autonomía Personal y Atención a las Personas en Situación de Dependencia es del año:

A. 2005.
B. 2006.
C. 2007.
D. 2008.

2. A los efectos de la Ley de Promoción de la Autonomía Personal y Atención a las Personas en Situación de Dependencia, la definición «la atención prestada a personas en situación de dependencia en su domicilio, por personas de la familia o de su entorno, no vinculadas a un servicio de atención profesionalizada» corresponde a:

A. Asistencia familiar.
B. Cuidados básicos.
C. Ayuda a domicilio.
D. Cuidados no profesionales.

3. La Ley de Promoción de la Autonomía Personal y Atención a las Personas en Situación de Dependencia se inspira en unos principios. Señale la respuesta que considere correcta:

A. El carácter público de las prestaciones del sistema para la autonomía y atención a la dependencia.
B. La universalidad en el acceso de todas las personas en situación de dependencia, en condiciones de igualdad efectiva y no discriminación.
C. La atención a las personas en situación de dependencia de forma integral e integrada.
D. Todas las respuestas son correctas.

4. La Ley de Promoción de la Autonomía Personal y Atención a las Personas en Situación de Dependencia indica que son titulares de los derechos establecidos en ella los españoles que cumplan unos requisitos. Señale la respuesta falsa:

A. Encontrarse en situación de dependencia en alguno de los grados establecidos.
B. Residir en territorio español y haberlo hecho durante 5 años, de los cuales dos deberán ser inmediatamente anteriores a la fecha de presentación de la solicitud.
C. Estar afiliado y encontrase de alta en la Seguridad Social.
D. La respuesta b es correcta y lo sería más si se añadiera que «de los cuales dos deberán ser inmediatamente anteriores a la fecha de presentación de la solicitud».

5. «.. garantiza las condiciones básicas y el contenido común a que se refiere la presente Ley; sirve de cauce para la colaboración y participación de las Administraciones Públicas, en el ejercicio de sus respectivas competencias, en materia de promoción de la autonomía personal y la atención y protección a las personas en situación de dependencia; optimiza los recursos públicos y privados disponibles, y contribuye a la mejora de las condiciones de vida de los ciudadanos.» Esta definición de la Ley de Promoción de la Autonomía Personal y Atención a las Personas en Situación de Dependencia corresponde a:

A. El Sistema para la Dependencia.
B. El Sistema para la Autonomía y Atención a la Dependencia.
C. El Sistema de Atención para la Autonomía.
D. El Sistema de Dependencia.

6. La Ley de Promoción de la Autonomía Personal y Atención a las Personas en Situación de Dependencia crea, como instrumento de cooperación para la articulación del Sistema para la Autonomía y Atención a la Dependencia:

A. El Comité Territorial del Sistema para la Autonomía.
B. El Consejo Nacional del Sistema para la Autonomía y Atención a la Dependencia.
C. El Consejo Territorial del Sistema para la Autonomía y Atención a la Dependencia.
D. El Consejo Interterritorial del Sistema de Dependencia.

7. En el marco del Sistema para la Autonomía y Atención a la Dependencia, la Ley de Promoción de la Autonomía Personal y Atención a las Personas en Situación de Dependencia preceptúa que establecer los procedimientos de coordinación sociosanitaria, con la creación, en su caso, de los órganos de coordinación que procedan para garantizar una efectiva atención es competencia de:

A. El Ministerio de Trabajo y Asuntos Sociales.
B. El Ministerio de Sanidad y Política Social.
C. Las corporaciones locales.
D. Las Comunidades Autónomas.

8. La Ley de Promoción de la Autonomía Personal y Atención a las Personas en Situación de Dependencia es la:

A. Ley 39/2006, de 14 de diciembre.
B. Ley 39/2006, de 15 de diciembre.
C. Ley 36/2006, de 13 de diciembre.
D. Ley 36/2006, de 12 de diciembre.

9. La atención a las personas en situación de dependencia y la promoción de su autonomía personal deberán orientarse a la consecución de mejor calidad de vida y autonomía personal, de acuerdo con unos objetivos:

A. Facilitar una existencia autónoma en su medio habitual, todo el tiempo que desee y sea posible.
B. Garantizar el acceso a los servicios sanitarios en condiciones de igualdad efectiva.
C. Establecer mecanismos de coordinación entre atención primaria y atención especializada para la atención integral de personas en situación de dependencia.
D. Mejorar la participación de la familia de las personas en situación de necesidad en los ámbitos de toma de decisiones de la atención social.

10. Según la regulación normativa establecida por la Ley de Promoción de la Autonomía Personal y Atención a las Personas en Situación de Dependencia, las prestaciones de atención a la dependencia:

A. Se gestionaran por los ayuntamientos.
B. La respuesta a es correcta y lo sería aún más si se indicara «y por las comunidades autónomas».
C. Podrán consistir en ayudas materiales y de naturaleza de recursos humanos.
D. Podrán tener la naturaleza de servicios y de prestaciones económicas.

11. La Ley de Promoción de la Autonomía Personal y Atención a las Personas en Situación de Dependencia indica que el catálogo de prestaciones comprende:

A. Servicio de teleasistencia.
B. Servicio de ayuda a domicilio.
C. Servicio de centro de día y de noche.
D. Todas las respuestas son correctas.

12. A tenor de la regulación que establece la Ley de Promoción de la Autonomía Personal y Atención a las Personas en Situación de Dependencia acerca del catálogo de servicios, el centro de atención a personas en situación de dependencia, en razón de los distintos tipos de incapacidad, se englobaría en:

A. Servicio de ayuda a domicilio.
B. Servicio de centro de día y de noche.
C. Las dos respuestas anteriores son correctas.
D. Servicio de atención residencial.

13. Establece la Ley de Promoción de la Autonomía Personal y Atención a las Personas en Situación de Dependencia que la prestación cuyo objetivo es contribuir a la contratación de una asistencia personal, durante un número de horas, que facilite al beneficiario el acceso a la educación y al trabajo, así como una vida más autónoma en el ejercicio de las actividades básicas de la vida diaria, es una:

A. Prestación económica vinculada con el servicio.
B. Prestación económica de asistencia personal.
C. Prestación económica orientada a la ayuda.
D. Prestación económica para la contratación.

14. «.................................... facilita asistencia a los beneficiarios mediante el uso de tecnologías de la comunicación y de la información, con apoyo de los medios personales necesarios, en respuesta inmediata ante situaciones de emergencia, o de inseguridad, soledad y aislamiento.» Complete el espacio en blanco con una de las siguientes opciones:

A. Servicio de emergencias extrahospitalarias.
B. Servicio de urgencias sociales.
C. Servicio de teleasistencia.
D. Servicio de prevención de situaciones de emergencia social.

15. Señale la respuesta adecuada de acuerdo con lo regulado por la Ley 39/2006, de 14 de diciembre, en relación con el servicio de atención residencial:

A. Ofrece, desde un enfoque biopsicosocial, servicios continuados.
B. La respuesta a es correcta y se puede añadir que esos servicios son de carácter personal y sanitario.
C. El servicio se prestará en los centros de día.
D. El interesado podrá decidir si esos servicios se prestan en domicilio o en un centro que reúna las condiciones adecuadas.

16. El capítulo del Título I de la Ley de Promoción de la Autonomía Personal y Atención a las Personas en Situación de Dependencia que se reserva para la regulación de la dependencia y su valoración es el:

A. Capítulo I.
B. Capítulo II.
C. Capítulo III.
D. Capítulo IV.

17. Según la Ley de Promoción de la Autonomía Personal y Atención a las Personas en Situación de Dependencia, la situación de dependencia se clasificará en los siguientes grados:

A. Grado I: dependencia moderada; grado II: dependencia severa, y grado III: gran dependencia.
B. Grado I: dependencia leve; grado II: dependencia severa, y grado III: dependencia muy severa.

C. Grado I: dependencia moderada; grado II: dependencia grave, y grado III: gran dependencia.
D. Grado I: dependencia moderada; grado II: dependencia severa; grado III: gran dependencia, y grado IV: autonomía personal abolida.

18. Cuando la persona necesita ayuda para realizar varias actividades básicas de la vida diaria dos o tres veces al día, pero no quiere el apoyo permanente de un cuidador o tiene necesidades de apoyo extenso para su autonomía personal, a tenor de lo regulado en la Ley 39/2006, de 14 de diciembre, presentará un grado de dependencia:

A. Dependencia moderada.
B. Dependencia leve o semidependiente.
C. Dependencia severa.
D. Gran dependencia.

19. «.................................... determinarán los órganos de valoración de la situación de dependencia, que emitirán un dictamen sobre el grado y nivel de dependencia, con especificación de los cuidados que la persona pueda requerir.» Este literal es de la Ley de Promoción de la Autonomía Personal y Atención a las Personas en Situación de Dependencia y deberá completar el espacio en blanco con una de las opciones siguientes:

A. Las corporaciones locales.
B. Las Comunidades Autónomas.
C. Los servicios de asistencia social.
D. Las respuestas a y b son correctas.

20. La Ley 39/2006 indica que el grado y los niveles de dependencia, a efectos de su valoración, se determinarán mediante la aplicación del baremo que se acuerde en el Consejo Territorial para la Autonomía y Atención a la Dependencia para su posterior aprobación por:

A. El gobierno mediante Real Decreto.
B. Las comunidades autónomas mediante Orden.
C. Las Cortes Generales mediante Ley.
D. El Sistema para la Autonomía y Atención a la Dependencia mediante resolución.

21. El baremo que se utilizará para determinar el grado y los niveles de dependencia tendrá, entre sus referentes, la Clasificación Internacional del Funcionamiento, la Discapacidad y la Salud, adoptada por:

A. La Unesco.
B. La Unión Europea.
C. El Parlamento Europeo.
D. La Organización Mundial de la Salud.

22. La Ley de Promoción de la Autonomía Personal y Atención a las Personas en Situación de Dependencia establece que el procedimiento para el reconocimiento de la situación de dependencia:

A. Se iniciará a instancias de la persona que pueda estar afectada por algún grado de dependencia.
B. La respuesta a es correcta y se puede añadir «o de quien ostente su representación».
C. Se efectuará mediante resolución expedida por la Administración General del Estado.
D. Todas las respuestas son incorrectas.

23. Se regula en la Ley de Promoción de la Autonomía Personal y Atención a las Personas en Situación de Dependencia que los beneficiarios de las prestaciones de dependencia participarán en la financiación de éstas:

A. Nunca, la financiación del sistema recaerá exclusivamente en el Estado.
B. No se contempla en la Ley 39/2006, de 14 de diciembre, que los beneficiarios participen en la financiación, que recaerá en las corporaciones locales.

C. Según el tipo y coste del servicio y su capacidad económica personal.
D. A partes iguales con las administraciones públicas encargadas de la financiación.

24. El Título III de la Ley de Promoción de la Autonomía Personal y Atención a las Personas en Situación de Dependencia regula:

A. Las infracciones y sanciones.
B. La calidad y eficacia del Sistema para la Autonomía y Atención a la Dependencia.
C. Las competencias de las administraciones públicas.
D. Ninguna respuesta es correcta ya que la Ley 39/2006 sólo tiene dos títulos.

25. El órgano asesor que crea la Ley 39/2006, de 14 de diciembre, adscrito al Ministerio de Trabajo, mediante el cual se hace efectiva, de manera permanente, la participación social en el sistema y se ejerce la participación institucional de las organizaciones sindicales y empresariales en él, es:

A. El Consejo Consultivo del Sistema para la Autonomía y Atención a la Dependencia.
B. El Comité Consultivo del Sistema para la Autonomía y Atención a la Dependencia.
C. El Consejo Consultivo para la Autonomía y la Dependencia.
D. El Consejo Interterritorial del Sistema para la Autonomía y la Dependencia.

1. La respuesta correcta es la B.

La Ley de Promoción de la Autonomía Personal y Atención a las Personas en Situación de Dependencia es del año 2006.

2. La respuesta correcta es la D.

La Ley de Promoción de la Autonomía Personal y Atención a las Personas en Situación de Dependencia dedica el artículo 2 a las definiciones e indica que son cuidados no profesionales la atención prestada a personas en situación de dependencia en su domicilio, por personas de la familia o de su entorno, no vinculadas con un servicio de atención profesionalizada.

3. La respuesta correcta es la D.

La Ley de Promoción de la Autonomía Personal y Atención a las Personas en Situación de Dependencia establece, en su artículo 3, los principios de la ley y todas las opciones de esta pregunta se corresponden con aquéllos.

4. La respuesta correcta es la C.

La Ley de Promoción de la Autonomía Personal y Atención a las Personas en Situación de Dependencia cuando define a los titulares de derechos, en su artículo 5, no menciona ni la afiliación a la Seguridad Social ni el hecho de encontrarse de alta en este sistema.

5. La respuesta correcta es la B.

La definición objeto de la pregunta se corresponde con el Sistema para la Autonomía y Atención a la Dependencia. La Ley de Promoción de la Autonomía Personal y Atención a las Personas en Situación de Dependencia dedica su Título I a la regulación de éste.

6. La respuesta correcta es la C.

Regula La Ley de Promoción de la Autonomía Personal y Atención a las Personas en Situación de Dependencia, en su artículo 8, que se crea el Consejo Territorial del Sistema para la Autonomía y Atención a la Dependencia como instrumento de cooperación para la articulación del sistema.

7. La respuesta correcta es la D.

La Ley de Promoción de la Autonomía Personal y Atención a las Personas en Situación de Dependencia, en su artículo 11, «Participación de las comunidades autónomas en el sistema» establece las funciones de éstas, entre las cuales se encuentra la que se refiere el enunciado de la pregunta.

8. La respuesta correcta es la A.

La Ley de Promoción de la Autonomía Personal y Atención a las Personas en Situación de Dependencia es la Ley 39/2006, de 14 de diciembre, publicada en el BOE el 15 de diciembre de 2006 y que entró en vigor, según se recoge en la disposición final novena de este texto legal «... el primer día del mes siguiente al de su publicación...».

9. La respuesta correcta es la A.

Los objetivos de las prestaciones de dependencia se establecen en el artículo 13 de la Ley de Promoción de la Autonomía Personal y Atención a las Personas en Situación de Dependencia y son:

A. Facilitar una existencia autónoma en su medio habitual, todo el tiempo que desee y sea posible.

B. Proporcionar un trato digno en todos los ámbitos de su vida personal, familiar y social, facilitando su incorporación activa en la vida de la comunidad.

10. La respuesta correcta es la D.

Se establece en la Ley 39/2006, de 14 de diciembre, que las prestaciones de atención a la dependencia podrán tener la naturaleza de servicios y de prestaciones económicas y estarán destinadas, por una parte, a la promoción de la autonomía personal y, por la otra, a atender las necesidades de las personas con dificultades para la realización de las actividades básicas de la vida diaria.

11. La respuesta correcta es la D.

El artículo 15 de la Ley de Promoción de la Autonomía Personal y Atención a las Personas en Situación de Dependencia establece el catálogo de servicios:

A. Los servicios de prevención de las situaciones de dependencia y los de promoción de la autonomía personal.

B. Servicio de teleasistencia.

C. Servicio de ayuda a domicilio.

D. Servicio de centro de día y de noche.

E. Servicio de atención residencial.

12. La respuesta correcta es la D.

Dentro del catálogo de servicios definidos por la Ley de Promoción de la Autonomía Personal y Atención a las Personas en Situación de Dependencia, el servicio de atención residencial engloba:

A. Residencia de personas mayores en situación de dependencia.
B. Centro de atención a personas en situación de dependencia, en razón de los distintos tipos de discapacidad.

13. La respuesta correcta es la B.

La Ley de Promoción de la Autonomía Personal y Atención a las Personas en Situación de Dependencia, en su artículo 19, define la prestación económica de asistencia personal e indica que tiene como finalidad la promoción de la autonomía de las personas con gran dependencia.

14. La respuesta correcta es la C.

El artículo 22 de la Ley 39/2006, de 14 de diciembre, establece que el servicio de teleasistencia facilita asistencia a los beneficiarios mediante el uso de tecnologías de la comunicación y de la información, con apoyo de los medios personales necesarios, en respuesta inmediata ante situaciones de emergencia o de inseguridad, soledad y aislamiento. Puede ser un servicio independiente o complementario al de ayuda a domicilio.

15. La respuesta correcta es la B.

El artículo 25 de la Ley de Promoción de la Autonomía Personal y Atención a las Personas en Situación de Dependencia regula que el servicio de atención residencial ofrece, desde un enfoque biopsicosocial, servicios continuados de carácter personal y sanitario.

16. La respuesta correcta es la C.

Se establece en el Título I, «El Sistema para la Autonomía y Atención a la Dependencia», Capítulo III, «La dependencia y su valoración» de la Ley 39/2006.

17. La respuesta correcta es la A.

La Ley de Promoción de la Autonomía Personal y Atención a las Personas en Situación de Dependencia, en su artículo 26, Capítulo III, «La dependencia y su valoración», del Título I, indica que la situación de dependencia se clasificará en los siguientes grados: grado I: dependencia moderada; grado II: dependencia severa, y grado III: gran dependencia.

18. La respuesta correcta es la C.

La Ley de Promoción de la Autonomía Personal y Atención a las Personas en Situación de Dependencia indica que en la dependencia severa la persona necesita ayuda para realizar varias actividades básicas de la vida diaria dos o tres veces al día, pero no quiere el apoyo permanente de un cuidador o tiene necesidades de apoyo extenso para su autonomía personal.

19. La respuesta correcta es la B.

La Ley de Promoción de la Autonomía Personal y Atención a las Personas en Situación de Dependencia regula, en su artículo 27, la valoración de la situación de dependencia que las comunidades autónomas determinarán mediante los órganos de valoración de la situación de dependencia, los cuales emitirán un dictamen sobre el grado y nivel de dependencia, con especificación de los cuidados que la persona pueda requerir.

20. La respuesta correcta es la A.

Se regula en la Ley de Promoción de la Autonomía Personal y Atención a las Personas en Situación de Dependencia, en su artículo 27, que el grado y los niveles de dependencia, a efectos de su valoración, se determinarán mediante la aplicación del baremo que se acuerde en el Consejo

Territorial para la Autonomía y Atención a la Dependencia para su posterior aprobación por el gobierno mediante Real Decreto.

21. La respuesta correcta es la D.

El baremo que se acuerde en el Consejo Territorial para la Autonomía y Atención a la Dependencia tendrá, entre sus referentes, la Clasificación Internacional del Funcionamiento, la Discapacidad y la Salud (CIF), adoptada por la Organización Mundial de la Salud.

22. La respuesta correcta es la B.

El Capítulo IV, «Reconocimiento del derecho», del Título I de la Ley de Promoción de la Autonomía Personal y Atención a las Personas en Situación de Dependencia establece que el procedimiento para el reconocimiento de la situación de dependencia se iniciará a instancias del interesado o de su representante y dicho reconocimiento se efectuará mediante resolución expedida por la Administración autonómica.

23. La respuesta correcta es la C.

En el artículo 33 de la Ley de Promoción de la Autonomía Personal y Atención a las Personas en Situación de Dependencia se regula la «participación de los beneficiarios en el coste de las prestaciones» y se indica que éstos participarán en la financiación de éstas, según el tipo y el coste del servicio y su capacidad económica personal.

24. La respuesta correcta es la B.

Así se establece en el Título II, «La calidad y eficacia del Sistema para la Autonomía y Atención a la Dependencia» de la Ley de Promoción de la Autonomía Personal y Atención a las Personas en Situación de Dependencia.

25. La respuesta correcta es la B.

El Comité Consultivo del Sistema para la Autonomía y Atención a la Dependencia es el órgano asesor adscrito al Ministerio de Trabajo, mediante el cual se hace efectiva, de manera permanente, la participación social en el sistema y se ejerce la participación institucional de las organizaciones sindicales y empresariales en éste, según el artículo 40, «Comité Consultivo» de la Ley 39/2006, de 14 de diciembre.

Organización de los cuidados enfermeros en Atención Primaria y Atención Especializada. Coordinación entre niveles asistenciales.

1. Respecto a la organización de la Atención Primaria, una de las siguientes opciones es incorrecta:

A. La atención es integral.
B. La comunidad participa en la gestión de los servicios sanitarios.
C. Empleo de tecnología sofisticada.
D. Metodología de trabajo mediante la programación en salud.

2. Uno de los siguientes no es un elemento clave de la Atención Primaria:

A. Continuada.
B. Docente e investigadora.
C. Temporal.
D. Integrada.

3. Cuando decimos que la Atención Primaria es integrada, estamos haciendo referencia a:

A. Que está unida al resto de la estructura sanitaria.
B. Que considera al ser humano desde una perspectiva biopsicosocial.
C. Que abarca las actividades de prevención, promoción, tratamiento y rehabilitación.
D. a y c son correctas.

4. Sobre la definición de equipo de Atención Primaria, indique lo que no corresponda:

A. Todos los miembros comparten la responsabilidad.
B. Cada miembro tiene una función propia.
C. Las aportaciones de cada miembro son iguales.
D. Todos comparten la misma metodología.

5. Respecto a las diferencias entre los modelos de salud tradicionales y los sistemas propuestos, una de las siguientes afirmaciones no corresponde:

A. Los costos se incrementan en el sistema propuesto.
B. Los resultados se miden en ambos, pero en el propuesto se evalúa el impacto.
C. Ambos fomentan la autorresponsabilidad del paciente.
D. Ninguna de las anteriores corresponde.

6. Una de las siguientes respuestas respecto a las funciones de los miembros del equipo de Atención Primaria es incorrecta. Indique cuál es:

A. Función formativa.
B. Función de administración.
C. a y b son correctas.
D. a y b son incorrectas.

7. A la actividad de encuentro y comu nicación entre el usuario y algún miembro del equipo para el conocimiento y/o solución de algún problema la denominamos:

A. Consulta.
B. Visita.
C. Asistencia.
D. Ninguna de las anteriores.

8. Las consultas pueden ser:

A. A demanda o programada.
B. Trabajo en la comunidad.

C. Espontánea, programada y visita domiciliaria.
D. b y c son correctas.

9. Los profesionales de enfermería de Atención Primaria deben realizar, como mínimo, una visita domiciliaria a:

A. Enfermos con sonda nasogástrica.
B. Puérperas y recién nacidos en el primer mes tras el parto.
C. a y b son correctas.
D. a y b son incorrectas.

10. Sobre el trabajo del personal de enfermería en Atención Primaria indique lo incorrecto:

A. Cada enfermera debe tener asignada una población que es fija, únicamente, en número.
B. Debe fomentar la visita domiciliaria.
C. La enfermería se responsabiliza de la carga administrativa derivada de su propia actuación.
D. Debe concretar criterios claros de derivación médico-enfermería e interconsultas.

11. En la consulta de enfermería los pacientes acceden por:

A. Derivación de otro profesional.
B. Formar parte de un programa de salud.
C. Presentar espontáneamente un problema de salud.
D. Todas son correctas.

12. La elección de un modelo organizativo de enfermería en Atención Especializada depende de:

A. La demanda asistencial.
B. La cartera de servicios de enfermería.
C. a y b son correctas.
D. a y b son incorrectas.

13. En la enfermería por tareas:

A. La mitad de los profesionales son responsables de un grupo de pacientes y realizan su valoración y unas tareas determinadas, y son ayudados por la otra mitad de profesionales que únicamente realizan tareas.
B. Todos los profesionales realizan tareas, cada uno un tipo de tarea y todos son responsables y valoran a todos los pacientes.
C. La mayoría de los profesionales son responsables de un grupo de pacientes y realizan su valoración y tareas, y son ayudados por un compañero que, exclusivamente, realiza tareas.
D. Ninguna es correcta.

14. En la sistemática del equipo de enfermería:

A. La responsabilidad de cuidados de los enfermos es de los profesionales de enfermería.
B. Una de las desventajas de este modelo organizativo es el hecho de que no garantiza la continuidad en la asistencia.
C. a y b son correctas.
D. a y b son incorrectas.

15. Sobre los equipos de valoración de cuidados geriátricos (EVCG), señale lo correcto:

A. Dependen de Atención Primaria y realizan su labor en los domicilios.
B. Dependen de Atención Especializada y realizan su labor en el hospital.

C. Dependen de Atención Especializada y realizan su labor en el ámbito de Atención Primaria.
D. Ninguna de las anteriores.

16. Respecto a la hospitalización a domicilio:

A. Se trata de un recurso de Atención Especializada.
B. La atención está dirigida a enfermedades médicas en procesos agudos o altas precoces.
C. Depende jerárquicamente de la Gerencia de Atención Primaria.
D. Todas son incorrectas.

17. Uno de los siguientes no es un criterio de idoneidad para la hospitalización a domicilio:

A. El domicilio es accesible a 2 h del hospital.
B. La intervención del proceso es prolongada.
C. Al paciente se le pueden aplicar otros niveles de atención.
D. Ninguno de los anteriores es un criterio.

18. Uno de los siguientes servicios no entra en la cartera de servicios de Hospitalización a domicilio:

A. Quimioterapia.
B. Nutrición parenteral.
C. a y b forman parte de la cartera de servicios de hospitalización a domicilio.
D. a y b no forman parte de la cartera de servicios de hospitalización a domicilio.

19. El ESAD o equipo de soporte de atención domiciliaria es:

A. Una unidad de apoyo de la hospitalización a domicilio.
B. Una unidad de apoyo de la Atención Primaria.
C. Una unidad de apoyo de la Atención Especializada.
D. Ninguna es correcta.

20. Entre los objetivos del ESAD o equipo de soporte de atención domiciliaria no encontramos:

A. Dar apoyo a los cuidadores.
B. Potenciar el centro de salud como lugar de acción.
C. Contribuir a mejorar los autocuidados.
D. Todos son objetivos.

21. Entre los criterios de inclusión de pacientes en el ESAD se encuentra:

A. Tener un domicilio propio.
B. Tener un cuidador primario.
C. Tanto el paciente como el cuidador primario aceptan la atención del ESAD.
D. Son correctas b y c.

22. Definimos como enfermedad terminal aquella que:

A. Tiene una esperanza de vida inferior a 6 meses.
B. Tiene una esperanza de vida inferior a 5 meses.
C. Tiene una esperanza de vida inferior a 8 meses.
D. Tiene una esperanza de vida inferior a 9 meses.

23. La asistencia del ESAD es para:

A. Personas encamadas.
B. Personas con procesos crónicos en estadios avanzados.
C. a y b son incorrectas.
D. a y b son correctas.

24. Respecto al concepto de hospitalización a domicilio:

A. Liberan la presión asistencial en unidades que presentan una tasa de ocupación alta.
B. La familia asume alguno de los cuidados.
C. Los pacientes que atiende han recibido el alta del hospital en el momento oportuno.
D. Ninguna es correcta.

25. Dentro de las unidades de críticos no encontramos:

A. Urgencias.
B. Quemados.
C. Emergencias.
D. Todas son consideradas unidades de críticos.

1. La respuesta correcta es la C.

La base filosófica que caracteriza a la Atención Primaria es:
- Atención a la comunidad y al en torno frente al enfermo ais lado.
- Atención integral, incluyendo actividades de promoción, prevención y recupe ración.
- Intervenciones basadas en las necesidades de salud de la población.
- Participación de la comunidad en la planificación y gestión de los servicios de sa lud.
- No precisa el empleo de tecnología sofisticada, pero requiere descentralización de los recursos, mayor accesibilidad y reparto equitativo de éstos.
- Ac tuación de un equipo multidisciplinario con actividades como la formación continuada y la investigación.
- Integración de la Atención Primaria en el conjunto del sistema sanitario.
- Atención continuada y accesi ble a toda la población.
- La metodología de trabajo empleada es mediante la programación en salud.

2. La respuesta correcta es la C.

Los elementos conceptuales de la Atención Primaria son:
- Integral.
- Integrada.
- Continuada.
- Permanente: durante las 24 h del día.
- Activa.
- Accesible.
- Trabajo en equipo multidis ciplinario.
- Comunitaria y participativa.
- Programada y evaluable.
- Docente e investigadora.

La Atención Primaria es permanente (durante las 24 h del día) y no temporal.

3. La respuesta correcta es la D.

Cuando definimos la Atención Primaria como integrada, hacemos referencia a dos ideas: la primera es que ésta incluye cuatro actividades: prevención, promoción, tratamiento y rehabilitación y reinserción social. La segunda es que está unida a las distintas estructuras del sistema sanitario.

4. La respuesta correcta es la C.

El equipo de Atención Primaria es un gru po de personas multi e interdisciplinario que realizan diferentes aporta ciones, con una metodología compartida de cara a un objetivo común, donde cada miembro tiene claramente asumidas sus propias funciones y los intereses comunes del colectivo, y todos los miem bros comparten la responsabilidad de los resul tados.

5. La respuesta correcta es la D.

Las diferencias entre los modelos de salud tradicionales y el modelo propuesto son, entre otras:

- Sobre la población: en el sistema propuesto se estimula la participación de la población y la autorresponsabilidad mientras que en los sistemas tradicionales no es posible la participación y no se fomenta la autorresponsabilidad.
- Respecto a los resultados: en los sistemas tradicionales no se mide el impacto en salud de las acciones mientras que en el sistema propuesto se mide el impacto en salud de las acciones y las evalúa.
- En lo referente a los costos, en los sistemas tradicionales éstos son más elevados que en el sistema propuesto.

6. La respuesta correcta es la B.

Las funciones de los miembros del equipo de Atención Primaria son: asistencial (promoción de la salud, prevención de la enfermedad, rehabilitación y reinserción social y asistencial), formativa, investigadora y administradora.

7. La respuesta correcta es la A.

Llamamos consulta a la actividad de encuentro y comunicación entre el individuo y algún miembro del equipo para el conocimiento y/o la solución de algún problema.

8. La respuesta correcta es la D.

Las consultas pueden ser: a demanda o espontánea, programada, visita domiciliaria y trabajo en la comunidad.

9. La respuesta correcta es la C.

El personal de enfermería debe realizar, como mínimo, una visita domiciliaria a: puérperas y recién nacidos en el primer mes tras el parto, pacientes inmovilizados (ancianos, pacientes quirúrgicos con alta hospitalaria, pacientes colostomizados, etc.), enfermos con tratamientos en domicilio que requieren especial supervisión (oxigenoterapia, sueroterapia, alimentación por sonda nasogástrica, etc.) y control de pacientes crónicos discapacitados.

10. La respuesta correcta es la A.

Respecto al trabajo de enfermería en Atención Primaria se contempla, entre otras cuestiones, las siguientes:

1. Los profesionales de enfermería deben contar con objetivos específicos.
2. Cada profesional de enfermería debe tener asignada una población fija y concreta (preferi-

blemente, grupos familiares) que debería conocer a su enfermera de la misma forma que identifica al médico elegido.

3. Con el fin de mejo rar la coordinación entre consulta médica y en fermería, sobre una misma población, am bas consultas deben realizarse simultáneamente y en espacios colindantes.

11. La respuesta correcta es la D.

La actividad en la consulta de enfermería de Atención Primaria llega por: los pacientes que presentan de forma espontánea problemas de salud, los pacientes que son derivados por otro profesional, los pacientes que forman parte de un programa de salud, por indicación de los profesionales de enfermería, etc.

12. La respuesta correcta es la C.

La elección de un modelo organizativo en enfermería en Atención Especializada depende, en gran medida, del modelo de enfermería, de la asignación de recursos humanos, de la demanda asistencial y de la cartera de servicios de enfermería.

13. La respuesta correcta es la B.

En la enfermería por tareas, la valoración del paciente es realizada por todo el equipo y se planifican las actividades que se le deben realizar. Cada uno de los miembros del equipo tienen asignadas determinadas tareas, de las cuales son responsables directamente.

14. La respuesta correcta es la A.

En la sistemática del equipo existe un grupo de pacientes asignados a un equipo determinado formado por diplomados en enfermería, técnicos en cuidados auxiliares de enfermería y celadores. Cada equipo está dividido en subequipos (en función de turnos establecidos) y la responsabilidad del cuidado del paciente es de los profesionales enfermeros que gestionan las acciones para ejecutar el plan terapéutico de sus pacientes. Esta forma de organización, además, asegura la continuidad de la asistencia y los cuidados.

15. La respuesta correcta es la B.

Los equipos de valoración y cuidados geriátricos (EVCG) dependen de la Atención Especializada y su puesta en marcha ha sido en los hospitales. Esto ha implicado una primera fase en el desarrollo de la Atención Especializada geriátrica en los hospitales agudos.

16. La respuesta correcta es la A.

La hospitalización a domicilio depende de la gerencia del hospital y los recursos son de Atención Especializada. La base de la asistencia son profesionales del hospital y el apoyo son profesionales de Atención Primaria. Desde la hospitalización a domicilio se oferta atención a procesos agudos o altas precoces tanto en enfermedades médicas como quirúrgicas.

17. La respuesta correcta es la A.

Entre los criterios de idoneidad para la hospitalización a domicilio encontramos: requiere consentimiento informado del paciente, la intervención es temporal, el apoyo familiar y social es compatible con este tipo de asistencia, el domicilio debe ser accesible a una hora del hospital, la vivienda debe estar adaptada mínimamente a las necesidades y debe contar con teléfono, al paciente no se le debe aplicar otro nivel de atención (Atención Primaria, sociosanitaria, social, etc.) y se realiza informe clínico de la estancia del paciente.

18. La respuesta correcta es la C.

La cartera de servicios de hospitalización a domicilio es: enfermedad médica (procesos agudos: neumonía, pielonefritis, gastroenteritis, trombosis venosa profunda, etc.; reagudización de procesos crónicos: EPOC, cardiopatías, cirrosis, neoplasias, etc.), enfermedad quirúrgica que no requiera ingreso en unidad de cirugía mayor ambulatoria (postoperatorios no complicados y curas de heridas no complicadas), tratamientos intravenosos (antibioterapia de larga evolución y ciclos de medicación intravenosa, como quimioterapia, tratamiento con esteroides, etc.) y nutrición entero-parenteral.

19. La respuesta correcta es la B.

El ESAD o equipo de soporte de atención domiciliaria se creó como una unidad de apoyo de Atención Primaria y está formada por médicos, diplomados en enfermería y personal auxiliar, cuyas funciones (asistenciales, de gestión, docentes y de investigación) se dirigen a proporcionar apoyo a los profesionales de Atención Primaria en el desarrollo de sus programas.

20. La respuesta correcta es la B.

El ESAD o equipo de soporte de atención domiciliaria tiene, entre otros, los siguientes objetivos: potenciar el domicilio como lugar de atención, mejorar la calidad de la atención sanitaria que se presta en domicilio a los pacientes, proporcionar una adecuada organización en la atención a los pacientes incluidos en programa desde Atención Primaria, ofertar una atención integral de calidad a los pacientes incluidos y a sus cuidadores, contribuir a mejorar el autocuidado, dar apoyo a los cuidadores, mejorar la coordinación entre los diferentes recursos sociosanitarios implicados, contribuir a mejorar la formación de los profesionales sanitarios implicados en el desarrollo del programa, potenciar el desarrollo de líneas de investigación con relación a la atención domiciliaria y proporcionar apoyo a la familia mediante la formación e información a los cuidadores y la coordinación de los recursos sociales disponibles.

21. La respuesta correcta es la D.

Entre los criterios de inclusión del ESAD figuran: tener domicilio estable en el área donde funciona el programa, tener, como mínimo, un cuidador primario y el hecho de que tanto el paciente como el cuidador acepten el servicio. El domicilio debe ser estable en el área y no ser fijo.

22. La respuesta correcta es la A.

Llamamos enfermedad terminal a la fase final e irreversible de procesos de enfermedad con una historia natural ordenada, en los cuales se puede establecer un pronóstico en cuanto a esperanza de vida inferior a 6 meses.

23. La respuesta correcta es la D.

La atención del ESAD se dirige a: pacientes terminales (oncológicos y con sida) y pacientes con enfermedad crónica avanzada, limitación funcional y/o inmovilizados complejos (pacientes con procesos crónicos en estadios avanzados, personas con dificultad importante para desplazarse y en que esta dificultad sea superior a 2 meses, y personas que se encuentran encamadas).

24. La respuesta correcta es la D.

La teoría del déficit del autocuidado establece la relación que hay entre el autocuidado y las necesidades de autocuidado. En esta situación (déficit de autocuidado), la enfermera tendrá que cubrir las necesidades de autocuidado limitadas por la enfermedad, lesiones o tratamiento médico. El déficit de autocuidado se produce cuando la demanda del autocuiado es mayor que la gestión de autocuidado.

25. La respuesta correcta es la D.

Las unidades de cuidados críticos engloban urgencias y UCI por las características de la atención de enfermería tanto en recursos humanos y materiales como en tipo de asistencia y, por tanto, formación del personal que asiste. La principal característica de los pacientes de unidades de críticos es el importante grado de dependencia que tienen. Dentro de las unidades de críticos podemos diferenciar: urgencias-emergencias, urgencias coronarias y unidad de cuidados intensivos-grandes quemados.

Área temática 2

Gestión y calidad

Tema 8

Gestión de servicios sanitarios: tendencias actuales. Planificación en enfermería. Gestión de los servicios de enfermería. Producto sanitario y producto enfermero: concepto y sistemas de medición. Cartera de servicios: concepto

1. Una de las siguientes no se considera competencia personal:

A. Básica.
B. Compleja.
C. Genérica.
D. Específica.

2. La gestión por competencias es:

A. Un modelo de gestión económica.
B. Una forma de selección.
C. Un modelo de recursos humanos.
D. Ninguna es correcta.

3. Los tres tipos de competencias se unen para constituir:

A. La competencia global
B. La competencia integrada.
C. La competencia integral..
D. Ninguna es correcta.

4. Uno de los siguientes es un paso necesario en el empleo de la gestión de competencias:

A. Análisis de los puestos de trabajo.
B. Sensibilización.
C. a y b son incorrectas.
D. a y b son correctas.

5. Una de las siguientes no es una ventaja del modelo de gestión por competencias:

A. Optimiza los resultados aunque lo hace a costa de disminuir la productividad.
B. La identificación de los puntos débiles y la posibilidad de realizar intervenciones de mejora.
C. La dirección del desempeño basándose en objetivos.
D. El desarrollo de equipos con competencias necesarias para un área específica de trabajo.

6. Entre los objetivos generales del departamento de enfermería de un centro hospitalario no encontramos:

A. Controlar los recursos materiales.
B. Integrar al personal de enfermería.
C. Coordinar los recursos humanos.
D. Investigar y publicar estudios científicos.

7. Los objetivos globales de una organización sanitaria se establecen por:

A. La estrategia que la propia institución desarrolla para los años siguientes.
B. La estrategia que marca el servicio autonómico de salud en que se encuentra ubicada la organización sanitaria en cuestión.
C. a y b son correctas.
D. a y b son incorrectas.

8. Las fundaciones públicas sanitarias son:

A. Organismos públicos adscritos al Instituto Nacional de la Salud.
B. Organismos privados no adscritos al Instituto Nacional de la Salud.
C. Organismos semiprivados no adscritos al Instituto Nacional de la Salud.
D. Organismos semipúblicos adscritos al Instituto Nacional de la Salud.

9. Sobre las fundaciones:

A. Permiten la incorporación de personal con vinculación laboral.
B. Pueden disponer de su propio patrimonio, pero no pueden tener bienes adscritos.
C. a y b son correctas.
D. a y b son incorrectas.

10. Respecto al concepto de planificación:

A. Es la etapa de «ejecutar» del proceso.
B. Es la parte de un proceso de análisis de la situación actual y retrospectiva sobre los causantes de los problemas.
C. Si la planificación es óptima, no precisa evaluación al final del proceso.
D. Todas son correctas.

11. Una de las siguientes no se considera fase de la planificación:

A. Diagnóstico de la situación.
B. Elaboración de objetivos.
C. Evaluación de resultados.
D. Formulación de un plan.

12. Uno de los siguientes se considera un criterio que debería tener en cuenta a la hora de establecer la jerarquización de prioridades:

A. Trascendencia.
B. Relación coste-efecto.
C. Vulnerabilidad de la situación.
D. Todas son correctas.

13. Respecto a los objetivos que se proponen, éstos no podrán ser:

A. Numerosos.
B. Relacionados con objetivos de niveles superiores.
C. Realizables.
D. Concretos.

14. Para valorar el cumplimiento de objetivos empleamos:

A. Datos.
B. Estándares.
C. Indicadores.
D. Todas son incorrectas.

15. Sobre el concepto de pertinencia, indique lo que corresponda:

A. Se refiere a la adecuación o inadecuación de algo.

B. Se refiere a la fidelidad de un sistema de medida.
C. Se refiere a la objetividad de una valoración.
D. Ninguna es correcta.

16. Una de las siguientes no es característica de los indicadores:

A. Accesibilidad.
B. Precisión.
C. Subjetividad.
D. Univocidad.

17. ¿Cómo pueden ser las actividades de un programa básico de salud? Señale lo que no corresponde:

A. Docentes.
B. Administrativas.
C. Información/comunicación.
D. Investigación.

18. Al hablar de recursos nos referimos a:

A. Humanos.
B. Materiales.
C. Financieros.
D. Todo lo anterior.

19. Sobre los recursos humanos y su gestión señale lo que proceda:

A. No sólo las empresas se sirven de las personas para alcanzar sus objetivos, sino que las personas precisan las organizaciones en las cuales trabajan para alcanzar los suyos propios.
B. El absentismo es el incumplimiento del empleado de sus obligaciones laborales.
C. a y b son correctas.
D. a y b son incorrectas.

20. Uno de los siguientes se considera un sistema de trabajo en los departamentos o direcciones de enfermería:

A. Sistema de trabajo por paciente.
B. Sistema de trabajo funcional.
C. Sistema de trabajo mixto.
D. Todos lo son.

21. Sobre la cartera de servicios:

A. No implica trabajar con una asignación presupuestaria determinada, sino que el presupuesto se obtiene en función de lo que se va precisando.
B. Establece los servicios prestados en cada centro de la red asistencial.
C. La cartera de servicios implica un tipo de gestión centralizada.
D. La cartera de servicios no facilita la implicación de los profesionales en los objetivos de la institución al ser prefijados de antemano.

22. Entre los requisitos que deben cumplir los sistemas de medición o codificación de actividades de enfermería, como el NDC o PRN, no encontramos:

A. Para evitar conflictos con la Ley de Protección de Datos, no deben identificar al paciente.
B. Deben permitir la comparación intercentros.
C. Deben identificar claramente el catálogo de acciones cuidadoras.
D. Deben responder a las necesidades de cada unidad de enfermería.

23. Entre las funciones del supervisor(a) de enfermería no encontramos:

A. Elaboración completa de descripción de puestos de trabajo.
B. Evaluar las necesidades de recursos tanto humanos como materiales.

C. Propiciar un ambiente favorable a la productividad.
D. Establecer medios para facilitar los sistemas de comunicación ascendente, descendente, horizontal y general.

24. La visión de la organización sanitaria trata de conjugar los siguientes enfoques distintos:

A. La gestión de las personas.
B. La opinión de los usuarios.
C. La eficiencia de los recursos.
D. Todas las anteriores son correctas.

25. Respecto a la gestión de recursos materiales, una de las siguientes es correcta:

A. La política de suministros no es aplicable en el sector sanitario porque corresponde a sectores comerciales.
B. En los centros sanitarios debe establecerse un procedimiento para la elaboración de los pedidos.
C. a y b son correctas.
D. a y b son incorrectas.

1. La respuesta correcta es la B.

Las competencias pueden ser de tres tipos:
- Básicas: son de índole formativa.
- Genéricas: son conocimientos y habilidades asociados con el desarrollo de diversas áreas y subáreas ocupacionales.
- Específicas: son conocimientos y habilidades de índole técnica y precisas para llevar a cabo una función productiva.

2. La respuesta correcta es la C.

La gestión por competencias es un modelo de dirección de recursos humanos que evalúa las competencias personales específicas para cada puesto de trabajo y potencia el desarrollo de nuevas competencias para el crecimiento y desarrollo personal de los empleados.

3. La respuesta correcta es la C.

Los tres tipos de competencias se unen para formar lo que se denomina competencia integral del individuo. La competencia global o integrada no existe.

4. La respuesta correcta es la D.

La gestión por competencias es un modelo que se desarrolla en los siguientes pasos:
- Sensibilización.
- Análisis de los puestos de trabajo.
- Definición del perfil de competencias.
- Evaluación sistémica y redefinición de los perfiles.

Por ello, ambas son correctas.

5. La respuesta correcta es la A.

Una de las ventajas del modelo de gestión por competencias es el aumento de la productividad y la optimización de los resultados, es decir, los resultados mejoran. Todas las demás opciones son ventajas del modelo y, por tanto, son correctas.

6. La respuesta correcta es la D.

Los objetivos generales de los departamentos de enfermería son:
- Coordinar los recursos humanos.
- Integrar al personal de enfermería.
- Controlar los recursos materiales.
- Representar a la profesión y a la institución en la comunidad.

La investigación y publicación científicas no son un objetivo general. Los objetivos de los departamentos de enfermería son objetivos de gestión y organización, principalmente.

7. La respuesta correcta es la C.

Los objetivos globales de una organización sanitaria se establecen a partir de:
- La estrategia que la propia institución ha desarrollado para los siguientes años.
- La estrategia que el servicio de salud autonómico, en el cual se ubica la propia organización, se ha fijado.
- Los retos que la propia institución se plantea como consecuencia de sus necesidades diarias.

8. La respuesta correcta es la A.

Las fundaciones públicas sanitarias son organismos públicos adscritos al Instituto Nacional de la Salud.

9. La respuesta correcta es la A.

Las fundaciones se rigen por las normas de carácter estatutario, relativas al personal de instituciones sanitarias de la Seguridad Social, aunque puede incorporarse personal con vinculación funcional o laboral y se le aplica su propia normativa. Además, las fundaciones públicas disponen de su propio patrimonio y pueden tener bienes adscritos por la Administración General del Estado o por la Tesorería General de la Seguridad Social.

10. La respuesta correcta es la B.

La planificación es un proceso que parte de un análisis actual del problema sobre el cual vamos a trabajar y, además, tiene en cuenta el análisis retrospectivo de los causantes del problema. Tras analizar los medios con que se cuenta y los fines que se persiguen, establece los objetivos que deben alcanzarse y fija las intervenciones que hay que realizar con plazos de tiempo y responsables de éstas. En resumidas cuentas, es la fase del pensar del proceso, no del ejecutar. Tras la ejecución, debemos evaluar. Todo proceso lleva implícita una evaluación.

11. La respuesta correcta es la C.

Las fases de la planificación son:
- Análisis de la situación. Precisa la recogida de información previa.
- Diagnóstico de la situación.
- Jerarquizar prioridades.
- Exposición de alternativas.
- Establecimiento de objetivos.
- Diseño de un plan (concretar actividades, responsables, recursos y cronograma de ejecución). Definir criterios de evaluación.

12. La respuesta correcta es la D.

A la hora de jerarquizar las prioridades, se tiene en cuenta una serie de criterios: magnitud del problema, trascendencia, opinión de la población, vulnerabilidad de la situación y relación coste-efecto.

13. La respuesta correcta es la A.

Los objetivos que se establecen deben cumplir determinadas condiciones: ser prácticos, de fácil o relativamente fácil cumplimiento, ser alcanzables, ser realizables con los medios que tenemos, deben aplicarse a situaciones específicas, deben estar relacionados con objetivos de otros niveles, deben ser mensurables, deben ser redactados de forma clara y comprensible para todos, deben ser concretos, no deben ser numerosos, deben estar relacionados, etc.

14. La respuesta correcta es la C.

Para medir cada uno de los objetivos, debemos establecer indicadores, por lo que un indicador es una unidad de medida que se emplea para establecer los objetivos iniciales y evaluar.

15. La respuesta correcta es la A.

El concepto de pertinencia se refiere a la adecuación e inadecuación de algo y es una cualidad. Si atribuimos la pertinencia a un indicador, pedimos que este indicador sea adecuado para medir determinados objetivos, actividades, etc. En este caso, la pertinencia es una característica o cualidad de los indicadores.

16. La respuesta correcta es la C.

Las características de los indicadores son: pertinencia, objetividad, univocidad (un indicador es una unidad de medida y su significado o interpretación no puede variar aunque varíen los resultados), sensibilidad (el indicador debe detectar pequeñas variaciones de medida de éste), precisión (los errores de medida que se cometan deben encontrarse dentro de márgenes de error tolerables), fidelidad (las propiedades del indicador deben permanecer inalterables a lo largo del tiempo) y accesibilidad (deben ser de obtención sencilla).

17. La respuesta correcta es la D.

Las actividades de un programa básico de salud pueden ser: asistenciales (atención directa al usuario y su familia y basadas en la prevención, promoción, curación y rehabilitación), administrativas (del programa y su coordinación con otros niveles), información, comunicación y docencia.

18. La respuesta correcta es la D.

Los recursos pueden ser:

- Humanos: son los profesionales que trabajan en los centros.
- Materiales: son todos aquellos (sin tener en cuenta a las personas) que permiten la realización de la actividad (lugar físico o instalaciones, mobiliario, materiales, aparatos, etc.).
- Financieros o económicos: son recursos soporte que hacen posible el mantenimiento de los recursos humanos y materiales y así se pueden llevar a cabo las actividades y lograr los objetivos del centro.

19. La respuesta correcta es la C.

Las organizaciones están formadas por personas de las cuales dependen para conseguir sus objetivos y lograr su misión. Además, las organizaciones son el medio que tienen las personas para alcanzar sus objetivos propios en el menor tiempo posible y con el menor esfuerzo, algo que sería más difícil de conseguir si se hiciera de forma personal y aislada. El absentismo es el incumplimiento del empleado de sus obligaciones laborales, cuando se ausenta de forma imprevista del trabajo y puede comprometer la actividad ordinaria, los resultados en el cliente, la cartera de servicios, la dotación de la plantilla y los mejores resultados previstos para la organización. Por ello, ambas son correctas.

20. La respuesta correcta es la D.

Los sistemas de trabajo que se emplean en los departamentos de enfermería o direcciones de enfermería son:

- Sistema de trabajo por paciente: en este sistema de trabajo, la asignación y distribución del personal se realiza por paciente y la atención de enfermería es individualizada.
- Sistema de trabajo funcional: en este sistema de trabajo, la asignación y distribución del personal se realiza por funciones y la atención de enfermería es despersonalizada.
- Sistema de trabajo mixto: en este sistema de trabajo, la asignación y distribución del personal se realiza por pacientes y funciones y la atención de enfermería es individualizada para unos pacientes y despersonalizada para otros.

21. La respuesta correcta es la B.

La cartera de servicios define los servicios prestados en cada centro de la red asistencial. Trabajar con una cartera de servicios implica hacerlo con una dotación o asignación presupuestaria determinada, permite optimizar los procesos de gestión y la descentralización de ésta, posibilita la fijación de niveles de satisfacción de los usuarios y mecanismos de incentivación a los profesionales, además de su participación y vinculación con los objetivos de la institución.

22. La respuesta correcta es la A.

Los sistemas de codificación de actividades de enfermería deben contar con los siguientes requisitos:

- Deben responder a las necesidades de cada unidad de enfermería.
- Deben poder integrarse dentro y fuera del centro.
- Deben identificar claramente al paciente.
- Deben identificar el catálogo de acciones cuidadoras.
- Deben facilitar la comparación intercentros.

23. La respuesta correcta es la A.

Entre las funciones del supervisor(a) de enfermería no se encuentra la elaboración completa de descripción de puestos de trabajo. Podría participar en ella, pero no responsabilizarse de la elaboración completa de éstos, que correspondería al responsable del departamento de enfermería. El resto de opciones son correctas.

24. La respuesta correcta es la D.

La visión de un centro sanitario trata de buscar un equilibrio entre los siguientes enfoques:

- El punto de vista y la opinión de los clientes.
- La gestión de los procesos.
- La eficiencia de los recursos.
- La gestión de las personas.
- La gestión del I + D.
- La gestión del conocimiento.

25. La respuesta correcta es la B.

En la gestión de recursos materiales de los centros sanitarios, entre otras cuestiones, se debe establecer una política de suministros que facilite la adecuada gestión y uso eficiente de los recursos. También es decisiva la implantación de un procedimiento para la elaboración de los pedidos.

Calidad en el Sistema Nacional de Salud: características de la atención sanitaria. Dimensiones de calidad. Evaluación de estructura, proceso y resultados. Métodos de evaluación de la calidad. Programas de calidad: diseño e implantación

1. El principal fin que persigue la calidad es:

A. Ofrecer el mejor producto.
B. Minimizar los costes.
C. Satisfacer al cliente.
D. Gestionar correctamente a las personas.

2. La calidad es el resultado de dos factores:

A. Satisfacción de los clientes y elaboración de un buen producto.
B. Gestión eficiente en la producción y satisfacción del usuario.
C. Características objetivas de un producto que son valoradas de forma satisfactoria por los clientes.
D. Ninguna es verdadera.

3. En la evaluación de la efectividad de una intervención sanitaria, señala la definición incorrecta:

A. Responde a la cuestión de si la intervención proporciona más beneficios que daños a la población a la cual ha sido ofrecida.
B. La evaluación experimental de la efectividad implica la exclusión de los individuos potencialmente cumplidores.
C. Existen intervenciones sanitarias que, a pesar de ser eficaces, pueden ser inefectivas.
D. a y c son verdaderas.

4. Las encuestas de satisfacción que cumplimentan los pacientes son una medida de:

A. Calidad directa.
B. Calidad percibida.
C. Calidad indirecta.
D. No son una medida de calidad, se trata de una valoración personal del propio paciente.

5. Los resultados favorables de un procedimiento diagnóstico frente a otro obtenidos en un ensayo clínico se considerarían:

A. Calidad demostrada.
B. Calidad técnica.
C. Calidad indirecta.
D. Calidad diagnóstica.

6. Cuando obtenemos los mejores resultados que nos habíamos propuesto con el empleo de un fármaco en pruebas de laboratorio, estamos hablando de:

A. Eficiencia.
B. Eficacia.
C. Efectividad.
D. Idoneidad.

7. Una de las siguientes opciones no forma parte de los principios que deben regir un sistema sanitario. Indique cuál de ellas:

A. Accesibilidad.
B. Idoneidad.
C. Financiación pública.
D. Integral.

8. Una de las siguientes no es una dimensión de calidad, según Palmer:

A. Eficacia.
B. Efectividad.
C. Eficiencia.
D. Accesibilidad.

9. Los indicadores que pueden obtenerse a partir de la implantación de la política de calidad pueden ser:

A. Resultados y procesos.
B. Rendimiento y utilización.
C. Razón, tasa y proporción.
D. Ninguna de las anteriores es correcta.

10. En la calidad percibida se valoran varias dimensiones. Una de las siguientes opciones no corresponde:

A. La amabilidad del personal sanitario.
B. La habilidad del profesional de enfermería al canalizar una vía.
C. La estancia en una habitación individual.
D. Los conocimientos del facultativo que trata al paciente.

11. Las caídas de los pacientes en los centros sanitarios es un tipo de indicador:

A. Basado en índice.
B. Centinela.
C. Trazador.
D. Todas son falsas.

12. Una de las siguientes no es una característica deseable en un criterio de calidad:

A. Operativo.
B. Eficaz.
C. Sensible.
D. Específico.

13. Uno de los siguientes métodos de análisis o identificación de problemas no requiere datos:

A. Isikawa.
B. *Brainstorming*.
C. Hanlon.
D. A y B son ciertas.

14. Uno de los siguientes binomios es correcto:

A. Histograma-no requiere datos.
B. *Brainstorming*-requiere datos.
C. Diagrama de flujo-requiere datos.
D. Diagrama causa-efecto-no requiere datos.

15. La encuesta de satisfacción es un ejemplo de indicador de:

A. Estructura.
B. Resultado.
C. Proceso.
D. No es un indicador.

16. Uno de los siguientes no es un tipo de calidad:

A. Indirecta.
B. Técnica.
C. Teórica.
D. Demostrada.

17. Una de los siguientes no se considera herramienta de evaluación externa:

A. EFQM
B. Acreditación.
C. Auditoría de la dirección.
D. Cumplimiento de normas ISO 9000.

18. Los elementos de la EFQM son:

A. Agentes y metas.
B. Agentes y resultados.
C. Actores y metas.
D. Actores y objetivos.

19. Sobre EFQM, uno de los siguientes binomios es incorrecto:

A. Cliente-resultados.
B. Alianza-agente.
C. Sociedad-resultados.
D. Clave-agente.

20. ¿Cuál de los siguientes pondera más en el resultado total de EFQM?

A. Satisfacción del cliente.
B. Satisfacción del cliente interno y su gestión.
C. Resultados empresariales.
D. Procesos.

21. ¿Cuál de los siguientes pondera menos en el resultado total de EFQM?

A. Estrategia y política.
B. Recursos.
C. Liderazgo.
D. Impacto en la sociedad.

22. EFQM es una herramienta de referencia en:

A. Gestión total de la calidad.
B. Implantación de la política de calidad.
C. Normas de calidad.
D. Programas de acreditación.

23. La acreditación es:

A. Un proceso por el cual las empresas introducen cambios para perseguir y alcanzar la mejora continua.
B. Un proceso por el cual las empresas se autoevalúan y lograr demostrar los cambios introducidos para perseguir y alcanzar la mejora continua.
C. Un proceso por el cual las empresas se evalúan y lograr demostrar los cambios introducidos para perseguir y alcanzar la mejora continua.
D. Un proceso por el cual las empresas se evalúan por entidades externas y logran demostrar los cambios introducidos para perseguir y alcanzar la mejora continua.

24. Llamamos oportunidad de mejora a:

A. La oportunidad de obtener una acreditación que certifique la calidad alcanzada.
B. Si no se obtienen reconocimientos, no podemos hablar de oportunidad de mejora.
C. a y b son verdaderas.
D. Cualquier oportunidad de mejora conlleva o no acreditación o reconocimiento.

25. El número de pediatras de un centro es un indicador de tipo:

A. Estructura.
B. Procesos.
C. Resultados.
D. No es un indicador.

1. La respuesta correcta es la C.

La calidad es el resultado de la combinación de las características de un producto que alcanza un elevado grado de satisfacción en el cliente. En esta definición subyacen, por tanto, dos ideas fundamentales: un producto o servicio que se ofrece y que reúne una serie de características o capacidades que son mensurables y cuantificables y capaces de alcanzar la satisfacción del cliente al cual está dirigido y la valoración o grado de satisfacción alcanzado en éste. El principal fin que persigue la calidad es satisfacer al cliente.

2. La respuesta correcta es la C.

En la definición de calidad subyacen dos ideas fundamentales: un producto o servicio que se ofrece y que reúne una serie de características o capacidades que son mensurables y cuantificables y capaces de alcanzar la satisfacción del cliente al cual está dirigido y la valoración o grado de satisfacción alcanzado en éste. La calidad puede definirse como el resultado de una combinación de las características de un producto que determinan el grado de satisfacción del cliente.

3. La respuesta correcta es la B.

La efectividad es el beneficio de una práctica asistencial en condiciones reales o grado de cumplimiento de los objetivos marcados en condiciones normales. Es la capacidad de probar la eficacia o la capacidad de lograr el efecto que se desea. En la efectividad (en condiciones reales) se comprueba si una intervención proporciona más beneficios que daños. También es correcto afirmar que existen intervenciones que, a pesar de ser eficaces (en condiciones ideales), son inefectivas (en condiciones reales). La evaluación experimental de la efectividad no implica la exclusión de ningún individuo.

4. La respuesta correcta es la B.

La calidad percibida es la valoración que realizan los usuarios de los servicios de salud recibidos. Este tipo de calidad tiene tres dimensiones, según Donabedian: características técnicas del trabajo, relaciones interpersonales y comodidades en la asistencia.

5. La respuesta correcta es la A.

La calidad demostrada es la medida del producto sanitario según parámetros establecidos previamente y validados. Cuando comparamos los resultados obtenidos en un procedimiento diagnóstico con los de otro procedimiento ya validado, estamos refiriéndonos a calidad demostrada.

6. La respuesta correcta es la B.

La eficacia es el beneficio de una práctica asistencial en condiciones ideales o el cumplimiento de los objetivos marcados en condiciones óptimas o ideales de actuación. Está asociada con condiciones de ensayo clínico controlado o planificación «sobre papel». Es la capacidad de lograr un efecto deseado o esperado sin que priven para ello los recursos o los medios empleados. La situación planteada en la pregunta es la obtención de los mejores resultados previstos en una intervención en la situación de laboratorio. Se trata de eficacia.

7. La respuesta correcta es la C.

Entre las características de la atención sanitaria encontramos:

- Eficacia: beneficio de una práctica asistencial en condiciones ideales.
- Efectividad: beneficio de una práctica asistencial en condiciones reales.
- Eficiencia: grado en que se consigue obtener el nivel de calidad deseado con los recursos disponibles. Relaciona beneficio y coste.

- Accesibilidad: facilidad con que el usuario puede obtener asistencia.
- Adecuación o idoneidad: grado en que la asistencia respeta las necesidades objetivas y subjetivas del paciente.
- Aceptabilidad o satisfacción: grado en que la atención prestada satisface las expectativas del usuario.
- Equidad: accesibilidad en las mismas condiciones a la atención a todos los ciudadanos.
- Confortabilidad: grado de adecuación de la estructura física donde se presta la asistencia, a las condiciones y necesidades expresadas y sentidas por el usuario.

La financiación de la atención sanitaria no debe ser exclusivamente pública.

8. La respuesta correcta es la A.

Palmer (1983) considera cinco dimensiones: calidad científico-técnica, accesibilidad, satisfacción del cliente, efectividad y eficiencia. A estas cinco dimensiones Donabedian añade una más, la adecuación.

9. La respuesta correcta es la A.

Los indicadores que pueden obtenerse a partir de la implantación de la política de calidad pueden ser: resultados y procesos y, además, estructura. Los indicadores de calidad son tres: estructura, procesos y resultado.

10. La respuesta correcta es la D.

La calidad percibida es la valoración que realizan los usuarios de los servicios de salud recibidos. La calidad percibida tiene tres dimensiones, según Donabedian: características técnicas del trabajo, relaciones interpersonales y comodidades en la asistencia.

11. La respuesta correcta es la B.

El indicador centinela o basado en suceso centinela mide un proceso, hecho o resultado grave, indeseable y, a menudo, evitable y que requiere revisión individual. Las caídas de los pacientes son un hecho o resultado grave, indeseable y que requiere revisión individual.

12. La respuesta correcta es la B.

El criterio de calidad es una característica o condición referida a la estructura, proceso o resultado que nos permite determinar la calidad asistencial. Las características que debe cumplir un criterio de calidad son: sensibilidad, especificidad, objetividad, ser medible y operatividad.

13. La respuesta correcta es la B.

Los métodos de identificación de problemas u oportunidades de mejora son:
- Métodos que no requieren datos: el *brainstorming,* el grupo nominal, las comunicaciones con el cliente, la escucha activa y la observación directa.
- Métodos de identificación que requieren datos: micromuestreo de registros, control de indicadores, análisis de perfiles, análisis de quejas y reclamaciones, encuestas de satisfacción e informe del usuario.

14. La respuesta correcta es la D.

Para el análisis de los problemas de calidad existen varios métodos:
- Métodos que requieren datos: histograma, estratificación, gráfico de Pareto, gráfico de control y diagrama de dispersión.
- Métodos que no requieren datos: diagrama de flujo, análisis de campos de fuerza, diagrama

de causa-efecto (recibe también los nombres de diagrama de Ishikawa o diagrama de espina de pescado).

15. La respuesta correcta es la B.

Los indicadores de resultados (lo que ocurre) es lo que se consigue con los procesos, es decir, en la satisfacción y, en sentido amplio, en el nivel de salud. El análisis por resultados evalúa las consecuencias de todo lo realizado en el centro sani tario. Se refiere a dos perspectivas diferenciadas claramente: por un lado, los cambios produ cidos en el usuario y, por el otro, el grado de satisfacción de éste.

16. La respuesta correcta es la C.

Los tipos de calidad son: calidad directa, calidad indirecta, calidad percibida, calidad demostrada y calidad técnica. La calidad teórica no es un tipo de calidad.

17. La respuesta correcta es la C.

Los sistemas de gestión de calidad que ponderan la mejora continua y utilizan como metodología la evaluación externa son, fundamentalmente, tres: la acreditación de la calidad, las normas de la International Office of Standards (ISO) y el Modelo de la Fundación Europea para la Gestión de la Calidad (EFQM), en Europa.

18. La respuesta correcta es la B.

La autoevaluación EFQM consta de nueve elementos o criterios, agrupados en dos grandes bloques. El primero de éstos está constituido por los llamados agentes, es decir, aquellos factores que la organización pone en juego para lograr sus fines. El segundo bloque lo forman los resultados que logra la organización.

19. La respuesta correcta es la D.

Los criterios agentes que reconoce el modelo EFQM son cinco: liderazgo, política y estrategia, personas, recursos y alianzas y procesos. Respecto a los criterios resultados se consideran cuatro áreas, en las cuales interesa medir el impacto provocado por la actividad de la organización. Esas cuatro áreas son: resultados en los clientes, resultados en las personas de la propia organización, resultados en el conjunto de la sociedad y resultados clave del negocio o actividad desarrollada por la organización.

20. La respuesta correcta es la A.

El peso de cada criterio es:
- Satisfacción del usuario: 20%.
- Gestión de personal y satisfacción de los profesionales: 18%.
- Resultados empresariales: 15%.
- Procesos: 14%.
- Liderazgo: 10%.
- Recursos: 9%.
- Política y estrategia: 8%.
- Impacto en la sociedad: 6%.

21. La respuesta correcta es la D.

El peso de cada criterio es:
- Satisfacción del usuario: 20%.

- Gestión de personal y satisfacción de los profesionales: 18%.
- Resultados empresariales: 15%.
- Procesos: 14%.
- Liderazgo: 10%.
- Recursos: 9%.
- Política y estrategia: 8%.
- Impacto en la sociedad: 6%.

22. La respuesta correcta es la A.

La autoevaluación EFQM o Modelo Europeo de Excelencia es un instrumento de autoevaluación, para las empresas, de referencia en la gestión total de calidad y está enfocado a la satisfacción tanto de los usuarios como de los profesionales.

23. La respuesta correcta es la C.

La acreditación es un proceso por el cual una entidad externa al sistema sanitario, usualmente no gubernamental, evalúa una organización para determinar si responde a los requerimientos de una serie de criterios y estándares diseñados para la mejora continua de la calidad de los cuidados de salud.

24. La respuesta correcta es la D.

La oportunidad de mejora es la diferencia que potencialmente se puede reducir entre lo que es razonable que exista (estructura), se haga (proceso) u ocurra (resultado) y lo que existe, se hace o se proporciona en la práctica habitual. En ocasiones, estos defectos de calidad dificultan tanto el desarrollo de nuestra labor habitual y son tan evidentes que surgen espontáneamente sin apenas reflexionar. Sin embargo, es conveniente adquirir el hábito de preguntarnos sobre nuestra tarea y los aspectos de ella que podemos mejorar para ofrecer mejores servicios a nuestros pacientes.

25. La respuesta correcta es la A.

En los indicadores de estructura se valoran las características externas del entorno en que se presta la atención sanitaria. Se valoran los medios materiales, organizativos y humanos del centro en cuestión: carac terísticas físicas de las instalaciones, recursos humanos, materiales y financieros, horarios, normativas, medios técnicos, mobiliario, forma de organización, recursos intelectuales (cualificación y experiencia de los traba jadores), etc.

Sistemas de información utilizados en Atención Especializada y Atención Primaria: historia clínica. Registros específicos de actividad de enfermería. Clasificaciones internacionales de problemas de salud

1. Un sistema de información sanitaria es:

A. El conjunto de medios materiales interrelacionados que reciben datos, los transforman en información y los comunican para tomar decisiones.
B. El conjunto de medios humanos interrelacionados que reciben datos, los transforman en información y los comunican para tomar decisiones.
C. a y b son correctas.
D. a y b son incorrectas.

2. Sobre los elementos de un sistema de información, uno de los binomios es correcto:

A. Datos-funcional.
B. Unidades de gestión y control-estructural.
C. Circuitos de comunicación-estructural.
D. Ninguna es correcta.

3. Sobre los sistemas de registro, una de las siguientes afirmaciones no corresponde:

A. La recogida, el procesamiento y el análisis de los datos deben estar establecidos previamente y llevarse a cabo de forma uniforme.
B. La OMS establece que deben identificarse y darles una utilidad, pero no es necesaria su permanencia.
C. El lenguaje empleado debe ser unificado.
D. Los sistemas de registro de información sanitaria son de diferentes tipos.

4. El fin último de los sistemas de registro es:

A. Recoger datos.
B. Atender las necesidades de información que surjan.
C. Posibilitar la intervención y tomas de decisiones.
D. Ninguna es correcta.

5. Los objetivos del registro de actividades sirven para:

A. Evaluar la calidad asistencial.
B. Elaborar indicadores.
C. Cuantificar la demanda asistencial.
D. Todas son correctas.

6. ¿Qué tipo de indicadores se pueden elaborar a partir de los registros de actividades?

A. Rendimiento y utilización.
B. Procesos y resultados.
C. Epidemiológicos y demográficos.
D. Ninguna es correcta.

7. Llamamos consulta a demanda a:

A. Aquella que el usuario solicita y es concedida mediante cita.
B. Aquella que el usuario no solicita y es concedida mediante cita.
C. Aquella que el usuario no solicita y no es concedida mediante cita.
D. Aquella que el usuario solicita y no es concedida mediante cita.

8. Respecto a la consulta programada:

A. Es el resultado de la solicitud de cita por parte del usuario.
B. Es el resultado de la planificación de la actividad por parte del personal sanitario.
C. Es el resultado de la programación del centro de salud como consecuencia de una demanda de atención.
D. Ninguna es correcta.

9. Los indicadores de utilización:

A. Relacionan datos de actividad con datos de población y tiempo.
B. Relacionan datos de actividad entre sí.
C. Relacionan datos de población y tiempo entre sí.
D. a y b son correctas.

10. Sobre los indicadores producto del registro de actividades, uno de los siguientes binomios no es correcto:

A. Extracciones de sangre realizadas en domicilio-indicador de utili-zación.
B. Número de recetas por consulta-indicador de utilización.
C. Número de recetas por habitante y año-indicador de utilización.
D. Pacientes atendidos en consulta programada en el centro de salud-indicador de rendimiento.

11. Sobre los indicadores de rendimiento, señale la opción correcta:

A. Relacionan datos de actividad con datos de población y de tiempo.
B. Relacionan datos de actividad con datos de estructura.
C. Relacionan entre sí datos de actividad.
D. Todas son incorrectas.

12. Indique la respuesta incorrecto sobre el certificado médico de defunción:

A. Es un registro legal.
B. Sirve de base de elaboración de estadísticas de defunción.
C. Si la muerte ha sido violenta, esa información figura en la historia clínica y no en el certificado de defunción.
D. La información obtenida debe codificarse según la CIE-10.

13. Señale lo correcto sobre el certificado de salud:

A. Es una oportunidad de comprobar el estado de salud de usuarios que no acuden al médico.
B. No es un registro legal.
C. a y b son correctas.
D. a y b son incorrectas.

14. Sobre los sistemas de normalización de medicamentos:

A. La prescripción debe hacerse con el nombre comercial.
B. Las recetas deben incluir obligatoriamente las advertencias para el farmacéutico porque las instrucciones son opcionales.
C. a y b son incorrectas.
D. a y b son correctas.

15. Una de las siguientes no es una característica de los sistemas de información en atención primaria:

A. Los sistemas deben tener capacidad y perdurar lo suficiente para recoger información de los usuarios a lo largo de toda su vida.
B. Los registros son únicamente clínicos.
C. Los registros deben tener la posibilidad de recoger actividades preventivas y de promoción de la salud.
D. La documentación debe ser común y uniforme para que pueda ser utilizada por todos los miembros del equipo interdisciplinario.

16. Uno de los siguientes no se considera registro de Atención Primaria:

A. Registros por edad y sexo.
B. Notificación de reacciones adversas a fármacos.
C. Libro de nacimientos.
D. Enfermedades de declaración obligatoria.

17. Sobre la historia clínica en Atención Primaria, señale lo que no proceda:

A. La historia debe ser única aunque pueden existir registros paralelos.
B. Es diferente a la historia clínica en Atención Especializada.
C. Se le puede denominar historia de salud en Atención Primaria (HSAP).
D. Debe cuidarse la forma y el estilo de escritura cuando se utiliza.

18. Las funciones de la historia clínica son:

A. Evaluación.
B. Docencia.
C. Información médico-legal.
D. Todas las anteriores son correctas.

19. Señale de los siguientes cuál se considera un contenido de la historia clínica:

A. Situación laboral.
B. Factores de riesgo.
C. Nivel cultural.
D. Todos los anteriores son contenidos de la historia clínica.

20. El registro de mortalidad permite conocer los siguientes indicadores, excepto:

A. Años de vida perdidos.
B. La expectativa de vida al nacer.
C. Tasas de morbididad.
D. Mortalidad infantil.

21. Sobre las cartillas de largo tratamiento, una de las siguientes es incorrecta:

A. Es para enfermedades crónicas en pacientes con edades avanzadas.
B. No está definido el papel del DUE respecto a éstas.
C. Facilita el control del cumplimiento del tratamiento.
D. La cartilla incluye los motivos de abandono del fármaco si éste se produjera.

22. Uno de los siguientes no es una clasificación de tipo general:

A. CIAP.
B. CIE.
C. NANDA.
D. Todos lo son.

23. Indique lo correcto respecto de la NANDA-II:

A. Tiene 12 dominios.
B. Tiene 13 dominios.
C. Tiene 11 dominios.
D. Tiene 14 dominios.

24. El diagnóstico enfermero NANDA consta de:

A. Nombre o etiqueta, características definitorias y factores de riesgo.
B. Definición, características definitorias y elementos de riesgo.
C. Definición.
D. a y b son correctas.

25. Sobre la CIE-10 señale lo correcto:

A. La CIE-10 establece 22 secciones de clasificación de las enfermedades, subdivididas en categorías expresadas por un código numérico con tres dígitos dividido, a su vez, en subcategorías.
B. La CIE-10 establece 21 secciones de clasificación de las enfermedades, subdivididas en categorías expresadas por un código numérico con cuatro dígitos dividido, a su vez, en subcategorías.
C. La CIE-10 establece 23 secciones de clasificación de las enfermedades, subdivididas en categorías expresadas por un código numérico con dos dígitos dividido, a su vez, en subcategorías.
D. Nada de lo anterior es correcto.

1. La respuesta correcta es la C.

Un sistema de información sanitaria es el conjunto de medios, humanos y materiales, interrelacionados que reciben datos, los transforman en información y los comunican para tomar decisiones. El sistema de información es el conjunto de medios materiales y humanos.

2. La respuesta correcta es la D.

Los elementos de un sistema de información son: estructurales (datos, personal y soporte material) y funcionales (fuentes de datos, circuitos de comunicación, proceso de datos y unidades de gestión y control). Ninguno de los binomios es correcto.

3. La respuesta correcta es la B.

El sistema de registro es un proceso mediante el cual se recogen, procesan y analizan los datos que provienen de la actividad asistencial y lo hace de forma uniforme y establecida previamente. Para la OMS, un sistema de registro debe ser permanente, con una posterior identificación y con una utilidad posterior. Además, es necesaria la unidad en el lenguaje. En el ámbito sanitario podemos encontrar registros de muy diversa índole (registro de actividades, de morbididad, registros poblacionales por edad y sexo, registros diagnósticos, etc.).

4. La respuesta correcta es la C.

El sistema de registro debe estar diseñado para atender las necesidades específicas de información que surjan. Su fin último debe ser aportar información para intervenir y tomar decisiones en materia sanitaria (de planificación, asistencia, gestión, etc.).

5. La respuesta correcta es la D.

El registro de actividades contribuye a cuantificar la demanda asistencial, elaborar indicadores de rendimiento y uso de los recursos disponibles, obtener información para planificar, evaluar la calidad asistencial prestada, etc. Por tanto, todas son correctas.

6. La respuesta correcta es la A.

Los indicadores que pueden elaborarse a partir de los datos de los registros de actividades son de dos tipos: indicadores de rendimiento e indicadores de utilización.

7. La respuesta correcta es la A.

En la consulta a demanda, el usuario acude espontáneamente y solicita los servicios de una enfermera para enfrentar un problema o necesidad de salud. El usuario solicita cita y se le concede.

8. La respuesta correcta es la D.

En la consulta programada, la iniciativa de prestar la atención a un usuario es de la enfermera, que incluye al paciente dentro de un programa de salud y planifica con anterioridad la consulta al paciente mediante una cita.

9. La respuesta correcta es la D.

Los indicadores de utilización pueden ser de dos tipos:

1. Los que relacionan datos de actividad con datos de población y de tiempo.
2. Los que relacionan entre sí datos de actividad.

Los que relacionan entre sí datos de población y tiempo no son ningún tipo de indicadores de utilización.

10. La respuesta correcta es la A.

Las extracciones de sangre realizadas en domicilio son un ejemplo de indicador de rendimiento. El resto de binomios son correctos.

11. La respuesta correcta es la B.

Los indicadores de rendimiento se obtienen al relacionar datos de actividad con datos de estructura (media diaria de visitas a domicilio, etc.) o bien al relacionar la actividad real con la posible o esperada. Las otras dos opciones hacen referencia a los indicadores de utilización (se obtienen al relacionar datos de actividad con datos de población y de tiempo y relacionar datos de actividad entre sí).

12. La respuesta correcta es la C.

El certificado médico de defunción es un registro legal, obligatorio, fácil de recoger y barato. Sirve de base a la elaboración de las estadísticas de mortalidad. La información que se obtiene del certificado se codifica de acuerdo con la clasificación internacional de enfermedades CIE-10. Entre otros datos se registra si existen indicios de muerte violenta.

13. La respuesta correcta es la A.

El certificado de salud es un registro legal y obligatorio para determinadas actividades (deportivas, laborales, etc.). Puede tener un formato ya establecido previamente, en el cual el médico debe emitir una opinión fundamentada sobre el estado de salud objetivo del demandante. La expedición de este documento es una magnífica oportunidad para realizar distintas actividades para comprobar la salud del usuario.

14. La respuesta correcta es la C.

En la actualidad se emplea el nombre comercial para la prescripción aunque también se puede emplear el nombre genérico, algo que pretende generalizarse en nuestro país en todos los servicios de salud. Por tanto, se pueden emplear ambos nombres aunque se emplee más el comercial. La receta médica deberá contener los datos básicos de identificación del prescriptor, del paciente y del medicamento, incluyendo las pertinentes advertencias para el farmacéutico y las instrucciones para la mejor observancia del tratamiento, todo ello según la Ley 29/2006, de 26 de julio.

15. La respuesta correcta es la B.

Entre las características de los sistemas de información en atención primaria están:

- Los documentos que se utilizan deben tener la capacidad de reflejar toda la atención prestada y perdurar tanto como la atención al individuo, desde su nacimiento hasta su muerte.
- Los registros no son documentos exclusivamente clínicos y deben tener en cuenta todos los factores biológicos, sociales y culturales que pueden afectar la salud de un individuo.
- Los registros deben ser útiles para recoger las actividades preventivas y de promoción de la salud.
- Los registros deben estar diseñados para favorecer un nuevo método de trabajo, el trabajo del equipo multidisciplinario, y la documentación que debe utilizarse tiene que ser común y uniforme.

16. La respuesta correcta es la C.

Los principales registros que se realizan en atención primaria son: historia clínica, registro de morbididad, registro de mortalidad, registros de actividad, registro por edad y sexo y, además, cartillas de largo tratamiento, registros de incapacidad laboral, notificación de reacciones adversas a fármacos, enfermedades de declaración obligatoria (EDO), avisos domiciliarios, etc. El libro de nacimientos es de atención especializada, no de atención primaria.

17. La respuesta correcta es la A.

La historia clínica en atención primaria (muchos autores proponen llamarla historia de salud en atención primaria –HSAP?) debe responder a una serie de características propias de la asistencia en este nivel, diferentes totalmente de las tradicionales de la asistencia en atención especializada. Estas características son: continuidad de la asistencia en el tiempo, integridad, multidisciplinariedad, debe posibilitar el reflejo de la asistencia recibida por el paciente independientemente del profesional que la realiza, debe cuidarse la forma y el estilo de escritura, confidencialidad y homogeneidad. Además, la historia clínica debe ser única por individuo y se deben evitar registros paralelos. Aparte de ello, la historia clínica no es exclusiva de un estamento profesional, es un documento que facilita el trabajo en equipo y se convierte en necesaria la identificación de la persona que escribe en la historia, mediante una firma, un cuño o cualquier otra señal que facilite su identidad.

18. La respuesta correcta es la D.

Las funciones de la historia clínica son: atención al paciente, investigación, docencia, evaluación, información sanitaria, información médico-legal y actividades orientadas a la comunidad. Todas las opciones son funciones de la historia clínica.

19. La respuesta correcta es la D.

Los contenidos de la historia clínica son: datos sociales (datos de identificación del paciente ?nombre, sexo, dirección y teléfono, fecha de nacimiento, número de la Seguridad Social y número de historia? y situación familiar, laboral, nivel cultural, etc.), datos médicos, datos de enfermería y datos preventivos (factores de riesgo, vacunaciones, hábitos de vida, etc.).

20. La respuesta correcta es la C.

El registro de mortalidad permite conocer la probabilidad de muerte general (mortalidad por períodos de vida, sexo y edad), tiempo y lugar o por causas específicas o la expectativa de vida al nacer, los años de vida perdidos y la mortalidad por causas específicas.

21. La respuesta correcta es la A.

Las cartillas de largo tratamiento consisten en una cartilla que se le entrega al paciente con la medicación crónica que consume, que le permite obtener la receta sin necesidad de acudir a consulta médica, todo ello independientemente de la edad del paciente. Incluye dosis, tiempo de tratamiento, diagnóstico, origen de la prescripción (especializada o atención primaria), fechas de las prescripciones repetidas y motivo de abandono del fármaco (reacción adversa, ineficacia, etc.) si ello ocurre. Es un registro que facilita el control de la medicación crónica y del cumplimiento terapéutico. El papel de enfermería respecto a las cartillas de largo tratamiento (CLT) no está definido y varía de unos centros de atención primaria a otros.

22. La respuesta correcta es la A.

La CIAP es una clasificación de motivos de consulta específica para atención primaria. La CIE es una clasificación de enfermedades a nivel general. La NANDA es una clasificación general de diagnósticos de enfermería.

23. La respuesta correcta es la B.

La NANDA-II tiene 13 dominios que son:
Dominio 1: Promoción de la salud.
Dominio 2: Nutrición.
Dominio 3: Eliminación.
Dominio 4: Actividad /reposo.
Dominio 5: Percepción /cognición.
Dominio 6: Autopercepción.
Dominio 7: Rol /relaciones.
Dominio 8: Sexualidad.
Dominio 9: Afrontamiento /Tolerancia al estrés.
Dominio 10: Principios vitales.
Dominio 11: Seguridad /protección.
Dominio 12: Confort.
Dominio 13: Crecimiento/desarrollo.

24. La respuesta correcta es la D.

Cada diagnóstico enfermero NANDA consta de nombre o etiqueta, definición, características definitorias y factores de riesgo. La taxonomía II de la NANDA contiene 172 diagnósticos, estructurados en 13 dominios, clases y conceptos diagnósticos y los factores relacionados.

25. La respuesta correcta es la A.

El sistema clasificatorio de la CIE-10 establece 22 secciones de clasificación de las enfermedades, subdivididas en categorías expresadas por un código numérico con tres dígitos y, a su vez, divididas en subcategorías.

Área temática 3

Metodología y modelos de enfermería

Tema 11

Marco conceptual y modelos de enfermería: generalidades. Teoría de las necesidades humanas: concepto. Teoría del autocuidado: concepto

1. El marco teórico en que se desarrolla la enfermería se centra en los siguientes elementos. Señale la opción incorrecta:

A. Persona y equipo sanitario.
B. Entorno y salud.
C. Papel de enfermería y persona.
D. b y c son correctas.

2. A la perspectiva más global de una disciplina que representa el gran marco teórico en que se desarrollan e identifican los fenómenos propios de ésta y el punto de vista global para observarlos se la denomina:

A. Teoría.
B. Modelo.
C. Metaparadigma.
D. Corriente.

3. Uno de los siguientes binomios no es correcto:

A. Disciplina-perspectiva única o forma diferenciada de ver los fenómenos.
B. Tendencia-idea orientada en determinada dirección.
C. Modelo-representación simbólica, esquemática y abstracta de la realidad.
D. Ciencia-aspectos de la realidad que son percibidos conscientemente.

4. Según la clasificación de Meleis de 1991, uno de los siguientes binomios no es correcto:

A. Necesidades-Orlando.
B. Interacción-Peplau.
C. Objetivos-Rogers.
D. Necesidades-Orem.

5. Uno de los siguientes no se considera uno de los principios básicos que cumplen todos los modelos de enfermería:

A. Objeto de actuación del profesional de enfermería.
B. Enfoque de actuación del modelo.
C. Papel del profesional de enfermería.
D. Todos son principios básicos de los modelos de enfermería.

6. Una de las siguientes afirmaciones es incorrecta respecto a los modelos:

A. Describen los tipos de relaciones que se establecen entre los conceptos de persona, salud, entorno y enfermera.

B. Podemos afirmar que no existe una única teoría en enfermería.
C. Están basados en ideas de la disciplina enfermera y de otras disciplinas.
D. b y c son correctas.

7. Una de las siguientes no es una ventaja de trabajar con los modelos de enfermería:

A. Su beneficiario es el individuo enfermo al cual provee de atención integral.
B. La valoración se establece en función de necesidades humanas y respuestas individuales.
C. Favorece el desarrollo de enfermería como profesión.
D. Permite la planificación de actividades independientes.

8. Respecto a la clasificación de los modelos de enfermería por tendencias, uno de los siguientes binomios es correcto:

A. Suplencia/ayuda-Peplau.
B. Interrelación-Rogers.
C. Naturista-Orem.
D. Suplencia/ayuda-Roy.

8. Indique lo incorrecto del modelo naturista:

A. La higiene es un concepto esencial en su teoría.
B. Su teoría se centra en el entorno aunque no mencione dicho término.
C. La autora es Nightingale.
D. Todas las anteriores son correctas.

10. Sobre Florence Nightingale, una de las siguientes afirmaciones no corresponde:

A. Es la precursora de la enfermería moderna y diferenció la enfermería de la medicina.
B. Es la autora de la Teoría del Entorno.
C. Establece los tres componentes esenciales del paradigma enfermero: persona, profesional de la enfermería y salud.
D. a y b son correctas.

11. Una de las siguientes afirmaciones es incorrecta sobre el modelo de adaptación:

A. La meta de este modelo es alcanzar la integración total. De no alcanzarse, aparece la enfermedad.
B. La adaptación debe lograrse en las siguientes cuatro áreas: necesidades fisiológicas, autoimagen, dominio de rol e interdependencia.
C. Este modelo se lo debemos a Marta Rogers y se encuadra dentro de la tendencia de interrelación.
D. La relación continua con nuestro entorno determina la recepción de diferentes tipos de estímulos y ante ellos respondemos de dos formas posibles: ineficaz o adaptativa.

12. Señale lo incorrecto del modelo de Hildegard Peplau:

A. La idea central de su teoría es la relación enfermera-paciente, basada en aspectos psicodinámicos, educativos y de desarrollo personal.
B. Es la precursora de la enfermería psiquiátrica como especialidad y creó un programa de postgrado.
C. En la relación enfermera-paciente se distinguen cuatro fases: acercamiento, identificación, aprovechamiento y solución.
D. Peplau considera seis posibles roles de enfermería: extraño, persona-recurso, docente, conductor, sustituto y consejero.

13. Indica lo que no corresponde respecto a la teoría de los seres humanos unitarios:

A. En esta teoría encontramos influencias de la teoría de la relatividad de Einstein.
B. La salud será el mantenimiento armónico de la interacción de los campos humanos y del entorno.
C. Su autora considera a la persona un todo unificado en constante relación con el entorno.
D. Según ésta se considera que la persona en su totalidad es menos que la suma de sus partes.

14. Una de las siguientes opciones es incorrecta respecto a la teoría de las necesidades humanas:

A. A excepción de las necesidades fisiológicas, que se nace con ellas, el resto se desarrolla a lo largo de la vida.
B. Las necesidades superiores requieren ciclos motivacionales más cortos.
C. La teoría de las necesidades humanas se la debemos a Abraham Maslow.
D. Según esta teoría, el objetivo principal del paciente es satisfacer sus necesidades, comenzando por las más esenciales.

15. ¿Cuál es el cuarto nivel de la pirámide de Maslow?

A. Necesidad de ego.
B. Necesidad social.
C. Necesidad de autorrealización.
D. Ninguna de las anteriores.

16. La quinta necesidad básica de Henderson es:

A. Eliminación.
B. Movilización.
C. Descanso.
D. Mantenimiento de la temperatura.

17. La relación enfermera-paciente/cliente según Virginia Henderson establece los siguientes niveles:

A. Sustituta, ayuda y compañera.
B. Sustituta, acompañante y compañera.
C. Suplente, ayuda y compañera.
D. Suplente, acompañante y consejera.

18. Según Virginia Henderson, las 14 necesidades básicas son:

A. Las mismas para todos los seres humanos y existen independientemente de la situación en que se encuentre el individuo.
B. No son las mismas para todos los seres humanos y dependen de la situación en que se encuentre el individuo.
C. No son las mismas para todos los seres humanos.
D. No son las mismas si el individuo está ingresado en un hospital.

19. Si una enfermera valora a un paciente en su adaptación a una colostomía en las percepciones que tiene sobre su yo físico y su yo personal, estaría empleando el modelo de enfermería de:

A. Callista Roy.
B. Florence Nightingale.
C. Hildegard Peplau.
D. Martha Rogers.

20. Según el modelo de Dorothea Orem, los requisitos de autocuidado asociados con el desarrollo son:

A. Para todas las personas a lo largo de su vida.
B. Específicos en cada período de la vida.

C. Para personas con enfermedades específicas.
D. Específicos en personas con limitaciones de la actividad física.

21. La teoría de los sistemas enfermeros propone lo siguiente:

A. Por qué y cómo las personas cuidan de sí mismas.
B. Explica las relaciones necesarias para que se produzca el cuidado enfermero.
C. Cómo puede ayudar la enfermera al paciente en su déficit de autocuidado.
D. La figura de gestor del autocuidado como la capacidad del individuo para autoayudarse.

22. Para que un modelo de enfermería se considere científico precisa:

A. Reunir el conjunto de conceptos y teorías de una disciplina.
B. Recoger el sistema de valores de la mayoría de la sociedad a la cual va a servir.
C. Basarse en la ciencia, estar descrito de forma sistemática y ser realista.
D. Ser objetivo de la actividad profesional.

23. A la persona con habilidades que se ocupa de otras personas que no llevan a cabo su autocuidado la denominamos:

A. Agente de autocuidado.
B. Agencia de autocuidado.
C. Agente de cuidado dependiente.
D. Nada de lo anterior es correcto.

24. Uno de los siguientes no es un rol que describa Peplau en la relación enfermera-paciente:

A. Papel de consejera.
B. Papel de sustituto.
C. Papel de acompañante.
D. Papel del extraño.

25. Orem considera que se produce déficit de autocuidado cuando:

A. La persona tiene capacidad y desea emprender las acciones requeridas para cubrir las necesidades de autocuidado.
B. La persona es capaz de regular la agencia de autocuidado.
C. Los autocuidados son requeridos por todas las personas a lo largo de su vida.
D. La demanda de acción, por parte de la persona, es mayor que la capacidad para actuar.

1. La respuesta correcta es la D.

El desarrollo de un marco conceptual o teórico sirve para clasificar, enmarcar y delimitar una forma de actuar determinada dentro de la disciplina de enfermería. El marco teórico propio de la enfermería está centrado en la persona, el entorno, la salud y el papel de la enfermería.

2. La respuesta correcta es la C.

El metaparadigma enfermero es la perspectiva más global de una disciplina y representa el gran marco teórico en que se identifican los fenómenos propios de la disciplina y la perspectiva global para observarlos. Es el conjunto de creencias, valores, leyes, teorías y metodología que forman el marco conceptual de la profesión de enfermería.

3. La respuesta correcta es la D.

La ciencia es el cuerpo unificado de conocimientos apoyados en evidencias científicas sobre determinados fenómenos. La disciplina es una perspectiva única, una forma diferenciada de contemplar los fenómenos. El modelo es una representación simbólica, esquemática y abstracta de la realidad. La tendencia es una idea que se orienta en una dirección determinada.

4. La respuesta correcta es la A.

Meleis (1991) clasificó agrupó los modelos en tres escuelas: necesidades (Henderson, Orem y Abdellah), interacción (Peplau, Orlando, King y Weinderbach) y objetivos (Levine, Rogers, Roy y Johnson). Por tanto, Orlando no es de la escuela de necesidades, sino de la escuela de interacción.

5. La respuesta correcta es la D.

Los modelos de enfermería cumplen los siguientes principios básicos:

1. Objetivo o meta: propuesto por la enfermera que describe el modelo. Hay objetivos comunes a todos los modelos.
2. Beneficiario: a quien dirigimos nuestras actuaciones (ser biopsicosocial, cliente/paciente, etc.).
3. Rol de enfermería: papel que desempeña la enfermera en cada modelo; debe ser aceptado por la sociedad.
4. Origen de las dificultades o problemas: carencias que pueden aparecer en cualquier persona y pueden resolverse por los profesionales de la enfermería. Sería el diagnóstico de enfermería.
5. Enfoque de actuación: establece la forma de actuación y varía de un modelo a otro.
6. Modos o formas de actuaciones: unido al principio anterior y especifica los medios con que contamos, la conducta y el procedimiento ante un problema del paciente/cliente.
7. Consecuencias: resultados que obtenemos de las actuaciones que hemos realizado y que han de estar en consonancia con los objetivos establecidos y la conducta del paciente.

6. La respuesta correcta es la A.

Los modelos de enfermería son el resultado de los diferentes puntos de vista sobre el proceso de cuidar. Representa las relaciones entre los conceptos de persona, salud, entorno y enfermera aunque no describe el tipo de relación establecida entre ellos. Se basan en ideas propias de la disciplina enfermera y de otras disciplinas científicas.

7. La respuesta correcta es la A.

Las ventajas de trabajar con modelos de enfermería son:

- Provee de atención integral al individuo sano o enfermo.
- La valoración se realiza en función de necesidades humanas y respuestas individuales.
- Favorece el desarrollo de la enfermería como profesión.
- Permite planificar actividades independientes.
- En la práctica asistencial facilita llevar a cabo el PAE.

8. La respuesta correcta es la B.

Los modelos de enfermería se pueden clasificar por tendencias:

- Naturistas: colocar al paciente en la mejor situación para que la naturaleza actúe sobre él. Representante: Florence Nightingale.
- Suplencia/ayuda: alcanzar la autonomía del paciente, ayudarle a cubrir sus necesidades

básicas o suplirlas cuando no puede realizarlas de manera independiente. Representantes: Henderson, Orem, etc.

- Interrelación: la enfermera y la persona a quien cuida establecen una relación y ambas obtienen un beneficio. Representantes: Peplau, Roy, Rogers, etc.

9. La respuesta correcta es la D.

La autora del modelo naturista es Florence Nightingale y su modelo se centra en el entorno aunque Nightingale no utiliza este término en sus escritos, pero define los conceptos de ventilación, temperatura, iluminación, dieta, higiene, ruido. Todos ellos son elementos que integran el entorno. La higiene como concepto es otro de los elementos esenciales de este modelo.

10. La respuesta correcta es la C.

En el libro *Notes on nursing* de Florence Nightingale, podemos encontrar los cuatro componentes esenciales del paradigma enfermero: persona, enfermera, salud y entorno. Florence Nightingale estableció la diferencia entre enfermería y medicina y la relación entre ambas. Fundó la enfermería moderna y a ella le debemos los fundamentos de la práctica actual, los orígenes de nuestra profesión y el nacimiento de los modelos. Generó la teoría del entorno.

11. La respuesta correcta es la C.

El modelo de adaptación se lo debemos a Callista Roy y se encuadra dentro de la tendencia de interrelación y la escuela de objetivos. Según su modelo, el paciente es un sistema abierto y adaptativo que recibe los estímulos que pueden llegarle desde el exterior o desde el interior de sí mismo, y está en relación constante con el entorno. Los tipos de estímulos son focales, residuales y contextuales y frente a ellos se pueden producir dos respuestas posibles: adaptativa e ineficaz. Además, el individuo debe adaptarse a cuatro áreas: necesidades fisiológicas, autoimagen, dominio de rol e interdependencia. El objetivo de la enfermera consiste en que el paciente alcance el máximo nivel de adaptación. La salud es un estado y un proceso de ser y llegar a ser una persona integrada y total. Si no se consigue la integración, aparece la enfermedad.

12. La respuesta correcta es la C.

El modelo de relaciones interpersonales de Hildegard Peplau plantea que el cuidado es un proceso educativo que tiende al desarrollo y crecimiento personal. Es la precursora de la enfermería psiquiátrica, creó el primer programa de postgrado y definió la enfermería psicodinámica. En la relación enfermera-paciente se describen cuatro fases: orientación, identificación, aprovechamiento o explotación y resolución. En esta relación se describen seis roles: extraño o función desconocida, persona-recurso, docente o maestro, conductor o de liderazgo, sustituto y consejera.

13. La respuesta correcta es la D.

La teoría de los seres unitarios de Martha Rogers presenta influencias de la teoría de la relatividad de Einstein, la teoría electrodinámica de Burr y Northrop y la teoría de los sistemas de von Bertalanffy. Rogers considera la persona como un todo unificado (es más que la suma de sus partes) en constante relación con su entorno. La labor de enfermería estará encaminada a fomentar una interacción armoniosa entre el campo del ser humano y el de su entorno, para así conseguir su máximo potencial de salud. Por ello, la salud será el mantenimiento armónico de la interacción de los campos humanos y del entorno de manera que, si la armonía se rompe, desaparecen la salud y el bienestar.

14. La respuesta correcta es la B.

La teoría de las necesidades humanas pertenece a Abraham Maslow y explica el comportamiento humano porque la única razón por la cual una persona hace algo es para satisfacer sus necesidades. Maslow clasificó las necesidades humanas en cinco grupos (pirámide de Maslow), que son: fisiológicas; seguridad y protección; sociales o de amor y pertenencia; estima, y autorrealización. El comportamiento de las personas está influido por las necesidades no satisfechas. Las necesidades fisiológicas nacen con el hombre. Las demás surgen a lo largo de su vida. A medida que una persona logra controlar sus necesidades básicas, aparecen de forma gradual necesidades de orden superior. Las necesidades básicas necesitan para su satisfacción un ciclo motivacional más corto y las necesidades superiores requieren ciclos motivacionales más largos.

15. La respuesta correcta es la A.

La pirámide de Maslow tiene cinco grupos o niveles: necesidades fisiológicas básicas; necesidades de seguridad y protección; necesidades sociales o de amor y pertenencia; necesidades de estima o de ego, y necesidades de autorrealización.

16. La respuesta correcta es la C.

Las 14 necesidades básicas de V. Henderson son:

1. Respirar normalmente.
2. Comer y beber adecuadamente.
3. Eliminar los residuos corporales.
4. Moverse y mantenerse en una postura conveniente.
5. Dormir y descansar.
6. Elegir la ropa adecuada; ponerse y quitarse la ropa.
7. Mantener la temperatura corporal controlando la ropa y el ambiente o entorno.
8. Mantener la integridad de la piel y el cuerpo limpio y cuidado.
9. Evitar los peligros ambientales. Impedir y evitar lesionar a otros.
10. Comunicarse con otros para expresar necesidades, emociones, opiniones o temores.
11. Practicar su religión.
12. Trabajar en alguna actividad de manera que nos sintamos satisfechos.
13. Jugar y participar en actividades recreativas.
14. Aprender, describir o satisfacer la curiosidad.

17. La respuesta correcta es la A.

Según Virginia Henderson, la relación enfermera-paciente/cliente establece tres niveles: sustituta (sustituye la falta de fuerza, voluntad y conocimiento), ayuda (colabora con el paciente/cliente a recuperar su independencia lo antes posible) y compañera (enfermera y paciente/cliente colaboran en el tratamiento).

18. La respuesta correcta es la A.

Virginia Henderson establece 14 necesidades básicas que todo individuo ha de satisfacer para estar completo. Estas necesidades son comunes a todas las personas y, cuando alguna necesidad no está cubierta, aparece un estado de dependencia y precisa la intervención de enfermería.

19. La respuesta correcta es la A.

La enfermera valora la adaptación del paciente y está empleando la teoría de Callista Roy. Según esta teoría, la responsabilidad de la enfermera consiste en valorar la adaptación de la persona modificando el entorno y promueve acciones que posibiliten la adaptación del hombre a las cuatro áreas. Además, identifica comportamientos, refuerza los positivos y cambia los negativos. Su objetivo consistirá en que el individuo alcance su máximo nivel de adaptación.

20. La respuesta correcta es la B.

Según la teoría del autocuidado, se necesitan tres clases de requisitos para el autocuidado: requisitos universales (comunes a todo el mundo), requisitos de desarrollo (para fomentar el desarrollo, implicación en el autodesarrollo y prevenir y superar todo aquello que a lo largo de la vida del individuo influya de manera negativa en su desarrollo) y requisitos de autocuidado cuando hay desviación de salud (tienen su origen en personas enfermas o con lesiones).

21. La respuesta correcta es la B.

La teoría de los sistemas enfermeros: la enfermera o enfermero ayuda a las personas para que logren su autocuidado. Para gestionar esta ayuda, la enfermera diagnostica las demandas, planifica las acciones precisas y dirige los sistemas de enfermería adecuados. Se diferencian tres niveles de compensación en la actuación de enfermería: sistema totalmente compensador, sistema parcialmente compensador y sistema de apoyo educativo. El objetivo de la enfermería será ayudar al individuo a realizar y mantener todas las acciones del autocuidado por sí mismo para de esta manera conservar la salud, la vida y ser capaz de aceptar las secuelas de la enfermedad.

22. La respuesta correcta es la C.

Para que un modelo de enfermería sea científico, debe ser práctico o realista (que pueda ser aplicado en la práctica cotidiana), fundamentado (basado en el conocimiento científico) y descrito de forma sistemática (que haya relación entre los conceptos para que tenga valor en la práctica).

23. La respuesta correcta es la C.

El agente de cuidado dependiente es la persona con habilidades que se ocupa de otras personas que no llevan a cabo su autocuidado porque no saben, no quieren o no pueden.

24. La respuesta correcta es la C.

En la relación enfermera-paciente, Peplau describe seis roles de enfermería: papel del extraño o función desconocida, papel de persona-recurso, papel docente o maestro, papel conductor o de liderazgo, papel de sustituto y papel de consejera.

25. La respuesta correcta es la D.

La teoría del déficit del autocuidado establece la relación que hay entre el autocuidado y las necesidades de autocuidado. En esta situación (déficit de autocuidado), la enfermera tendrá que cubrir las necesidades de autocuidado limitadas por la enfermedad, lesiones o tratamiento médico. El déficit de autocuidado se produce cuando la demanda del autocuidado es mayor que la gestión de autocuidado.

Metodología de enfermería. Fases del proceso de enfermería. Valoración diagnóstica según patrones funcionales de salud. Valoración diagnóstica según el modelo de necesidades básicas: concepto y clasificación. Plan de cuidados enfermeros. Diagnósticos de enfermería: concepto y tipos de taxonomía

1. La definición de la enfermería según Henderson dice:

A. La enfermera ayuda al individuo, enfermo o sano, en la ejecución de aquellas actividades que contribuyen a su salud o restablecimiento (o a evitarle padecimiento a la hora de su muerte).
B. La enfermera ayuda al individuo, enfermo o sano, ejecutando por él todas las actividades necesarias en la vida cotidiana.
C. La enfermera ayuda al individuo, enfermo o sano, evitándole padecimientos a la hora de su muerte, siempre que su estado de salud se encuentre en situación de riesgo vital.
D. La enfermera ayuda al individuo, enfermo o sano, priorizando las necesidades y expectativas que el paciente tenga para su vida futura una vez que se encuentre en su entorno.

2. Indique cuáles son las dimensiones básicas, a juicio de Carpenito, en las cuales se mueven las funciones de la enfermera:

A. Dependiente e independiente.
B. Autónomo y dependiente.
C. Interdependiente y dependiente.
D. Independiente e interdependiente.

3. El objeto de la atención enfermera son:

A. Las respuestas humanas a problemas de salud reales y procesos vitales de los individuos, grupos y comunidad.
B. Las respuestas humanas a problemas de salud potenciales de los individuos, grupos y comunidad.
C. Las respuestas a problemas de salud reales o potenciales y/o procesos vitales de los individuos, grupos y comunidad.
D. Ninguna es correcta.

4. Cuál de las siguientes opciones no caracteriza a los cuidados que se aplican a los pacientes:

A. Sistematizados.
B. Científicos.
C. Colectivos.
D. Integrales.

5. La valoración, diagnóstico y plan de cuidados son las tres etapas de lo que denominamos:

A. Proceso de atención interdisciplinaria.
B. Proceso de atención de enfermería.
C. Actividades interdependientes de la enfermera.
D. Ninguna es correcta.

6. Una de las siguientes no caracteriza al PAE:

A. Holístico.
B. Rígido.
C. Resuelto.
D. Interactivo.

7. En cuál de los pasos del PAE se identifica la posición que ocupa un individuo en el continuo salud-enfermedad:

A. Valoración.
B. Planificación.
C. Ejecución.
D. Evaluación.

8. Los beneficios de trabajar con el PAE son para:

A. Sociedad, profesionales y profesión.
B. Comunidad, profesionales, profesión y equipo interdisciplinario.
C. Pacientes, profesionales, profesión y equipo interdisciplinario.
D. Comunidad, profesionales y profesión.

9. ¿Cuál de las siguientes no es una diferencia entre el proceso médico y el de enfermería?

A. Ambos están relacionados con individuo, familia y comunidad.
B. El proceso médico se centra en la identificación de las enfermedades y el proceso de enfermería identifica las respuestas humanas.
C. El proceso de enfermería se centra en la capacidad del individuo para funcionar como ser humano independiente.
D. Sólo el proceso de enfermería considera a la persona como un todo.

10. Sobre la recogida de datos, señale lo incorrecto:

A. Hay tres tipos de datos: objetivos, subjetivos y formales.
B. Los datos deben ser recogidos durante todo el proceso.
C. Llamamos fuente primaria al paciente.
D. Los datos se recogen con un objetivo concreto.

11. Sobre la entrevista, señale lo incorrecto:

A. Debemos ser empáticos en todo momento.
B. El clima de confianza se logra con el tiempo y en los primeros contactos es suficiente ser correcto.
C. Es necesario un guión para realizarla.
D. Hay que comenzar siempre exponiendo el propósito de nuestra entrevista.

12. El examen visual para descubrir anormalidades recibe el nombre de:

A. Observación.
B. Valoración.
C. Inspección.
D. Comprobación.

13. Uno de los siguientes no corresponde a un patrón funcional:

A. Autoconcepto y autopercepción.
B. Nutrición-hidratación.
C. Valores-creencias.
D. Percepción y mantenimiento de salud.

14. Los diagnósticos de enfermería y los problemas interdependientes se diferencian en:

A. En los primeros, la enfermera es responsable y, en los segundos, no lo es.

B. El médico es el único responsable para problemas interdependientes mientras que comparte responsabilidad con la enfermera en los diagnósticos enfermeros.
C. La enfermera toma decisiones independientes en ambos tipos de problemas, pero en el primer caso es la única responsable y en el segundo comparte la responsabilidad con otro profesional.
D. Los diagnósticos enfermeros son secundarios mientras que los problemas interdependientes son los principales.

15. El diagnóstico «Ansiedad relacionada con la información sobre el proceso patológico, manifestada por intranquilidad y somatizaciones y demanda de tranquilizantes» es de tipo:

A. Un DxE real.
B. Un DxE de bienestar.
C. Un DxE de alto riesgo.
D. No es un DxE porque no tiene formato PES.

16. Una paciente de 75 años, con antecedentes de diabetes e HTA, padeció un ACV hace 3 meses que le mantiene, desde entonces, encamada. Sufre descalcificación ósea que le provocó dolor intenso e impotencia funcional en la pierna derecha hace 2 días, consecuencia de una fractura patológica. Según el formato PES, la S es:

A. Osteopenia en fémur derecho.
B. Impotencia funcional en pierna derecha.
C. Encamamiento prolongado.
D. Fractura patológica.

17. En la fase de planificación una de las siguientes no corresponde:

A. Se deben priorizar los problemas.
B. Los resultados inesperados no deben alterar nuestra planificación, únicamente los anticipados.
C. Se deben determinar las intervenciones, asignando responsable y plazo de ejecución.
D. Debemos prefijar los resultados esperados con los criterios que determinen su logro.

18. La etapa de evaluación del PAE implica:

A. Mantenimiento del PAE.
B. Incluir los criterios de resultados no obtenidos.
C. No se tiene que cubrir esta etapa si el restablecimiento del paciente ha sido temprano.
D. Valoración de las variables que han afectado la consecución de los objetivos.

19. Al emplear la NOC y la NIC, los resultados y las intervenciones se seleccionan en función de:

A. Síntomas y signos.
B. Procesos crónicos y agudos.
C. Cuidados de enfermería.
D. Diagnósticos de enfermería concretos.

20. Respecto a la taxonomía NOC, señale la correcta:

A. El resultado es un estado, conducta o percepción de un individuo, familia o comunidad medido a lo largo de un continuo en repuesta a intervenciones del paciente.
B. El indicador es un estado, conducta o percepción variable del paciente o del cuidador familiar en un nivel inferior de abstracción, secundario a la intervención enfermera y utilizado para determinar un resultado del paciente.
C. Cada resultado contiene: una etiqueta, una definición, un indicador, una escala de tipo Likert de cinco puntos y una lista de referencias.
D. Todas son incorrectas.

21. Una de las siguientes no es un tipo de intervención enfermera:

A. Administrativas.
B. Colaborativas.
C. Indirectas.
D. Interdependientes.

22. La última edición publicada en nuestro país de la NANDA II (NANDA, 2005-2006) está configurada por:

A. 12 Dominios, 47 clases y 172 diagnósticos.
B. 13 Dominios, 46 clases y 173 diagnósticos.
C. 11 Dominios, 45 clases y 173 diagnósticos.
D. 13 Dominios, 47 clases y 172 diagnósticos.

23. Uno de los siguientes no es un dominio NANDA:

A. Tolerancia al estrés.
B. Relaciones.
C. Sueño.
D. Desarrollo.

24. Dos pacientes con iguales diagnósticos médicos, ¿qué diagnósticos de enfermería tendrán?

A. Distinto diagnóstico si muestran respuestas distintas.
B. Igual con pequeñas diferencias.
C. Paralelo al diagnóstico médico.
D. Las respuestas b y c son ciertas.

25. Sobre el PAE señale lo correcto:

A. Se establecen metas que la enfermera debe alcanzar.
B. Se establecen metas que el paciente debe alcanzar.
C. Se idea un plan de acción para lograr las metas de enfermería.
D. a y c son correctas.

1. La respuesta correcta es la A.

La definición de la enfermería de Virginia Henderson es: «la enfermera ayuda al individuo sano o enfermo a realizar actividades que contribuyen a su salud o recuperación (o a muerte serena), actividades que realizaría por sí mismo si tuviera la fuerza, voluntad o conocimientos necesarios, todo ello de manera que le ayude a recobrar su independencia de la forma más rápida posible».

2. La respuesta correcta es la D.

Carpenito divide las funciones de enfermería basándose en dos dimensiones: rol autónomo o independiente (se trata de aquellos problemas o situaciones que son responsabilidad propia y legal de la enfermera y pasan por formular un diagnóstico de enfermería [DxE] y realizar un plan de cuidados) y rol interdependiente (situaciones clínicas en que se requiere la intervención de otro profesional para validar el problema del cliente y para instaurarle el tratamiento. La enfermería es capaz de detectar la aparición del problema, pero necesita la intervención de otro profesional para darle solución aunque colabora con otros profesionales en esa solución).

3. La respuesta correcta es la C.

La enfermería se ocupa de las respuestas humanas (conductas, comportamiento y reacciones que a nivel cognoscitivo, afectivo y psicomotor las personas muestran ante distintas situaciones de salud y/o procesos vitales) a problemas de salud reales o potenciales y/o procesos vitales de los individuos, grupos y comunidad.

4. La respuesta correcta es la C.

Las características de los cuidados de enfermería son: individualizados, sistematizados, integrales, integrados, científicos, coherentes (con otros tratamientos y otros cuidados), consensuados con el cliente y fruto de la valoración enfermera.

5. La respuesta correcta es la D.

El proceso de atención de enfermería es la aplicación del método científico al trabajo enfermero, es un método sistemático y organizado para administrar cuidados eficaces y eficientes dirigidos al logro de objetivos. Se desarrolla en cinco pasos (no tres) secuenciales e interrelacionados: valoración, diagnóstico, planificación, ejecución y evaluación.

6. La respuesta correcta es la B.

Las características del PAE son: el PAE es resuelto (dirigido al logro de un objetivo), sistemático (organizado), dinámico (proceso continuo centrado en las respuestas cambiantes de la persona), interactivo (relaciones recíprocas que se producen entre enfermera, individuo, familia y otros profesionales de la salud), flexible (adaptado a la práctica de la enfermería), con base teórica (basado en una amplia base de conocimientos) y enfoque holístico (tiene en cuenta todos los aspectos que conforman la persona).

7. La respuesta correcta es la A.

Las etapas del PAE son: valoración (recabar, validar y organizar la información y/o los datos para definir el estado de salud del paciente), diagnóstico (analizar datos e identificar problemas de salud reales y potenciales; además, determinar qué problemas se pueden resolver mediante intervenciones independientes de enfermería –diagnósticos de enfermería– y cuáles requieren actuaciones prescritas por otro profesional –problemas interdependientes o de colaboración–), planificación (desarrollar el plan de acción), ejecución (el plan de acción) y evaluación (examinar si el plan ha sido eficaz y si hay que realizar algún cambio).

8. La respuesta correcta es la B.

Los beneficios del uso del PAE son: beneficios para la profesión (facilita la investigación, fomenta el avance y desarrollo de la profesión, centra el campo de actuación de la enfermería, etc.), beneficios para las enfermeras (incremento de la satisfacción laboral, mejora el desarrollo de la relación enfermera-paciente, evita la frustración, estimula el desarrollo de la profesión y la investigación, etc.), beneficios para el usuario –paciente, familia y comunidad; comunidad en general– (participación activa del usuario en sus cuidados, favorece la continuidad de cuidados y mejora la calidad de éstos) y beneficios para el equipo (conocimiento por parte de otros profesionales de nuestra labor y favorece la coordinación interdisciplinaria).

9. La respuesta correcta es la A.

Las diferencias entre el proceso médico y el de enfermería son: el proceso de enfermería trata problemas de salud y el médico, los problemas derivados de la estructura y función de los órganos o sistemas; el proceso de enfermería considera a la persona como un todo y el proceso médico atiende principalmente al funcionamiento de los órganos y sistemas; el proceso de enfermería se centra en enseñar a los individuos o grupos cómo ser independientes en actividades de la vida diaria y el proceso médico se centra en enseñar cómo curar enfermedades o traumatismos, y el proceso de enfermería está relacionado con los individuos y los grupos y el proceso médico está relacionado con los individuos y, en algunas ocasiones, con grupos y familias.

10. La respuesta correcta es la A.

La recogida de datos es un proceso continuado y se trata de información sistemática con un propósito específico, planificado y completo. El objetivo de la recogida de datos es identificar las áreas que requieran la intervención de enfermería. Un dato es una información concreta, que se obtiene del paciente, referida a su estado de salud o las respuestas del paciente como consecuencia de su estado. Los tipos de datos son: subjetivos, objetivos, históricos-antecedentes y actuales. La persona constituye la fuente primaria de información y el resto son secundarias (familia, registros de enfermería, registros médicos, consultas verbales/escritas, etc.).

11. La respuesta correcta es la B.

Antes de iniciar la entrevista, se debe organizar, llevar un guión, reservar el tiempo preciso para llevarla a cabo (entre 30 y 90 min) y asegurar la intimidad durante su realización. Al inicio de la entrevista debemos presentarnos, verificar el nombre del entrevistado y explicar brevemente el fin de la entrevista. La relación de confianza debe establecerse desde el primer momento. Durante la entrevista debemos mostrarnos empáticos, dedicar toda nuestra atención al entrevistado, retroalimentar al entrevistado para que sepa que le escuchamos todo el tiempo (asentir con la cabeza), atender al lenguaje no verbal y no interrumpir al entrevistado mientras habla. Las preguntas deben ser abiertas y comenzar por el problema principal. A continuación, focalizar las preguntas para obtener información sobre la presentación clínica del entrevistado. No deben formularse preguntas dirigidas o cerradas salvo que la situación del paciente lo requiera.

12. La respuesta correcta es la C.

Inspección es el examen visual, cuidadoso y global del paciente. El fin es determinar estados o respuestas normales o anormales. Se centra en características físicas o comportamientos específicos. Es una de las técnicas de la valoración física.

13. La respuesta correcta es la B.

Los patrones funcionales de Gordon son 11:

1. Patrón de percepción y mantenimiento de salud.
2. Patrón nutricional-metabólico.
3. Patrón de eliminación.
4. Patrón de actividad-ejercicio.
5. Patrón de sueño-descanso.
6. Patrón cognitivo-perceptivo.
7. Patrón de autoconcepto y autopercepción.
8. Patrón de rol-relaciones.
9. Patrón de sexualidad-reproducción.
10. Patrón de adaptación-tolerancia al estrés.
11. Patrón de valores-creencias.

El patrón es nutricional-metabólico, no nutrición-hidratación.

14. La respuesta correcta es la C.

El diagnóstico de enfermería: es un juicio clínico que se centra en la identificación y tratamiento de respuestas no saludables, reales o potenciales, a las enfermedades y/o cambios vitales. La presentación clínica (signos y síntomas relacionados) responde a intervenciones prescritas por la enfermería. El diagnóstico definitivo se valida mediante una valoración de enfermería independiente. Las enfermeras son responsables de: la detección y el tratamiento temprano de los problemas y el inicio de un plan de tratamiento independiente para prevenir, corregir o manejar el problema.
Identifica problemas de salud desde la perspectiva del paciente.
Problemas interdependientes o diagnósticos médicos o de colaboración son problemas que presentan los pacientes y están relacionados con el funcionamiento de los órganos o sistemas. La presentación clínica (signos y síntomas relacionados) no responde sólo a intervenciones prescritas por las enfermeras. El diagnóstico definitivo se valida mediante estudios diagnósticos médicos.
Las enfermeras son responsables de: detectar tempranamente la presentación clínica (signos y síntomas) que puede indicar la necesidad de tratamiento médico; notificar al médico la presentación clínica (signos y síntomas) detectada; iniciar las acciones dentro del dominio de enfermería para prevenir, corregir o tratar el problema, y colaborar con el médico para iniciar un plan de tratamiento global con el fin de prevenir, corregir o tratar el problema.
Identifica los problemas de salud desde la perspectiva del médico.
En ambos casos, la enfermería es responsable y toma decisiones independientes. En los interdependientes, además, comparte la responsabilidad con otros profesionales. Los diagnósticos de enfermería son prioritarios para la enfermería y los problemas interdependientes son secundarios.

15. La respuesta correcta es la A.

Tipos de diagnósticos de enfermería son los siguientes:

- DxE real: describe la respuesta humana a un proceso vital y el estado de salud existente en el individuo, familia o comunidad.
- DxE de riesgo: describe la respuesta humana a procesos vitales y estados de salud que pueden desarrollarse en un individuo, familia o comunidad vulnerable. Se apoya en factores de riesgo.
- DxE de salud: describe la respuesta humana a niveles de salud en un individuo, familia o comunidad que están en disposición de mejorar (p. ej., ante la afirmación «quisiera ser mejor...» cabría el DxE potencial de mejora en el desarrollo del rol parental).
- Diagnóstico posible: se establece cuando se sospecha de la existencia de un problema, pero los datos del paciente no muestran características definitorias o factor relacionado.
- Síndrome diagnóstico: en él se agrupa un conjunto de diagnósticos, que se presentan casi siempre a la vez y representan una imagen clínica diferenciada.

16. La respuesta correcta es la B.

El formato PSE tiene tres componentes que son los componentes de la etiqueta diagnóstica de la NANDA. P de problema: título o etiqueta diagnóstica y definición (nombre del diagnóstico). E de etiología: factores etiológicos, relacionados o de riesgo (etiológicos y/o concurrentes que pueden causar problema). S de síntomas: características definitorias (signos y síntomas). La S en la pregunta es: impotencia funcional en pierna derecha y dolor intenso. La P sería fractura patológica y la E sería descalcificación ósea u osteopenia en fémur derecho.

17. La respuesta correcta es la B.

En cuanto a la planificación, se trata de elaborar un plan de acción para promover la salud y solucionar los problemas de la salud. Debe tener en cuenta una serie de aspectos: determinación de prioridades, formulación de objetivos (o resultados esperados con criterios que determinen su logro), determinación de las intervenciones y tratamientos de enfermería (asignando responsable y plazos de ejecución) y documentación del plan de cuidados. Todos los resultados que se producen deben tenerse en cuenta a la hora de planificar, tanto los inesperados como los anticipados.

18. La respuesta correcta es la D.

La etapa de evaluación implica valorar en qué grado se han alcanzado los objetivos y para ello tenemos que cuantificar el logro de los objetivos y determinar si éstos se han alcanzado en su totalidad, parcialmente o no se han alcanzado, además de valorar qué variables han afectado su consecución. Esta etapa siempre debe realizarse. La evaluación no implica el mantenimiento del PAE y no incluye los criterios de resultados no obtenidos, sino que se deben definir criterios, indicadores, estándares e índices que permitan determinar si se han alcanzado los objetivos establecidos.

19. La respuesta correcta es la D.

El primer juicio que hay que realizar es determinar el DxE (NANDA). Después hay que localizarlo en interrelaciones y determinar los resultados adecuados para el paciente (NOC); a continuación, debemos elegir las intervenciones (NIC) para alcanzar los resultados. Al escoger el resultado, los NOC sugeridos se relacionan con cada uno de los diagnósticos y las intervenciones NIC con cada uno de los NOC. Por tanto, los resultados e intervenciones se seleccionan en función de diagnósticos de enfermería concretos.

20. La respuesta correcta es la B.

En la taxonomía NOC, los indicadores se definen como estados, conductas o percepciones variables del paciente o del cuidador familiar en un nivel inferior de abstracción, secundarios a la intervención enfermera y utilizados para determinar un resultado del paciente. El resultado se entiende como un estado, conducta o percepción de un individuo, familia o comunidad medido a lo largo de un continuo en repuesta a intervenciones de enfermería. Cada resultado contiene: una etiqueta, una definición, una lista de indicadores, una escala de Likert de cinco puntos y una breve lista de referencias.

21. La respuesta correcta es la D.

Los tipos de intervenciones se pueden clasificar, dependiendo de la forma de aplicación, en: intervenciones directas, intervenciones indirectas e intervenciones sobre la comunidad. Si atendemos al origen y grado de autonomía de la enfermera en la aplicación de la intervención, se pueden clasificar en: intervenciones independientes e intervenciones colaborativas. Además, existen las intervenciones administrativas.

22. La respuesta correcta es la D.

La taxonomía NANDA II presenta tres niveles de abstracción: dominios, clases y diagnósticos. Sigue una estructura taxonómica basada en los patrones funcionales de Gordon (con algunas modificaciones). El dominio es una esfera de actividad, estudio o interés y existen 13 dominios. Dentro de cada dominio existe un nivel más específico de reagrupamiento de los diagnósticos en clases. Una clase es una subdivisión de un grupo mayor, una división de las personas o cosas por su calidad, rango o grado. Cada dominio está dividido entre 3 y 6 clases o grupos diagnósticos relacionados, y existe un total de 47 clases. Dentro de cada clase se clasifican los 172 diagnósticos que actualmente componen la clasificación en la última edición publicada en nuestro país (NANDA, 2005-2006) y que componen el nivel más concreto y específico de la taxonomía.

23. La respuesta correcta es la C.

Los dominios de la NANDA II son:
Dominio 1. Promoción de la salud.
Dominio 2. Nutrición.
Dominio 3. Eliminación.
Dominio 4. Actividad-Reposo.
Dominio 5. Percepción-Cognición.
Dominio 6. Autopercepción.
Dominio 7. Rol/relaciones.
Dominio 8. Sexualidad.
Dominio 9. Afrontamiento/Tolerancia al estrés.
Dominio 10. Principios vitales.
Dominio 11. Seguridad/protección.
Dominio 12. Confort.
Dominio 13. Crecimiento/desarrollo.

24. La respuesta correcta es la A.

El diagnóstico de enfermería es un juicio clínico sobre la respuesta de un individuo, familia o comunidad a problemas de salud real o potencial y al proceso vital. Según esto, dos pacientes con iguales diagnósticos médicos pueden presentar distinto diagnóstico de enfermería si muestran respuestas distintas ante su situación de enfermedad.

25. La respuesta correcta es la B.

Los resultados son los estados o conducta del individuo, familia o comunidad, incluyendo percepciones o estados subjetivos que se producen después de una intervención. El paciente debe alcanzar las metas o resultados, no la enfermería.

Proceso diagnóstico. Juicio clínico. Taxonomía NANDA. Planificación y ejecución. Formulación de objetivos, intervenciones. Taxonomía NIC. Evaluación: clasificación de resultados en enfermería (taxonomía NOC). Criterios de resultados. Indicadores

1. El proceso que realiza el profesional de enfermería para analizar los datos recogidos de un paciente durante la valoración recibe el nombre de:

A. Razonamiento diagnóstico.
B. Crítica diagnóstica.
C. Diagnóstico.
D. Ninguna es correcta.

2. Uno de los siguientes no es un nivel de responsabilidad de los profesionales de la enfermería en el área asistencial:

A. Nivel dependiente.
B. Nivel intradependiente.
C. Nivel independiente.
D. Nivel interdependiente.

3. En una de las siguientes dimensiones, la responsabilidad del profesional de la enfermería es únicamente los diagnósticos de enfermería, por lo que dicho nivel se equipara a éstos. Indique de qué dimensión se trata:

A. Dimensión interdependiente.
B. Dimensión dependiente.
C. Dimensión independiente.
D. Ninguna es correcta.

4. Los diagnósticos de enfermería se caracterizan por:

A. Abordan problemas derivados de las respuestas humanas.
B. Definen problemas de salud susceptibles de tratamiento mediante intervenciones de enfermería independientes.
C. a y b son incorrectas.
D. a y b son correctas.

5. Una taxonomía es:

A. Un sistema de clasificación.
B. Un elemento de la planificación.
C. Un estado de salud.
D. Un registro estadístico.

6. Una de las siguientes no es una pauta a la hora de enunciar un diagnóstico de enfermería:

A. La primera parte del diagnóstico identifica actividades de enfermería y la segunda parte identifica las respuestas del individuo.
B. No mencionar signos y síntomas en la primera parte del diagnóstico.
C. No rebautizar un problema médico para convertirlo en un diagnóstico de enfermería.
D. Hay que evitar invertir el orden de las partes del diagnóstico.

7. Uno de los siguientes no es un tipo de diagnóstico de enfermería:

A. Diagnóstico de síndrome.
B. Diagnóstico de riesgo.
C. Diagnóstico de presunción.
D. Diagnóstico de bienestar.

8. Indique lo correcto sobre la taxonomía NANDA II:

A. Existen 13 dominios y 46 clases.
B. Existen 46 clases y 172 diagnósticos.
C. Existen 13 dominios y 172 diagnósticos.
D. Existen 13 dominios, 47 clases y 172 diagnósticos.

9. Respecto a las etiquetas diagnósticas de la taxonomía NANDA II:

A. El eje 3 hace referencia a la unidad de cuidados.
B. En el eje 5 se valora el estado de salud.
C. Ningún eje hace referencia al sexo de la persona.
D. Todas son correctas.

10. El número de ejes que forma parte del sistema multiaxial de la taxonomía NANDA II y que puede formar parte de las etiquetas diagnósticas es:

A. 6.
B. 7.
C. 8.
D. 5.

11. Sobre los componentes de una etiqueta diagnóstica:

A. Cada etiqueta diagnóstica consta de: título o etiqueta diagnóstica, definición, características definitorias, factores etiológicos y concurrentes o de riesgo y cinco códigos.
B. Cada etiqueta diagnóstica consta de: título o etiqueta diagnóstica, definición, características, factores de riesgo y concurrentes y un solo código de cuatro dígitos.
C. Cada etiqueta diagnóstica consta de: título o etiqueta diagnóstica, definición, características, factores concurrentes y un solo código numérico de cuatro dígitos.
D. Ninguna es correcta.

12. Uno de los siguientes no es un dominio de la taxonomía NANDA II:

A. Tolerancia al estrés.
B. Desarrollo.
C. Sueño.
D. Promoción de la salud.

13. Sobre los componentes de la etiqueta diagnóstica, una de las siguientes es correcta:

A. Las características principales pueden ser de dos tipos: indicadores críticos e indicadores leves.
B. La etiqueta diagnóstica ofrece una descripción concisa del estado real o potencial de la salud del individuo.
C. a y b son correctas.
D. a y b son incorrectas.

14. Para la presentación de un nuevo diagnóstico para incluir en la taxonomía NANDA deberemos:

A. Avalarlo por bibliografía reciente.
B. No es imprescindible presentar estudios científicos aunque, si se presentan, es mejor.
C. Respetar las normas de definición de la NANDA.
D. Debe consistir en un juicio clínico sobre la respuesta humana a un proceso vital de salud o problema de salud real o potencial.

15. En la fase de planificación y en la formulación de objetivos, indique lo que no corresponda:

A. En su formulación debe incluir el tiempo estimado para su realización.
B. Deben fijarse a corto y largo plazo.
C. Deben separarse los objetivos propios del paciente de los propios del profesional.
D. Deben plantearse como conductas mensurables.

16. Sobre las actividades de enfermería, señale lo que no corresponde:

A. Consisten en las acciones específicas del plan de cuidados que tanto el paciente como el profesional de la enfermería deben realizar para alcanzar los objetivos prefijados.
B. Si el diagnóstico de enfermería es posible, el profesional de la enfermería no puede hacer nada.
C. En el diagnóstico de enfermería de alto riesgo, las intervenciones se enfocarán a reducir o eliminar los factores de riesgo.
D. En los problemas interdependientes, las intervenciones básicas consisten en monitorizar los cambios, evaluar las respuestas y controlar los cambios con intervenciones de enfermería o prescripciones médicas.

17. En la fase de ejecución, la actuación de enfermería debe centrarse en:

A. El diagnóstico de enfermería.
B. La etiología.
C. El factor relacionado.
D. b y c son correctas.

18. Sobre las fases de la ejecución, indique lo que corresponda:

A. Son cuatro: preparación, intervención, documentación y medición.
B. Son tres: preparación, actuación y documentación.
C. La fase de ejecución del PAE no se subdivide, a su vez, en otras fases.
D. Ninguna es correcta.

19. En la fase de ejecución señale lo incorrecto:

A. Realizamos actividades para el paciente.
B. Enseñamos al paciente actividades de autocuidado.
C. El paciente debe realizar actividades sin nuestra ayuda, únicamente con nuestra supervisión.
D. Valoramos al paciente para detectar nuevos problemas y/o potenciales complicaciones.

20. Una de las siguientes no se considera un tipo de intervención de enfermería:

A. Docente.
B. Administrativa.
C. Indirecta.
D. Directa.

21. Respecto a la clasificación de intervenciones NIC y sus características, indique lo que corresponde:

A. Se trata de una clasificación normalizada.
B. No puede emplearse con cualquier modelo de enfermería.
C. Se está probando en la clínica y de ahí que la implantación de la NIC no sea del cien por cien.
D. Esta clasificación no está completada aún.

22. La taxonomía NIC:

A. Tiene tres niveles de abstracción: campo-área-intervención.
B. Tiene cuatro niveles de abstracción: clase-campo-área-intervención.
C. Tiene tres niveles de abstracción: campo-clase-intervención.
D. Tiene cuatro niveles de abstracción: campo-área-dominio-intervención.

23. La fase de evaluación del PAE:

A. La evaluación debe ser continua y permanente durante todo el proceso.
B. El paciente y su familia deben evaluar sus progresos.
C. El profesional de la enfermería debe evaluar sus intervenciones.
D. Todas las anteriores son correctas.

24. El estado, conducta o percepción de un individuo, familia o comunidad medido a lo largo de un continuo en respuesta a una intervención de enfermería recibe el nombre de:

A. Resultado.
B. Indicador.
C. Actividad.
D. Medición.

25. Entre las ventajas del empleo de la taxonomía NOC no encontramos:

A. Facilita el control del paciente de forma completa y detallada.
B. Cuantifica el aporte de la enfermería en los avances realizados.
C. Su uso es simple y no requiere infraestructura de apoyo.
D. Facilita la comunicación entre los profesionales de la enfermería y otros profesionales de la salud.

12. Respuestas razonadas 1-4

1. La respuesta correcta es la A.

El análisis razonado y crítico que realiza el profesional de la enfermería sobre los datos del paciente recogidos durante la fase de valoración recibe el nombre de razonamiento diagnóstico.

2. La respuesta correcta es la B.

En la función asistencial de los profesionales de enfermería se establecen tres niveles de responsabilidad dependiendo del grado de autonomía de que se dispone en la toma de decisiones. Estos niveles son: nivel dependiente, nivel independiente y nivel interdependiente. El nivel intradependiente no existe.

3. La respuesta correcta es la C.

La dimensión independiente de la enfermería es toda aquella acción, responsabilidad exclusiva de la enfermería, que no precisa la supervisión de ningún otro profesional. Esta dimensión se equipara a los diagnósticos de enfermería.

4. La respuesta correcta es la D.

Los diagnósticos de enfermería se caracterizan por:
– Abordar problemas derivados de las respuestas humanas.

- Definir problemas de salud que son susceptibles de ser tratados mediante intervenciones de enfermería independientes.

Por ello, ambas son correctas.

5. La respuesta correcta es la A.

La taxonomía es un sistema de clasificación. En la enfermería la taxonomía nada nos permite homogeneizar y codificar las intervenciones, acciones, cuidados y resultados de enfermería. Establece los criterios de resultados e indicadores.

6. La respuesta correcta es la A.

Una de las pautas que debe seguirse a la hora de enunciar un diagnóstico de enfermería es el hecho de que la primera parte del diagnóstico de enfermería identifica las respuestas de la persona y no una actividad de enfermería. El resto de opciones son correctas.

7. La respuesta correcta es la C.

Los tipos de diagnósticos de enfermería son:
- Diagnóstico real.
- Diagnóstico de riesgo o potencial.
- Diagnóstico de salud o bienestar.
- Diagnóstico de síndrome.

El diagnóstico de presunción no es un tipo de diagnóstico de enfermería.

8. La respuesta correcta es la D.

La taxonomía NANDA II posee 13 dominios, 47 clases y 172 diagnósticos.

9. La respuesta correcta es la D.

Las etiquetas de los diagnósticos de la taxonomía NANDA II se realizan en función de un sistema multiaxial de ejes, y son 7 los ejes que forman parte de dicho sistema. Los 7 ejes son:
1. Concepto diagnóstico.
2. Tiempo.
3. Unidad de cuidados.
4. Edad.
5. Estado de salud.
6. Descriptor o modificador.
7. Topología.

No existe un eje que sea el sexo del paciente.

10. La respuesta correcta es la B.

Las etiquetas de los diagnósticos de la taxonomía NANDA II están realizadas en función de un sistema multiaxial de ejes y son 7 los ejes posibles que forman parte de dicho sistema.

11. La respuesta correcta es la D.

Cada etiqueta diagnóstica consta de:
- Título o etiqueta diagnóstica.
- Definición.
- Características definitorias.

- Factores etiológicos, concurrentes o de riesgo.
- Un código numérico de cinco dígitos.

Por ello, ninguna respuesta es correcta.

12. La respuesta correcta es la C.

Los dominios de la NANDA II son:
Dominio 1. Promoción de la salud.
Dominio 2. Nutrición.
Dominio 3. Eliminación.
Dominio 4. Actividad/reposo.
Dominio 5. Percepción-cognición.
Dominio 6. Autopercepción.
Dominio 7. Rol/relaciones.
Dominio 8. Sexualidad.
Dominio 9. Afrontamiento/tolerancia al estrés.
Dominio 10. Principios vitales.
Dominio 11. Seguridad/protección.
Dominio 12. Confort.
Dominio 13. Crecimiento/desarrollo.

13. La respuesta correcta es la B.

Respecto a las etiquetas diagnósticas:

- El título o etiqueta diagnóstica nos ofrece una descripción breve del estado, real o potencial, de la salud del individuo.
- Las características definitorias pueden ser de dos tipos: principales o indicadores críticos y secundarios o indicadores de apoyo. No existen los indicadores leves.

14. La respuesta correcta es la B.

Para presentar una propuesta de nuevo diagnóstico para incluir en la taxonomía NANDA II, deberemos tener en cuenta:

- Debe tratarse de un juicio clínico sobre la respuesta humana a procesos vitales o problemas de salud reales o potenciales.
- Debe respetar las normas de la definición de la NANDA.
- Debe ser sustentada por bibliografía.
- Se deben presentar estudios de investigación descriptivos y estudios de casos.

15. La respuesta correcta es la C.

Sobre la formulación de objetivos en la fase de planificación, los objetivos son los resultados esperados en la unidad de cuidados por parte de ésta como de los profesionales, no hay objetivos del profesional y objetivos de los pacientes, todos son objetivos que deben lograr sobre los pacientes, familia o comunidad. Se deben plantear como conductas mensurables y su formulación debe incluir el tiempo estimado para alcanzarlos y se debe establecer a corto y largo plazos.

16. La respuesta correcta es la B.

Las actividades consisten en las acciones especificadas en el plan de cuidados que tanto el paciente como el profesional de la enfermería deben realizar para alcanzar los objetivos prefijados. Dependiendo del tipo de diagnóstico, actuamos de una u otra forma, si se trata de diagnóstico de enfermería de alto riesgo, las intervenciones se enfocarán a reducir o eliminar los factores de riesgo, prevenir la presentación del problema y/o monitorizar su inicio; si el diagnóstico de enfermería es posible, las intervenciones tratan de recopilar información para descartar o confirmar el diagnóstico; en los problemas interdependientes, el profesional de enfermería debe monitorizar los cambios, controlar los cambios mediante intervenciones de enfermería o prescripciones médicas y evaluar la respuesta producida en el paciente.

17. La respuesta correcta es la D.

En la fase de ejecución, la actuación de la enfermera debe centrarse en la causa del problema, etiología o factor relacionado. Por esta razón, el factor relacionado debe reflejar siempre situaciones sobre las cuales la enfermera pueda actuar.

18. La respuesta correcta es la D.

La etapa de ejecución PAE se desarrolla en varias fases: preparación, intervención y documentación. La fase de actuación y medición no existe.

19. La respuesta correcta es la C.

En la fase de ejecución debemos considerar lo siguiente:
- Realizar actividades para el paciente.
- Ayudar al paciente a realizar actividades.
- Supervisar al paciente cuando realice actividades.
- Enseñar al paciente actividades de autocuidado.

Al paciente se le ayuda y supervisa en las actividades que realiza.

20. La respuesta correcta es la A.

Las intervenciones de enfermería se clasifican en los siguientes tipos:
- Directas.
- Indirectas.
- Sobre la comunidad.
- Independientes.
- Colaborativas.
- Administrativas.

No existen las intervenciones docentes; existe la función docente.

21. La respuesta correcta es la A.

La clasificación de intervenciones NIC tiene, entre otras, las siguientes características:
- Es una clasificación normalizada.
- Es una clasificación completa.
- Puede emplearse con cualquier modelo de enfermería.
- Está probada en la práctica clínica.

22. La respuesta correcta es la C.

La taxonomía NIC consta de tres niveles de abstracción:
- Campo.
- Clase.
- Intervención.

El dominio no pertenece a la taxonomía NIC, sino que es uno de los niveles de abstracción de la taxonomía NANDA II.

23. La respuesta correcta es la D.

En la fase de evaluación del PAE debemos tener, entre otras, las siguientes consideraciones:

- Los aspectos que deben evaluarse son todos los que determina el proceso: cambios logrados, nuestras propias intervenciones, cumplimiento de objetivos, desarrollo del cronograma de actividades, adecuación de recursos, etc. Es una valoración y reflexión sobre todo el proceso.
- La evaluación no se realiza únicamente al final, debe realizarse durante todo el proceso, es decir, es continua y permanente.
- La responsabilidad de la evaluación es compartida por aquellas figuras con un papel activo durante el proceso. Si el PAE está dirigido a un paciente y su familia y éstos actúan de forma activa, también deben participar en la evaluación del proceso.

24. La respuesta correcta es la A.

En la taxonomía NOC definimos el resultado como un estado, conducta o percepción de un individuo, familia o comunidad medido a lo largo de un continuo en respuesta a una intervención de enfermería. Se pregunta por esta definición. El resto de opciones son incorrectas.

25. La respuesta correcta es la C.

Entre las ventajas del empleo de la taxonomía NOC encontramos:

- Se trata de un lenguaje estandarizado que permite la comunicación entre los profesionales de la enfermería y entre los profesionales de la salud.
- Posibilita el control del paciente de forma detallada y continua.
- Hace posible la cuantificación del aporte de enfermería a los avances alcanzados en el paciente.

Su uso es complejo, no es simple y precisa estructura de apoyo (informática), y esta última cuestión es un inconveniente, no una ventaja.

Área temática 4

Investigación en enfermería

Tema 14

Metodología de investigación: técnicas cuantitativas y cualitativas. Estructura metodológica de un trabajo científico. Fuentes de datos. Investigación en enfermería básica: estudios de identificación y priorización de problemas

1. Cuando llegamos a una conclusión general partiendo de datos particulares estamos definiendo:

A. El método científico.
B. El método deductivo.
C. El método inductivo.
D. Un razonamiento lógico.

2. La característica que se supone que es la causa del fenómeno estudiado recibe el nombre de:

A. Variable dependiente.
B. Variable independiente.
C. Variable de Hayman.
D. Nada de lo anterior es correcto.

3. Una de las siguientes no es una norma de Vancouver:

A. El resumen no debe exceder las 250 palabras y debe aparecer en español y en inglés.
B. El título debe ser largo y resumir brevemente el estudio.
C. Siempre se debe detallar el material y métodos empleados para realizar el estudio.
D. Deben figurar los resultados más novedosos.

4. Indique cuál de las siguientes no es una fuente de datos primaria:

A. Tesis doctoral.
B. Monografía.
C. Revisión literaria.
D. Los Manuales.

5. Cuando los resultados de un estudio tienen la cualidad de ser reproducibles y extrapolables, afirmamos que el estudio posee:

A. Validez externa.
B. Validez, en general.
C. Validez interna.
D. Nada de lo anterior.

6. Al error que aparece en los resultados de un estudio debido a factores dependientes de las fases del estudio y de cómo estas se han producido, el cual puede conducir a conclusiones que son sistemáticamente diferentes de la verdad, lo denominamos:

- **A.** Error sistemático.
- **B.** Sesgo.
- **C.** Error aleatorio.
- **D.** a y b son correctas.

7. Sobre el sesgo de confusión, indique lo correcto:

- **A.** Se produce por variables extrañas que influyen en la variable dependiente del estudio.
- **B.** La aleatorización no es suficiente para neutralizar este sesgo.
- **C.** a y b son correctas.
- **D.** a y b son incorrectas.

8. En la etapa de planificación no encontramos:

- **A.** Cronograma de actividades.
- **B.** Definir las variables que deben estudiarse.
- **C.** Formulación de la hipótesis.
- **D.** Análisis de los resultados.

9. Entre las técnicas basadas en la reflexión individual no encontramos:

- **A.** Grupo nominal.
- **B.** Técnica Delphi.
- **C.** Fórum comunitario.
- **D.** *Brainwriting.*

10. Una de las siguientes no caracterizan a los indicadores:

- **A.** Ser validos.
- **B.** Ser específicos.
- **C.** Ser sensibles.
- **D.** Se expresan como frecuencias absolutas.

11. Al hablar de priorización hacemos referencia a:

- **A.** Entre todos los problemas que tenemos hay que decidir cuál es el problema más importante.
- **B.** Entre todos los problemas que tenemos hay que decidir cuál es el problema más grave.
- **C.** Entre todos los problemas que tenemos hay que decidir cuál es el problema más urgente.
- **D.** Entre todos los problemas que tenemos hay que decidir cuál es el problema con más probabilidad de ser abordado.

12. En el proceso de investigación, ¿en qué fase especificamos el grupo sobre el cual aplicaremos los resultados obtenidos en el estudio?

- **A.** En la definición de la población.
- **B.** En la definición de la muestra.
- **C.** En la definición del diseño.
- **D.** En la formulación de hipótesis.

13. El método Hanlón, de priorización por criterios, considera los siguientes componentes, excepto:

- **A.** Magnitud, trascendencia, vulnerabilidad y relación coste-efecto.
- **B.** Magnitud, gravedad, eficacia y factibilidad.
- **C.** a y b son correctas.
- **D.** a y b son incorrectas.

14. La investigación cuyas fases de ocurrencia de hechos y registro de información se desarrollan paralelamente recibe el nombre de:

A. Retrospectiva.
B. Diseño caso-control.
C. Transversal.
D. Prospectiva.

15. El diseño experimental por excelencia del ámbito sanitario recibe el nombre de:

A. Ensayo comunitario.
B. Serie de casos.
C. Ensayo clínico controlado (ICCA).
D. Estudios de seguimiento.

16. Sobre los estudios comunitarios:

A. Se trata de un tipo de diseño experimental.
B. Son resistentes a los sesgos.
C. Se les llama estudios «antes y después».
D. b y c son correctas.

17. Sobre los métodos de análisis de resultados del ámbito sanitario, uno de los siguientes binomios que asocia método y tipo de método no es correcto:

A. Análisis de la mortalidad evitable-indicador sanitario negativo clásico.
B. Suceso centinela-nivel de salud directo.
C. GRD-producción sanitaria.
D. Estudios epidemiológicos-nivel de salud directo.

18. Entre los métodos de análisis de procesos podemos citar:

A. Audit médico.
B. Análisis de perfiles.
C. Análisis de decisiones.
D. Todas son correctas.

19. Los ensayos experimentales, en general, implican principalmente:

A. La observación de fenómenos.
B. El análisis de relaciones entre variables.
C. Un intento activo para cambiar un determinante de la enfermedad mediante una intervención.
D. Nada de lo anterior.

20. Una de las siguientes no se considera una característica de los estudios caso-control:

A. No se recomiendan en enfermedades raras.
B. Generalmente son retrospectivos.
C. Los individuos del grupo caso, al igual que los del grupo control, no deben poseer características similares.
D. a y c son incorrectas.

21. Sobre los diseños de cohortes, una de las siguientes afirmaciones no es correcta:

A. Una cohorte es un grupo de personas que tienen algo en común.
B. Reciben el nombre de prospectivos o de incidencia.
C. Las observaciones/mediciones en el grupo de cohortes son en momentos puntuales o corte.
D. En ellos se utiliza el cálculo del riesgo relativo.

22. Una de las afirmaciones siguientes es correcta respecto a los estudios transversales:

A. Son de carácter experimental.
B. Son conocidos como estudios de prevalencia.
C. Pueden ser prospectivos o retrospectivos.
D. Son de carácter longitudinal.

23. Cuando un fenómeno o un problema determinado lo valoramos en función de su incidencia y de su prevalencia, estamos haciendo referencia a:

A. Vulnerabilidad.
B. Gravedad.
C. Magnitud.
D. Trascendencia.

24. Sobre el riesgo relativo, indique la correcta:

A. Puede tomar valores entre 0 y 1.
B. Mide la fuerza de asociación entre un supuesto factor de riesgo y un efecto.
C. Compara prevalencias entre grupo expuesto y no expuesto.
D. Ninguna es correcta.

25. Sobre la técnica Delphi, una de las siguientes es incorrecta:

A. Se reúne a un grupo de expertos para trabajar con ellos.
B. Es necesaria la cumplimentación de tres cuestionarios diferentes.
C. Es proceso que se alarga en el tiempo.
D. Es una técnica basada en la reflexión individual.

1. La respuesta correcta es la C.

El método científico es el estudio empírico, controlado, crítico y sistemático de hipótesis para tratar de establecer relaciones entre varios sucesos. El razonamiento lógico es el tipo de pensamiento utilizado mediante sus dos métodos: método inductivo o aquel que parte de datos particulares para llegar a una conclusión general y método deductivo o aquel que parte de datos generales (que están aceptados como válidos) para llegar a una conclusión particular.

2. La respuesta correcta es la B.

Se diferencian dos tipos de variables: la variable independiente o aquella característica que se supone que es la causa del fenómeno estudiado y la variable dependiente o variable de Hayman y es la característica que se trata de cambiar mediante la manipulación de la variable independiente.

3. La respuesta correcta es la B.

Las normas de Vancouver establecen que el título no debe exceder de 15 palabras, no pueden figurar abreviaturas, jergas, ni siglas y describirá el contenido en forma específica con exactitud y claridad. El título no puede ser largo y no es un resumen (ni corto ni largo) del estudio. El resto de opciones son correctas: la bibliografía debe ser inferior a 10 años, se debe detallar el material y los métodos necesarios para realizar el estudio y el resumen no debe exceder de 250 palabras y debe estar escrito en inglés y español.

4. La respuesta correcta es la C.

Las fuentes de datos primarias son fuentes inéditas, escritas de primera mano por el autor y entre éstas están los artículos originales de una revista, los manuales, las tesis doctorales y las monografías. Las fuentes de datos secundarias son fuentes guía, obras de referencia que no ofrecen conocimientos nuevos, pero facilitan el acceso a las fuentes primarias. Como ejemplo tenemos el índice de una revista, las revisiones literarias, etc.

5. La respuesta correcta es la A.

Los estudios pueden tener: validez interna si su diseño permite reflejar, de forma efectiva, el problema que hay que analizar y validez externa si los resultados obtenidos son reproducibles y extensibles para poblaciones distintas a la estudiada.

6. La respuesta correcta es la D.

El error sistemático o sesgo es el error que aparece en los resultados de un estudio por factores que dependen de la recogida, análisis, interpretación, publicación o revisión de los datos y que pueden llevar a conclusiones sistemáticamente diferentes de la verdad. El error aleatorio es la precisión con que se realiza un estudio.

7. La respuesta correcta es la A.

El sesgo de confusión se produce cuando no se contrarresta la influencia de variables extrañas que inciden sobre las variables dependientes del estudio. La neutralización de éste se logra mediante la randomización o distribución de los individuos de estudio en los grupos de manera aleatoria.

8. La respuesta correcta es la D.

En la planificación se puede distinguir: formulación de la hipótesis y objetivos del estudio, planificación de la metodología (población de estudio, variables por estudiar, tipo de estudio, método de recogida de información y sistema de registro y procesamiento de la información) y cronograma de actividades.

9. La respuesta correcta es la C.

En las técnicas basadas en la reflexión individual encontramos: el grupo nominal, la técnica Delphi y la técnica *Brainwriting*. En las técnicas basadas en la interacción encontramos: el *brainstorming*, el fórum comunitario y el método de impresiones de la comunidad. Todas ellas son técnicas cualitativas grupales.

10. La respuesta correcta es la D.

Los indicadores son variables cuantitativas. Las características que deben cumplir son: validez, especificidad y sensibilidad. Pueden expresarse como frecuencias absolutas, frecuencias relativas o medidas de riesgo. Los indicadores se clasifican en demográficos, socioeconómicos, nivel de salud, medioambientales y de estilo de vida.

11. La respuesta correcta es la D.

Priorizar es escoger, entre los problemas que tenemos, aquel que estudiaremos o resolveremos primero. Una correcta priorización define la situación que debe ser abordada en primer lugar, con una posibilidad de mejora más relevante o un impacto en la calidad más positivo. Al priorizar, valoramos la posibilidad de ser abordado.

12. La respuesta correcta es la A.

El grupo sobre el cual aplicaremos los resultados obtenidos en el estudio es la población de estudio, que es el conjunto o subconjunto de unidades que se van a estudiar. La elección de la población que debe estudiarse es fundamental y está definida por unos criterios de selección (inclusión o exclusión) que se establecen al comienzo del estudio.

13. La respuesta correcta es la B.

El método Hanlon o método de priorización de problemas por criterios evalúa los problemas según cuatro áreas: magnitud o extensión del problema (M), severidad o gravedad del problema

(G), eficacia de las soluciones disponibles (E) y factibilidad de aplicar la solución (F), que se descompone en cinco elementos que son: pertinencia, aceptabilidad, factibilidad económica, disposición de recursos y legalidad. La fórmula es: $(G + M) \times E \times F$.

14. La respuesta correcta es la D.

En los diseños prospectivos se registra la información según van ocurriendo los fenómenos. En los diseños retrospectivos, el investigador indaga sobre hechos ocurridos en el pasado. Los diseños transversales son aquellos en que se estudian las variables simultáneamente en determinado momento, realizando un corte.

15. La respuesta correcta es la C.

El ensayo clínico controlado o investigación clínica controlada aleatorizada (ICCA) es el paradigma del estudio experimental. La ICCA es una investigación experimental aplicada a la prueba de un nuevo cuidado para la salud, preventivo o terapéutico y su característica fundamental es que los participantes son asignados de forma aleatoria al grupo de intervención o al grupo control.

16. La respuesta correcta es la C.

Los estudios o ensayos comunitarios son estudios cuasi experimentales y consisten en experimentos que se planifican comparando la incidencia de un determinado punto final entre dos etapas definidas en el tiempo, una cuando no se aplicaba la intervención y la otra, aplicándola. Reciben el nombre de estudios «antes y después». Son vulnerables a los sesgos porque no controlan la influencia que podrían ejercer los cambios de condiciones ambientales, demográficas, etc. entre los dos períodos de tiempo.

17. La respuesta correcta es la B.

Los métodos empleados para analizar los resultados se pueden clasificar en cuatro grupos:

1. Indicadores sanitarios negativos clásicos (análisis de la mortalidad, análisis de la mortalidad evitable, análisis de la mortalidad prematura y años potenciales de vida perdidos y análisis de morbilidad, relacionado con la prevalencia de las enfermedades).
2. Medidas del grado de enfermedad y/o incapacidad (niveles de gravedad, índice de gravedad de pacientes, determinación de trazadores y sucesos centinela).
3. Nivel de salud directo (estudios epidemiológicos, métodos de consenso y satisfacción de usuarios).
4. Producción sanitaria (grupos relacionados por el diagnóstico [GDR], grupos de visita ambulatoria [AVG] y grupos de utilización de recursos).

18. La respuesta correcta es la D.

Los métodos de análisis de procesos son tres:

1. Audit médico o evaluación retrospectiva de la práctica asistencial realizada por los propios profesionales.
2. Análisis de perfiles para la detección de problemas.
3. Análisis de decisiones que precisa establecer las actuaciones indicadas en un proceso asistencial.

19. La respuesta correcta es la C.

El diseño experimental implica averiguar si es posible modificar la probabilidad de ocurrencia de un suceso, en grupos de personas, mediante la aplicación de una intervención y se traducen en un intento activo para cambiar un determinante de la enfermedad mediante una intervención.

20. La respuesta correcta es la D.

Los estudios de caso y control son estudios epidemiológicos, observacionales, analíticos y longitudinales, en los cuales el muestreo se lleva en cabo en relación con la enfermedad o su efecto. Suelen ser retrospectivos y surgen para enfermedades menos frecuentes. En su diseño se elige un grupo de individuos que presentan una enfermedad o condición determinada (casos) y otro grupo, en el cual está ausente esta enfermedad o condición determinada (controles). Tanto los casos como los controles deben tener características similares, deben proceder de la misma población y tener la misma probabilidad de haber estado expuestos al factor de riesgo estudiado.

21. La respuesta correcta es la C.

Los estudios de cohortes son estudios epidemiológicos, observacionales, analíticos, longitudinales o direccionales (prospectivo o retrospectivo), en los cuales el muestreo se lleva a cabo en relación con la causa. También se los denomina estudios prospectivos, de seguimiento o de incidencia. Una cohorte es un conjunto de personas que tienen algo en común y a las cuales se les realiza un seguimiento a lo largo del tiempo. Para expresar la medida de los resultados de un estudio de cohortes, se utiliza el cálculo del riesgo relativo (RR) u otras medidas probabilísticas.

22. La respuesta correcta es la B.

Los estudios transversales son estudios descriptivos, observacionales o no experimentales y su unidad de análisis es individual. Su finalidad fundamental es averiguar la frecuencia de determinado hecho en una población determinada y en un momento dado, a partir de una muestra tomada de esa población. Sirven para obtener prevalencias.

23. La respuesta correcta es la C.

Los criterios fundamentales para priorizar problemas o fenómenos de investigación deben ser: la magnitud o extensión del problema (definida por la prevalencia y/o la incidencia de éste), la gravedad del problema (letalidad que ocasiona o repercusión social). La vulnerabilidad (o capacidad de solucionar el problema que debe estudiarse) y el coste.

24. La respuesta correcta es la B.

El riesgo relativo (RR) compara la incidencia en un grupo expuesto y la incidencia en un grupo no expuesto. El riesgo relativo puede tomar valores entre cero e infinito y carece de unidades. El riesgo relativo no depende de la frecuencia de la enfermedad ni de la exposición al factor de riesgo estudiado en la población, mide la fuerza de asociación o relación entre un supuesto factor de riesgo y un efecto.

25. La respuesta correcta es la A.

La técnica Delphi, técnica basada en la reflexión individual, se realiza sin contacto físico entre los expertos (por este motivo, no deben ser demasiados), empleando el correo como medio de envío de encuestas. La primera encuesta se les remite con una carta de presentación y la explicación de la técnica. Las respuestas son analizadas y se las agrupa para dar origen al segundo cuestionario, en que se solicita una puntuación según su grado de acuerdo con cada ítem. En el análisis del segundo cuestionario se suman los puntos obtenidos y se resumen los comentarios realizados en cada caso. Con los ítems más puntuados se construye un tercer cuestionario, en el cual se pide una priorización, teniendo en cuenta las opiniones de los demás. El método Delphi tiene la ventaja de permitir la participación de personas alejadas y ofrecer mucho tiempo para elaborar las respuestas, pero puede prolongarse demasiado (1-2 meses mínimo) y pueden ser abandonadas precozmente ideas interesantes.

Epidemiología: concepto. Método epidemiológico. Diseños epidemiológicos. Enfermedades transmisibles

1. Sobre el concepto de epidemiología, una de las siguientes afirmaciones es incorrecta:

A. Estudia los enfermos.
B. Estudia los enfermos y los sanos.
C. Estudia la distribución de los problemas de salud de las poblaciones.
D. Estudia el papel de los factores que determinan las enfermedades.

2. Una de las siguientes no se considera aplicación de la epidemiología:

A. Estudiar las causas de las enfermedades.
B. Evaluar la literatura sobre investigación en salud.
C. a y b son aplicaciones.
D. a y b no son aplicaciones.

3. Las variables pueden ser de dos tipos fundamentales. Indique la correcta:

A. Categóricas y cuantitativas.
B. Categóricas y cualitativas.
C. Nominales y ordinales.
D. Discretas y continuas.

4. El número de embarazos «pretérmino» es un tipo de variable:

A. Categórica-ordinal.
B. Cuantitativa-continua.
C. Cuantitativa-ordinal.
D. Cuantitativa-discreta.

5. Respecto a la fase de observación del método epidemiológico, señale lo que no corresponda:

A. En esta fase se produce lo que se llama epidemiología descriptiva.
B. En esta fase, el conocimiento que se adquiere sobre el fenómeno estudiado es directo.
C. En ella se recoge información sobre la distribución de la enfermedad en área y tiempo indeterminados.
D. Todas son incorrectas.

6. A la comparación cuantitativa entre una parte (numerador) y el todo (denominador) se le denomina:

A. Tasa.
B. Proporción.
C. Razón.
D. Incidencia.

7. Sobre la prevalencia, indique lo correcto:

A. Se trata de una medida puntual.
B. Es un tipo de proporción.
C. a y b son correctas.
D. a y b son incorrectas.

8. En la incidencia acumulada, señale lo incorrecto:

A. Es la proporción de individuos sanos que a lo largo de un período de tiempo determinado desarrollan una enfermedad.
B. Es la proporción de individuos enfermos que a lo largo de un período de tiempo determinado desarrollan una enfermedad.

C. Recibe el nombre de proporción de incidencia.
D. a y c son correctas.

9. Sobre el concepto de riesgo:

A. Es la probabilidad de ocurrencia de un fenómeno.
B. El factor de riesgo y el marcador de riesgo son conceptos equivalentes.
C. El concepto de riesgo tiene un sentido individual.
D. La probabilidad es igual para todos los individuos.

10. El riesgo relativo:

A. Compara la incidencia en un grupo expuesto y la incidencia en un grupo no expuesto.
B. Compara la prevalencia en un grupo expuesto y la prevalencia en un grupo no expuesto.
C. Compara la incidencia en un grupo de sanos y la incidencia en un grupo de enfermos.
D. Compara la prevalencia en un grupo de sanos y la prevalencia en un grupo de enfermos.

11. Sobre la interpretación del riesgo relativo:

A. Cuando el valor del RR es 0, la incidencia de la enfermedad es igual en expuestos y no expuestos.
B. Cuando el valor del RR es 1, la incidencia de la enfermedad es igual en expuestos y no expuestos.
C. Cuando el valor del RR es menor que 0, la existencia del factor de riesgo conlleva un aumento de la probabilidad de aparición de la enfermedad.
D. Cuando el valor del RR es mayor que 1, la existencia del factor de riesgo conlleva protección, es decir, la exposición protege.

12. El riesgo atribuible:

A. Mide la diferencia entre la prevalencia de enfermar en el grupo expuesto respecto al grupo no expuesto.
B. No tiene unidades y su valor oscila entre -1 y 1.
C. a y b son correctas.
D. a y b son incorrectas.

13. En la fracción etiológica en los expuestos (FEe):

A. No está relacionado con la causa de la enfermedad.
B. Es el porcentaje de causalidad de la enfermedad atribuible al factor de riesgo en toda la comunidad.
C. Es el cociente entre el riesgo absoluto y el riesgo de enfermar en el grupo de los expuestos.
D. Todas son incorrectas.

14. Indique lo correcto en la odds ratio:

A. Es una proporción que estima el RR.
B. No requiere la selección de los participantes.
C. La enfermedad debe tener una incidencia acumulada superior al 5%.
D. Todas son incorrectas.

15. Sobre los estudios descriptivos:

A. No permiten plantear hipótesis.
B. Son los más publicados.
C. Ayudan en la planificación sanitaria.
D. b y c son correctas.

16. En los estudios de prevalencia:

A. Es un tipo de estudio descriptivo.
B. Si la razón de prevalencia es superior a 1, hablamos de factor de riesgo.
C. Es interesante su aplicación en enfermedades crónicas y frecuentes en la población.
D. Todas son correctas.

17. Las series de casos:

A. Sirven para describir fenómenos infrecuentes.
B. Son un tipo de estudio transversal.
C. Al estudiar enfermedades raras, resultan caras económicamente.
D. Todas son correctas.

18. La falacia ecológica es la limitación de:

A. Los estudios descriptivos de morbi-mortalidad.
B. Las series de casos clínicos.
C. Los estudios ecológicos.
D. Nada de lo anterior.

19. Una de las siguientes no se considera una ventaja de los estudios de cohortes:

A. Se minimiza el riesgo de sesgos.
B. Son útiles en enfermedades poco frecuentes.
C. Pueden ser prospectivos y, con ello, se minimizan los errores de medición.
D. Pone en evidencia la relación causa-efecto.

20. Sobre los ensayos clínicos, señale lo que no corresponda:

A. En la fase II se pueden observar los efectos adversos de baja frecuencia.
B. Todo el personal sanitario realiza la fase IV.
C. Para realizar la fase III, se precisa un grupo grande de enfermos.
D. La fase I son estudios multicéntricos.

21. Llamamos randomización a:

A. La asignación aleatoria de los individuos a las categorías de exposición.
B. La asignación alterna de los individuos a las categorías de exposición.
C. La asignación de los individuos a las categorías de exposición según tengan o no la enfermedad.
D. Ninguna es correcta.

22. En el enmascaramiento:

A. Recibe el nombre de estudio abierto.
B. En el triple ciego se desconoce todo, excepto el laboratorio que realiza el estudio.
C. a y b son correctas.
D. a y b son incorrectas.

23. La vigilancia epidemiológica que recoge información de las personas que acuden al sistema sanitario recibe el nombre de:

A. Activa.
B. Demográfica.

C. Pasiva.
D. La vigilancia epidemiológica no recoge la información de esta manera.

24. A la capacidad de un agente infeccioso de producir enfermedad en un huésped susceptible se le denomina:

A. Virulencia.
B. Contagiosidad.
C. Patogenicidad.
D. Infectividad.

25. Cuando la población está afectada por un problema de salud en el 53 %, estamos ante una:

A. Endoepidemia.
B. Holoendemia.
C. Mesoendemia.
D. Hiperendemia.

1. La respuesta correcta es la A.

La epidemiología estudia los enfermos y los sanos, no los enfermos únicamente. Todo lo demás es correcto porque la epidemiología es la ciencia que estudia la frecuencia y la distribución en el tiempo y en el espacio de los problemas de salud de las poblaciones, así como el papel de los factores que los determinan.

2. La respuesta correcta es la D.

Tanto estudiar las causas de las enfermedades como evaluar la literatura sobre investigación en salud son aplicaciones de la epidemiología, además de establecer el diagnóstico de salud comunitaria, vigilar el diagnóstico de salud comunitaria, conocer la historia natural de la enfermedad, identificar nuevos síndromes, predecir el curso de las enfermedades mediante la probabilidad, etc.

3. La respuesta correcta es la A.

Las variables pueden ser de dos tipos: cualitativas o categóricas y cuantitativas. En las primeras se distinguen dos clases: nominales y ordinales y reciben el nombre de dicotómicas cuando tienen dos categorías. En las segundas podemos distinguir las discretas y las continuas.

4. La respuesta correcta es la D.

El número de embarazos «pretérmino» es un número entero; por tanto, hablamos de una variable cuantitativa discreta. Las variables cuantitativas son cuantificables, es decir, toman valores numéricos y, cuando sus valores son números enteros, reciben el nombre de discretas.

5. La respuesta correcta es la B.

En la fase de observación nos referimos a epidemiología descriptiva, no a epidemiología analítica, que correspondería a la fase de elaboración de hipótesis. En esta fase, el conocimiento del fenómeno observado se adquiere de forma directa e indirecta (revisión bibliográfica). En esta fase se recoge información sobre la distribución de la enfermedad en un área y un período de tiempo definidos, no indefinidos.

6. La respuesta correcta es la B.

El concepto sobre el cual se pregunta es el de proporción, que es una comparación cuantitativa entre una parte (numerador) y el todo (denominador). La tasa es una forma especial de proporción que tiene en cuenta el factor tiempo. La razón es un cociente en el cual el numerador no se encuentra incluido en el denominador y la incidencia es el número de casos nuevos de una enfermedad que se desarrollan en una población de riesgo durante un período de tiempo.

7. La respuesta correcta es la C.

La prevalencia es un tipo de proporción y una medida que se realiza en un momento concreto, es un indicador puntual y no incluye el factor tiempo.

8. La respuesta correcta es la D.

La incidencia acumulada (IA), también llamada riesgo de incidencia o proporción de incidencia, es la proporción de individuos sanos que, a lo largo de un período de tiempo determinado, desarrollan una enfermedad.

9. La respuesta correcta es la A.

El riesgo es la probabilidad de ocurrencia, en un momento dado o durante un intervalo de tiempo, que tiene un acontecimiento. Puede tener un sentido individual o colectivo. La probabilidad no es igual para todos los individuos ni se mantiene constante a lo largo de la vida de un mismo individuo; puede variar en función de características individuales, biológicas y ambientales. El factor de riesgo y el marcador de riesgo no son conceptos equivalentes puesto que el factor de riesgo suele poder ser modificado mientras que el marcador no lo es.

10. La respuesta correcta es la A.

El riesgo relativo, por definición, compara la incidencia en un grupo expuesto y la incidencia en un grupo no expuesto. Indica cuántas veces es más probable que el grupo expuesto a un hipotético factor de riesgo desarrolle la enfermedad en relación con el grupo no expuesto.

11. La respuesta correcta es la B.

El riesgo relativo (RR) puede tomar valores entre cero e infinito y carece de unidades:

- Si el valor del RR es 1, esto quiere decir que la incidencia de la enfermedad es igual en expuestos y no expuestos. El factor estudiado no tiene papel causal.
- Cuando el valor del RR es menor de 1 (p. ej., 0.5), esto significa que la incidencia de la enfermedad es la mitad entre los expuestos al compararlos con los no expuestos, lo que indica que la exposición protege, es decir, es un factor protector y la enfermedad no es independiente de la exposición.
- Si el valor del RR es mayor de 1 (p. ej., 5), esto significa que la incidencia de la enfermedad es cinco veces mayor en los expuestos que en los no expuestos, lo que revela que la existencia del factor de riesgo conlleva un aumento de la probabilidad de aparición de la enfermedad y la enfermedad no es independiente de la exposición.

12. La respuesta correcta es la B.

El riesgo atribuible mide la diferencia entre la incidencia o probabilidad de enfermar en el grupo expuesto respecto al grupo no expuesto. Informa sobre el exceso de riesgo que tienen los individuos expuestos comparados con los no expuestos, sin olvidar que en la génesis de cualquier enfermedad intervienen otros factores, además del estudiado, y éstos también actúan en el grupo de no expuestos. No tiene unidades y su valor oscila entre -1 y 1.

13. La respuesta correcta es la C.

La fracción etiológica o atribuible en los expuestos (FEe) es el porcentaje de riesgo atribuible y se define como el grado de causalidad atribuible a un factor de riesgo en la producción de la enfermedad y en el grupo de expuestos. Se calcula como el cociente entre RA (riesgo absoluto) y el riesgo de enfermar (IA) en el grupo de los expuestos. Es un indicador de asociación etiológica entre una exposición y una enfermedad.

14. La respuesta correcta es la D.

La *odds ratio* es una razón que estima el RR (riesgo relativo) y se utiliza en los diseños de caso-control. Se calcula en ciertas condiciones: la enfermedad debe ser «rara» (tener una incidencia acumulada inferior al 2%) y la selección de los participantes (enfermos y sanos) debe estar libre de sesgos. Por ello, ninguna es correcta.

15. La respuesta correcta es la D.

Entre las ventajas de los estudios descriptivos encontramos que son una guía para la administración y la planificación de servicios de salud y la necesidad de atención sanitaria, sirven para formular hipótesis con el objetivo de aclarar mecanismos causales y son los más publicados porque son los más simples de los diseños epidemiológicos.

16. La respuesta correcta es la D.

Los estudios de prevalencia o transversales son estudios descriptivos, transversales y cuya unidad de análisis es individual. Su finalidad principal es averiguar la frecuencia de determinado hecho en una población determinada y en un momento dado a partir de una muestra tomada de esa población. En este tipo de estudios, cuando la razón de prevalencia es superior a 1 significa que la prevalencia de la enfermedad es mayor en los expuestos y, por tanto, hablamos de factor de riesgo. Con este tipo de estudios, el máximo beneficio se obtiene al estudiar enfermedades de larga duración o crónicas y frecuentes en la población.

17. La respuesta correcta es la A.

Las series de casos son estudios descriptivos, longitudinales y su unidad de análisis es individual. Describen las características de un grupo de pacientes que refieren alguna situación infrecuente o novedosa (problemas de salud de nueva aparición, síntomas o evoluciones raras en enfermedades ya conocidas o nuevos efectos de tratamientos) y ésta es una de sus principales ventajas, además de su coste, que es reducido.

18. La respuesta correcta es la C.

La falacia ecológica es una limitación de los estudios ecológicos, según la cual no se pueden extraer conclusiones individuales a partir de datos agregados porque en esa circunstancia se obtienen conclusiones inapropiadas a nivel individual. Es el resultado de realizar una inferencia causal sobre fenómenos individuales basándose en observaciones poblacionales.

19. La respuesta correcta es la B.

Las ventajas de los estudios de cohortes son, entre otras, el hecho de que procuran una evidencia aceptable de una relación causa-efecto, permiten establecer una secuencia temporal, ofrecen la posibilidad de examinar varios efectos para una sola exposición, en los prospectivos se minimizan los errores de medición, etc. Además, el riesgo de sesgos es menor que en otros estudios analíticos porque es posible prever y corregir los errores detectados en el proceso de recogida de datos. Respecto a las desventajas encontramos su coste económico elevado, el hecho de que no son útiles en enfermedades poco frecuentes o con largos períodos de latencia, etc.

20. La respuesta correcta es la A.

En la fase II de los ensayos clínicos se observan los efectos adversos de alta frecuencia. Los efectos de baja frecuencia se observan en fases posteriores cuando se trabajan con grandes grupos. El resto son correctas.

21. La respuesta correcta es la A.

La randomización consiste en la asignación aleatoria de los individuos a las categorías de exposición. Debe procurarse que los grupos experimental y control sean lo más similares posible al comienzo de la investigación y debe asegurarse de que el juicio personal del investigador no ejerza influencia sobre el modo de asignación.

22. La respuesta correcta es la D.

En el enmascaramiento, el triple ciego implica que no se sabe lo que se administra ni el individuo, ni el investigador ni el laboratorio que suministra el fármaco. Lo organiza la OMS. Es igual que el doble ciego y, además, el análisis estadístico se realiza en la ignorancia del grupo al cual pertenecen los individuos. Si no empleamos técnica de enmascaramiento, es un ensayo clínico abierto o no ciego.

23. La respuesta correcta es la C.

La vigilancia epidemiológica se puede clasificar en dos tipos:
- Vigilancia epidemiológica pasiva: recoge información de las personas que acuden al sistema sanitario.
- Vigilancia epidemiológica activa: la información se busca en el lugar donde se produce el suceso referido a la salud (investigación de brotes, encuestas sanitarias, etc.) mediante encuestas sistemáticas o dirigidas específicamente a una enfermedad.

La vigilancia epidemiológica demográfica no existe.

24. La respuesta correcta es la C.

- Patogenicidad: es la capacidad de producir enfermedad entre los infectados y depende del número de agentes que entran, de la capacidad de colonizar, penetrar, multiplicarse, invadir y lesionar al huésped y de la resistencia del huésped.
- Contagiosidad: es la capacidad del germen de propagarse.
- Infectividad: es la capacidad del germen de instalarse e invadir los tejidos produciendo o no la enfermedad.
- Virulencia: es la gravedad del cuadro desarrollado debido al agente patógeno.

25. La respuesta correcta es la D.

Nos referimos a endemia como las enfermedades transmisibles que tienen una incidencia relativamente constante en una comunidad. Los niveles de endemia pueden variar y son:
- Holoendemia: se encuentra afectado más del 75% de la población.
- Hiperendemia: se encuentra afectado entre el 50 y el 75% de la población.
- Mesoendemia: se encuentra afectado entre el 10 y el 50% de la población.
- Hipoendemia: se encuentra afectado menos del 10% de la población.

Demografía sanitaria: concepto y tendencias de la población española. Indicadores demográficos: natalidad, mortalidad, migraciones y crecimiento vegetativo

1. Según la ONU, la ciencia cuyo objetivo es el estudio de las poblaciones humanas y que trata de su dimensión, estructura, evolución y caracteres generales considerados, principalmente, desde un punto de vista cuantitativo es:

A. Epidemiología.
B. Estadística poblacional.
C. Demografía.
D. Salud pública.

2. El objeto de estudio de la demografía es:

A. La población humana.
B. La estructura y dinámica de la población.
C. Las leyes que rigen la dinámica de la población humana.
D. Todas son ciertas.

3. Señale la respuesta correcta respecto a la demografía estática:

A. Investiga la evolución de la población a lo largo del tiempo.
B. Estudia los mecanismos por los cuales entran nuevas personas a dicha población.
C. Se ocupa del conocimiento de la población en un momento determinado.
D. Estudia los mecanismos por los cuales salen individuos de dicha población.

4. ¿Cuál es el registro administrativo en que constan todos los vecinos que residen en un municipio?

A. El censo municipal.
B. El padrón municipal.
C. El censo de población activa municipal.
D. La tasa de inmigrantes, emigrantes y residentes.

5. De las siguientes características de la población, ¿cuál no se corresponde con la demografía dinámica?

A. Nacimientos.
B. Fallecimientos.
C. Emigrantes.
D. Estado civil.

6. ¿Cuáles son las causas fundamentales, para la demografía dinámica, de los cambios que se producen en las poblaciones?

A. Natalidad, mortalidad y migraciones.
B. Natalidad, fecundidad e inmigración.
C. Natalidad, fecundidad y nivel de instrucción.
D. Fecundidad, mortalidad y estado civil.

7. ¿Qué consecuencias acarrea una elevada emigración en las poblaciones?

A. Envejecimiento de sus habitantes y aumento de las tasas de dependencia.
B. Mejora del reparto económico global.
C. Mejor nivel de vida de toda la población.
D. Aumento del nivel de instrucción de toda la población.

8. Respecto al censo de población, señale aquellas variables demográficas básicas que no son recogidas:

A. Sexo y fecha de nacimiento.
B. Lugar de nacimiento.
C. Estado civil.
D. Raza.

9. Señale la respuesta correcta sobre el factor que no influye en la natalidad:

A. Factores psicológicos.
B. Factores biológicos.
C. La fecundidad.
D. Factores sociales.

10. El índice que puede desvelar la estructura por edad de una población es:

A. El índice de Burgdöfer.
B. El índice de Sundbarg.
C. El índice de Friz.
D. Todas son ciertas.

11. En un censo poblacional, respecto a los datos solicitados de las características de los hogares no se encuentra:

A. Régimen de tenencia de la vivienda.
B. Disponibilidad en vehículos a motor y las marcas de éstos.
C. Disponibilidad de plazas de garaje.
D. Disponibilidad de segunda vivienda.

12. ¿Cuál es la gráfica utilizada con más frecuencia en la representación de la estructura de la población por edad y sexo?

A. Histograma.
B. Diagrama de barras.
C. Pirámide de población.
D. Diagrama de ejes.

13. Entre las condiciones y requisitos fundamentales que debe cumplir un censo Poblacional no se encuentra:

A. Ser universal.
B. Recoger la información de manera globalizada.
C. Realizarse de forma simultánea en todo el país o localidad.
D. Que sea fácil de contestar.

14. Al crecimiento de la población, calculado mediante expresión: (nacimientos - defunciones) + (inmigrantes - emigrantes) se denomina:

A. Crecimiento vegetativo de la población.
B. Saldo migratorio global.
C. Crecimiento global de la población.
D . Crecimiento actualizado de la población.

15. La pirámide de tipo pagoda es representativa de:

A. Países industrializados.
B. Países subdesarrollados.
C. Países con conflictos bélicos.
D. Países que han sufrido desastres naturales.

16. Cuando se investiga la evolución de la población a lo largo del tiempo y los mecanismos por los cuales entran y salen de la población los individuos se denomina demografía:

A. Estática.
B. Dinámica.
C. Evolutiva.
D. Variable.

17. La revisión del padrón municipal, salvo excepciones, se efectúa:

A. Cada 2 años.
B. Cada 4 años.
C. Cada 6 años.
D. El 1 de enero de cada año.

18. Señale la respuesta incorrecta respecto al censo:

A. Es la principal fuente de datos de la demografía dinámica.
B. El contenido del censo es secreto.
C. Debe ser universal.
D. Debe recoger la información de manera individualizada.

19. Entre los requisitos que debe satisfacer una variable para ser incluida en los censos no se encuentra:

A. Debe estar cubierta adecuadamente por otros sistemas de recogida de datos.
B. Que satisfaga las necesidades de información estadística.
C. Que sea relevante.
D. Que esté justificada la necesidad real de una investigación efectiva.

20. En un censo sobre características de las personas, de las variables demográficas básicas no forma parte:

A. Sexo.
B. Fecha de nacimiento.
C. Estado civil.
D. Convivencia con padre o madre.

21. En un censo, entre las variables relativas a la educación no forma parte:

A. Nivel de estudios alcanzados.
B. Ocupación o profesión.
C. Lugar de estudio, medio y tiempo de desplazamiento al lugar de estudio.
D. Sector de estudios.

22. El Registro donde se inscriben los nacimientos y fallecimientos, se denomina:

A. Censo.
B. Padrón.
C. Registro Civil.
D. Registro por muestreo.

23. El indicador que refleja sólo cambios ocurridos en determinada situación se denomina:

A. Disponibilidad.
B. Simplicidad.
C. Especificidad.
D. Sensibilidad.

24. El tipo de pirámide poblacional de base estrecha y que se ensancha progresivamente hacia el centro para disminuir después lentamente hasta el vértice se denomina de tipo:

A. Pagoda.
B. Bulbo o hucha.
C. Campana.
D. Todas son falsas.

25. La relación entre los nacidos vivos y la población femenina en edad fértil se denomina:

A. Tasa de natalidad.
B. Tasa de fecundidad.
C. Índice de Swaroop.
D. Tasa de incidencia fértil.

1. La respuesta correcta es la C.

Efectivamente, la ONU ha definido exactamente así la demografía.

2. La respuesta correcta es la D.

La demografía estudia la población, la estructura, la dinámica de la población y las leyes que rigen dichos fenómenos. Se entiende por población humana el conjunto de personas que habitualmente residen en un territorio geográfico determinado.

3. La respuesta correcta es la C.

La demografía estática, mediante el control de la edad, el estado civil, el nivel de instrucción, el lugar de residencia, etc. conforma los datos necesarios para su objeto de estudio y permite reconocer de forma objetiva de cuántas personas se compone una población en un momento determinado en un lugar geográfico concreto y sus características.

4. La respuesta correcta es la B.

Efectivamente, el padrón municipal recoge la totalidad de los vecinos de un municipio. Sus datos dan fe de la residencia en el municipio y del domicilio habitual del residente.

5. La respuesta correcta es la D.

El estado civil, junto con la de edad, el sexo y el nivel de instrucción son características de la demografía estática.

6. La respuesta correcta es la A.

La natalidad, la mortalidad y los movimientos migratorios son las principales causas de la dinámica de la población.

7. La respuesta correcta es la A.

El envejecimiento de la población y las tasas de dependencia son dos fenómenos habituales, como consecuencia de un alto movimiento migratorio de la población.

8. La respuesta correcta es la D.

Las variables demográficas básicas que se recogen en el censo son: sexo, fecha de nacimiento, lugar de nacimiento, nacionalidad, estado civil, situación de residencia y lugar de ésta de los transeúntes, así como lugar secundario de residencia

9. La respuesta correcta es la A.

Los factores psicológicos no influyen en la natalidad. Los factores biológicos, la fecundidad y los factores sociales son elementos determinantes.

10. La respuesta correcta es la D.

Efectivamente, los tres índices descritos describen la estructura por edad de la población.

11. La respuesta correcta es la B.

La disponibilidad de vehículos a motor permite estimar la densidad de vehículos por áreas geográficas. Sin embargo, las marcas de vehículos no es un dato solicitado.

12. La respuesta correcta es la C.

Las pirámides poblacionales son las más utilizadas para determinar la estructura de la edad y el sexo en una población.

13. La respuesta correcta es la B.

El censo tiene que recoger la información de forma individualizada.

14. La respuesta correcta es la C.

La fórmula expresada representa el crecimiento global de la población.

15. La respuesta correcta es la B.

La pirámide de tipo pagoda es característica de los países subdesarrollados. Es de base ancha y disminución rápida hacia el vértice. Es típica de poblaciones jóvenes con alta natalidad.

16. La respuesta correcta es la B.

La demografía dinámica estudia lo referido en el enunciado de la pregunta.

17. La respuesta correcta es la D.

El padrón establece la prueba de residencia en el municipio y del domicilio habitual del habitante. Salvo excepciones, se revisa el 1 de enero de cada año.

18. La respuesta correcta es la A.

El censo es la principal fuente de datos de la demografía estática.

19. La respuesta correcta es la A.

La variable para que sea incluida en los censos debe ser relevante y no cubierta adecuadamente por otros sistemas de recogida de información.

20. La respuesta correcta es la D.

La convivencia con padre o madre es una variable sobre la estructura del hogar.

21. La respuesta correcta es la B.

La ocupación o profesión es una variable relativa a la actividad económica.

22. La respuesta correcta es la C.

El Registro Civil es el indicado para nacimientos, fallecimientos, matrimonios, divorcios, etc.

23. La respuesta correcta es la C.

Así es la definición de especificidad.
Se trata de disponibilidad cuando los datos son de fácil obtención, sin restricciones.
Se trata de simplicidad cuando el indicador es de fácil elaboración.
Se trata de sensibilidad cuando el indicador puede identificar las distintas modificaciones de los estados de salud.

24. La respuesta correcta es la B.

Es típico de poblaciones regresivas, con un claro proceso de envejecimiento, y ocurre en países avanzados como en España.

25. La respuesta correcta es la B.

La tasa de fecundidad se establece mediante:

$$\text{Tasa de fecundidad} = \frac{\text{Nacidos vivos durante un año}}{\text{Población femenina media (durante un año) en edad fértil}} \times 1.000.$$

Área temática 5

Salud pública y Atención Primaria

Tema 17

Salud pública. Concepto. Salud y enfermedad. Indicadores de salud. Elementos de priorización: Magnitud, trascendencia, vulnerabilidad y coste

1. ¿Cuáles son los períodos en que el proceso de la enfermedad se desarrolla?

A. Patogénico y curativo.
B. Prepatogénico, patogénico y resultados.
C. Presintomático, sintomático y asintomático.
D. Todas son ciertas.

2. La primera fase del proceso de enfermar:

A. En ella aparece síntomas muy leves.
B. Siempre aparece algún tipo de signo.
C. Es silente.
D. Todas son falsas.

3. ¿Qué factores no aparecen en la fase presintomática de la enfermedad?

A. Cambios anatomopatológicos.
B. Signos y síntomas.
C. Manifestaciones clínicas.
D. Aparecen todos.

4. La enfermedad puede ser definida de varias formas. ¿Cuál de las siguientes es falsa?

A. Un desequilibrio biológico-ecológico.
B. Déficit en los mecanismos de adaptación del organismo.
C. Un desequilibrio psicológico-social.
D. Proceso de defensa del organismo a las agresiones externas.

5. ¿Cuál no es el objetivo de la prevención primaria?

A. Evitar o neutralizar los factores de riesgo.
B. Disminuir la incidencia de la enfermedad.
C. Reducir las complicaciones de la enfermedad.
D. Detectar factores de riesgo.

6. ¿Cuál es la principal causa de muerte en la franja de edad de 1-14 años?

A. Anomalías congénitas.
B. Accidentes.
C. Enfermedades infectocontagiosas.
D. Cáncer.

7. En la ancianidad, la principal causa de muerte es:

A. Enfermedad de Alzheimer y otros trastornos psíquicos.
B. Infecciones generalizadas.
C. Deterioro progresivo.
D. Enfermedades cardíacas, ACV y cáncer.

8. ¿Qué tipo de prevención son las acciones encaminadas a evitar secuelas e invalideces después de una enfermedad?

A. Prevención terciaria.
B. Prevención secundaria.
C. Prevención primaria.
D. Educación sanitaria.

9. Según Lalonde, ¿cuál es el factor determinante que más influye en la salud de una persona o una comunidad?

A. Factores endógenos.
B. Factores ligados a los estilos de vida.
C. Factores ligados al medio ambiente y el entorno.
D. Factores que dependen del funcionamiento del sistema sanitario.

10. El lugar donde habitualmente viven, se desarrollan y se multiplican los agentes etiológicos de una enfermedad se denomina:

A. Reservorio.
B. Hábitat patogénico.
C. Nicho.
D. Todas son ciertas.

11. Entre las posibles aplicaciones de la epidemiología se encuentra:

A. Identificar nuevas enfermedades.
B. Contribuye a establecer un diagnóstico de salud.
C. Identifica grupos de riesgo.
D. Todas son ciertas.

12. ¿Cuál de las ientes afirmaciones es la correcta en cuanto a la relación entre incidencia y prevalencia?

A. La tasa de prevalencia puede aumentar por reducción de la tasa de incidencia.
B. La reducción de la tasa de prevalencia reduce la de incidencia.
C. La tasa de prevalencia puede disminuir por reducción de la incidencia.
D. No afecta nada una a la otra.

13. Los mecanismos de transmisión son básicamente:

A. Directos e indirectos.
B. Transversales y directos.
C. Por aire y agua.
D. Evitables e inherentes.

14. ¿En cuáles de las siguientes enfermedades es precisa la cuarentena?

A. Peste, cólera y paludismo.
B. Sida, paludismo y tifus.
C. Cólera, peste y fiebre amarilla.
D. Poliomielitis, sarampión y rabia.

15. ¿Cuándo se realiza una declaración de enfermedad o situación epidemiológica por vía urgente?

A. Desde el centro de salud al centro epidemiológico de la comunidad autónoma.
B. Desde el centro de salud a la sección de epidemiología del hospital de referencia.
C. Desde el centro de salud al centro nacional de epidemiología.
D. A la gerencia del área.

16. El estado de completo bienestar físico, psíquico y social y no sólo la ausencia de enfermedad y afecciones es la definición de la salud que la OMS establece en su Carta Magna del año:

A. 1975.
B. 1946.
C. 1955.
D. 1932.

17. Señale la respuesta incorrecta respecto a la definición de salud de la OMS en su Carta Magna:

A. Es una definición estática.
B. Es una definición objetiva.
C. Se trata de un deseo más que de una realidad.
D. Equipara bienestar con salud.

18. Respecto a la definición de salud de diferentes autores, señale aquel que se considera como un enfoque funcional:

A. Milton Terris.
B. Dubos.
C. Bonnevie.
D. Salleras.

19. La infectividad es:

A. La capacidad del agente causal de propagarse.
B. La capacidad del agente etiológico de producir enfermedad entre los infectados.
C. La capacidad del agente etiológico de instalarse e invadir los tejidos, causando la enfermedad o no.
D. Establece la gravedad del proceso desarrollado debido al agente causal.

20. La capacidad del agente causal de propagarse se denomina:

A. Contagiosidad.
B. Infectividad.
C. Patogenicidad.
D. Virulencia.

21. Según Winslow, la salud pública es:

A. La ciencia y el arte de prevenir la enfermedad.
B. Prolongar la vida y promover la salud física.
C. La eficiencia mediante los esfuerzos organizados de la comunidad.
D. Todas son ciertas.

22. De los siguientes indicadores de salud, señale aquel que no es un indicador directo:

A. Natalidad.
B. Morbilidad.
C. Estrés.
D. Accidentes laborales.

23. El número de fallecidos en una población durante determinado período de tiempo se denomina:

A. Tasa bruta de mortalidad.
B. Tasa neta de mortalidad.
C. Tasa específica de mortalidad.
D. Tasa selectiva de mortalidad.

24. La probabilidad de morir entre quienes han enfermado por una enfermedad determinada se denomina:

A. Tasa de mortalidad bruta selectiva.
B. Morbididad.
C. Letalidad.
D. Vulnerabilidad.

25. El impacto que tiene el objeto de estudio en la salud de la población se denomina:

A. Trascendencia.
B. Magnitud.
C. Vulnerabilidad.
D. Letalidad.

1. La respuesta correcta es la B.

La historia natural de la enfermedad se divide en tres períodos:
- Prepatogénico: antes de enfermar, pero con factores de riesgo.
- Patogénico: la enfermedad en sí misma
- Resultados: curación, cronicidad o muerte.

2. La respuesta correcta es la C.

En la primera fase del enfermar muchas veces no aparecen signos ni síntoma. Por eso, se le denomina silente o silenciosa.

3. La respuesta correcta es la C.

En esta fase no aparecen todavía manifestaciones clínicas que identifiquen una enfermedad concreta. Pueden aparecer algunos síntomas subjetivos.

4. La respuesta correcta es la D.

Entre los distintos factores que se pueden tener en cuenta en el enfermar están los desequilibrios internos y los de nuestros organismos con el entorno. Se podría considerar también como un factor de desadaptación, pero nunca como un mecanismo de defensa del organismo.

5. La respuesta correcta es la C.

Reducir las complicaciones de una enfermedad implica la existencia de esa enfermedad y eso es prevención terciaria.

6. La respuesta correcta es la B.

La principal causa de mortalidad en la franja de edad 1-14 años son los accidentes, durante la franja de edad de 0-1 año las enfermedades congénitas y en el adulto, las enfermedades cardiovasculares.

7. La respuesta correcta es la D.

La incidencia del cáncer, de accidentes cerebrovasculares y enfermedades cardíacas son la principal causa de muerte en las personas mayores. Las infecciones son un síndrome geriátrico que no tiene por qué llevar a la muerte.

8. La respuesta correcta es la A.

Las acciones encaminadas a evitar secuelas o invalideces, así como las que contribuyen a rehabilitar y reinsertar a las personas que han enfermado son acciones de prevención terciaria. Las primarias serían evitar la enfermedad a través de la neutralización de los factores de riesgo. La prevención secundaria serían el diagnóstico y el tratamiento precoz para evitar que evolucione la enfermedad.

9. La respuesta correcta es la B.

Los factores ligados a los estilos de vida son los más determinantes, le siguen los factores ambientales y luego los endógenos y los de utilización de recursos sanitarios.

10. La respuesta correcta es la A.

Los lugares donde los microorganismos se desarrollan, se acumulan y, a veces, quedan silentes se denominan reservorio.

11. La respuesta correcta es la D.

La epidemiología es la parte de la ciencia que tiene como objetivos: la identificación de nuevas enfermedades, la identificación de grupos y factores de riesgo, y la progresión de una enfermedad. Y con los indicadores que utiliza se pueden establecer diagnósticos de salud de una comunidad, así como la incidencia de éstas.

12. La respuesta correcta es la C.

Las tasas de prevalencia e incidencia están relacionadas de modo que una afecta a la otra. En este caso, si disminuye la incidencia, disminuirá la prevalencia.

13. La respuesta correcta es la A.

Los mecanismos de transmisión de una enfermedad pueden ser directos o indirectos. El agua y el aire son algunos de los vectores directos, pero puede haber otros muchos: la mordedura de un animal, por ejemplo.

14. La respuesta correcta es la C.

En las respuestas A y B, el paludismo no se contagia entre personas. Además, por VIH, que puede provocar sida, tampoco es preciso guardar cuarentena, pues no se contagia a través de mecanismos ambientales. Respecto a la poliomielitis, ésta tampoco se contagia.

15. La respuesta correcta es la A.

La notificación de enfermedades EDO (enfermedades de declaración obligatoria), así como los factores epidemiológicos relevantes y urgentes serán comunicados al centro epidemiológico de la comunidad autónoma, la cual, a su vez, lo comunicará al centro nacional.

16. La respuesta correcta es la B.

Efectivamente, la OMS en su Carta Magna de 1946 establece dicha definición de salud.

17. La respuesta correcta es la B.

Efectivamente, es una definición de la OMS en su Carta Magna de 1946. Es una definición subjetiva, pues no se refiere a la capacidad de funcionar y no puede medirse de forma objetiva el bienestar de una persona.

18. La respuesta correcta es la B.

En su definición de salud considerada como enfoque funcional, Dubos establece que un individuo que tiene buena salud es capaz de funcionar eficazmente en su medio tanto como le es posible y tiene la capacidad de realizar sus proyectos.
Milton Terris estableció una definición de salud operativa.
Bonnevie establece la capacidad comportamental y su relación con el proceso de adaptación, y hace referencia a los determinantes de la salud.
Salleras establece su concepto de salud desde un punto de vista dinámico.

19. La respuesta correcta es la C.

Es la capacidad del agente etiológico de instalarse a invadir los tejidos.
La respuesta A es la definición de contagiosidad.
La respuesta B es la definición de patogenicidad
La respuesta D es la definición de virulencia.

20. La respuesta correcta es la A.

Efectivamente, la capacidad del agente causal de propagarse se denomina contagiosidad.

21. La respuesta correcta es la D.

Winslow en 1920 estableció estas definiciones de la salud pública. Además, estableció que cada individuo de la sociedad debe tener asegurado un nivel de vida adecuado para mantener su salud.

22. La respuesta correcta es la C.

El estrés, junto con el tabaquismo y el alcoholismo, son indicadores indirectos, es decir, factores de riesgo difícilmente cuantificables.
Los indicadores de salud directos pueden provenir de diversas fuentes, como la demografía (natalidad, fecundidad y esperanza de vida), de la práctica clínica (morbididad y mortalidad), de estadísticas sociales y laborales (absentismo y accidentes laborales).

23. La respuesta correcta es la A.

La tasa bruta de mortalidad (TBM) es el resultado de:

$$\frac{\text{Número de fallecidos durante el año}}{\text{Población total media}} \times 1.000.$$

24. La respuesta correcta es la C.

Realmente se trata de una tasa de mortalidad específica. La letalidad relaciona el número de muertes con el conjunto de enfermos.

25. La respuesta correcta es la A.

Efectivamente, al impacto que se produce por el objeto de estudio en la salud de la población se lo denomina trascendencia.
La vulnerabilidad podría definirse como la condición que determina, si ocurre un fenómeno, que puedan aparecer consecuencias o daños. También se podría definir como la dificultad, debilidad o incapacidad ante una agresión determinada o indeterminada.
Magnitud es la frecuencia de aparición de un problema.

Prevención y promoción de la salud: concepto. Detección precoz de problemas de salud: concepto. Factores de riesgo para la salud en las distintas etapas de la vida (infancia, adolescencia, edad adulta y ancianidad): identificación de factores de riesgo y cuidados enfermeros

1. Uno de los siguientes binomios que asocia año y hecho histórico es incorrecto:

A. 1988-II Conferencia de Promoción de Salud (Adelaida): orientaciones y recomendaciones para los países en campos concretos.
B. 1986-Comité Regional Europeo de la OMS: establecimiento de estrategias para conseguir la salud para todos en el año 2000.
C. 1977-Asamblea Mundial de la Salud: se plantea que el principal objetivo social de la OMS y los países miembros es la consecución de un nivel de salud en el año 2000 en todos los pueblos del mundo.
D. 1978-Conferencia Internacional sobre Atención Primaria de Salud (Alma-Ata): se plantean objetivos sobre atención primaria de salud.

2. Los signos precursores de enfermedad (SPE) se inician en:

A. La fase presintomática del período patogénico.
B. El período de resultados.
C. El período prepatogénico.
D. La fase clínica del período patogénico.

3. Las medidas dirigidas al entorno con el fin de disminuir los casos nuevos de una enfermedad reciben el nombre de:

A. Prevención primaria.
B. Promoción.
C. Prevención secundaria.
D. Protección.

4. Las acciones que emprende la prevención secundaria se producen en:

A. En la fase clínica.
B. En la fase prepatogénica.
C. En la fase presintomática.
D. Ninguna es correcta.

5. Para realizar prevención primaria debemos… Indique la opción correcta:

A. Actuar sobre las causas.
B. Actuar sobre los resultados.
C. Actuar en todo el proceso de la enfermedad.
D. Actuar únicamente en el momento en que se inician los signos precursores de la enfermedad.

6. Sobre la prevención secundaria, una de las siguientes afirmaciones no corresponde. Indique la incorrecta:

A. Su objetivo es reducir el número de casos de una enfermedad.
B. Su objetivo es detectar la enfermedad en sus inicios.
C. Su objetivo es detectar a los sanos.
D. Su objetivo es «estudiar» a todas las personas vulnerables ante el problema de salud en estudio.

7. De las siguientes afirmaciones relativas a la historia de la enfermedad una no corresponde:

A. Los signos precursores son signos o manifestaciones que son producidos por el individuo.
B. En la fase clínica se evidencian las manifestaciones en el paciente.
C. La detención de la enfermedad es uno de los resultados posibles del período de resultados.
D. Todo este proceso se inicia con la exposición a los factores de riesgo o etiológicos y es fundamental una situación de vulnerabilidad en el huésped.

8. Ante un resultado (positivo o negativo) de una prueba, un médico se pregunta sobre la probabilidad de que su paciente esté realmente enfermo (resultado positivo) o sano (resultado negativo). La respuesta a esta cuestión nos define el concepto de:

A. Sensibilidad.
B. Especificidad.
C. Valor predictivo.
D. Rendimiento.

9. En general, ¿Qué cualidades son preferibles en las pruebas de detección sistemática de tumores oncológicos malignos?

A. Elevada especificidad y reducida sensibilidad.
B. Elevada especificidad y elevada sensibilidad.
C. Reducida especificidad y elevada sensibilidad.
D. Reducida especificidad y reducida sensibilidad.

10. En una prueba de detección sistemática un resultado positivo que se enfrenta a la prueba de referencia o contraste y verificamos que es incorrecto recibe el nombre de:

A. Falso negativo.
B. Verdadero positivo.
C. Verdadero negativo.
D. Falso positivo.

11. Al hablar de valor predictivo de una prueba diagnóstica hacemos referencia a:

A. Rendimiento de la prueba.
B. Validez de la prueba.
C. Seguridad de la prueba.
D. Ninguna es correcta.

12. En la historia natural de las enfermedades se distinguen varios períodos. Señala el incorrecto:

A. Prepatogénico.
B. Patogénico.
C. Resultado o solución.
D. Sintomático.

13. ¿Dentro de qué período de la historia natural de la enfermedad incluiría el período preclínico?

A. Prepatogénico.
B. Resultado.
C. Patogénico.
D. Ninguna es correcta.

14. Indique cuál de las siguientes no sería considerada actividad de promoción y prevención secundaria en la infancia:

A. Maniobras de Barlow.
B. Inmunización.
C. Descartar la existencia de ambliopía.
D. Cribado de fenilcetonuria.

15. Respecto a la prevención primaria, una de las siguientes es incorrecta:

A. Disminuye la prevalencia.
B. Influye en la incidencia.

C. Se realizan actividades dirigidas a las personas.
D. Se controla la aparición de agentes patógenos en el medio.

16. Sobre la prevención terciaria, indique la opción incorrecta:

A. Son acciones encaminadas a la terapéutica.
B. La finalidad es reducir los factores de riesgo de complicaciones.
C. La finalidad es reducir las complicaciones.
D. No contribuyen al reintegro.

17. Hay actuaciones que pretenden incidir en todos los casos de un fenómeno, empleando el cribaje. ¿De cuál se trata?

A. Promoción de la salud.
B. Prevención secundaria.
C. Protección de la salud.
D. Ninguna de las anteriores.

18. Respecto a las actividades de promoción y prevención primaria en la infancia y, en concreto, en el ámbito de la alimentación, indique la opción incorrecta:

A. Los cereales deben introducirse a los 8 meses.
B. La lactancia materna disminuye la aparición de procesos alérgicos.
C. La yema de huevo se introduce a los 10 meses.
D. En la alimentación artificial es fundamental la higiene.

19. El cribaje es:

A. Sistemático para la detección de los problemas.
B. Sistema para seleccionar o elegir lo que interesa.
C. a y b son correctas.
D. a y b son incorrectas.

20. Respecto a los marcadores de riesgo, señale la opción correcta:

A. Se trata de cualquier exposición, situación o característica que está asociada con mayor probabilidad de desarrollar la enfermedad.
B. Se puede actuar sobre ellos para eliminarlos o reducir sus efectos.
C. Se debe actuar sobre ellos en la prevención primaria.
D. a y b son correctas.

21. La proporción de personas no enfermas que es identificada así por la prueba de diagnóstico en estudio hace referencia a:

A. Sensibilidad.
B. Especificidad.
C. Rendimiento.
D. Valor predictivo.

22. En la detección precoz del cáncer ginecológico, una de las siguientes afirmaciones es incorrecta:

A. Se ha demostrado la efectividad del método de Papanicolaou como método de detección sistemática del cáncer de cuello uterino.
B. El cribaje del cáncer de mama anual a partir de los 50 años reduce la mortalidad.
C. Se ha detectado mayor incidencia del cáncer de cuello uterino en mujeres jóvenes de países desarrollados.
D. El cáncer de mama es la neoplasia más frecuente en la mujer.

23. En la intervención de enfermería en la mujer en atención primaria, una de las siguientes opciones es incorrecta:

A. Se orienta sobre planificación familiar, pero no sobre reproducción asistida.
B. Se fomenta la lactancia materna.
C. Se realiza la valoración del cuidado integral del recién nacido.
D. Se valora el estado emocional de la madre y la existencia de depresión posparto tras el alumbramiento.

24. En la intervención de enfermería en la adolescencia en atención primaria... Señale lo correcto:

A. Muestran una despreocupación general por la enfermedad.
B. Desde los servicios sanitarios se ha visto que es difícil trabajar con los adolescentes.
C. Es una etapa con una marcada inestabilidad emocional.
D. Todas son correctas.

25. Respecto al maltrato infantil y su detección en atención primaria, indique la afirmación incorrecta:

A. Respecto a su prevalencia se produce lo que se denomina «efecto iceberg».
B. Los niños víctimas de maltrato no acuden a las revisiones sanitarias, pero el resto de actividades las realizan normalmente.
C. Presentan lesiones en diferentes estadios de recuperación.
D. Las manifestaciones conductuales consisten en temor, tristeza y muestran un apego inadecuado, entre otras.

1. La respuesta correcta es la B.

Los hitos históricos son: 1977, en la Asamblea Mundial de la Salud de la OMS el principal objetivo social de la OMS y los países miembros es la consecución de un nivel de salud en el año 2000 en todos los pueblos del mundo; 1978, en la Conferencia Internacional sobre Atención Primaria de Salud (Alma-Ata) se plantearon objetivos sobre atención primaria; 1984, en el Comité Regional Europeo de la OMS se establecieron las estrategias para conseguir la salud para todos en el año 2000; 1986, en la I Conferencia Internacional de Promoción de la Salud (Carta de Ottawa) se identificaron cinco campos fundamentales para la acción en promoción de salud; 1988, en la II Conferencia de Promoción de Salud (Adelaida) se dieron orientaciones y recomendaciones para los países en campos concretos, y 1997, en la IV Conferencia Internacional sobre la Conducción de la Promoción de la Salud hacia el siglo XXI (Yakarta) se identificaron cinco prioridades.

2. La respuesta correcta es la A.

Los signos precursores de enfermedad (SPE) se inician en la fase presintomática del período patogénico.

3. La respuesta correcta es la D.

Son actividades de prevención primaria las de promoción de la salud (dirigidas a las personas) y las de protección de la salud (realizadas sobre el medio ambiente).

4. La respuesta correcta es la C.

Prevención secundaria es un conjunto de actuaciones dirigidas a la detección de las enfermedades o los factores de riesgo en estadios precoces del proceso (cuando los síntomas y signos aún no son aparentes, pero existen en estado subclínico), en los cuales todavía es posible intervenir para mejorar el pronóstico. Su objetivo es detener la evolución de la enfermedad mediante actuaciones desarrolladas en la fase preclínica.

5. La respuesta correcta es la A.

La prevención primaria es evitar la influencia de los agentes patógenos sobre el organismo mediante la eliminación o el control de la aparición en el medio, o bien mediante el aumento de la resistencia natural frente a las enfermedades.

6. La respuesta correcta es la C.

La prevención secundaria es el conjunto de actuaciones dirigidas a la detección de las enfermedades o los factores de riesgo en estadios precoces del proceso. La prevención secundaria pretende reducir la prevalencia de la enfermedad. Se identifica con el cribaje o el *screening* («estudiar» a todas las personas vulnerables ante el problema de salud en estudio).

7. La respuesta correcta es la A.

La enfermedad es el resultado de un proceso dinámico en el cual los factores de riesgo y los agentes etiológicos interaccionan con el huésped. La historia natural de la enfermedad puede representarse en tres períodos: el período prepatogénico comienza con la exposición a los factores de riesgo o etiológicos y en él desempeñan un papel importante los elementos que favorecen la susceptibilidad del huésped a padecer la enfermedad. En el período patogénico se distinguen dos fases: presintomática, sin signos de enfermedad ni síntomas; en ella se inician los signos precursores de enfermedad (cambios anatomopatológicos provocados por el agente causal), y fase clínica, con manifestaciones en el paciente. La historia natural de la enfermedad finaliza en el período de resultados, consecuencia del avance, detención o retroceso de las alteraciones provocadas por los agentes causales.

8. La respuesta correcta es la C.

El valor predictivo positivo (VPP) consiste en la proporción de personas con un resultado positivo (de una prueba) que realmente están enfermas mientras que el valor predictivo negativo (VPN) es la proporción de personas con una prueba negativa que efectivamente están sanas.

9. La respuesta correcta es la C.

La sensibilidad se define como la probabilidad de que una persona enferma sea detectada como tal por el test o, lo que es lo mismo, que el resultado de la prueba sea positivo. En las pruebas de detección sistemática de tumores cancerígenos, se precisa que sean lo más sensibles posible para detectar el total de posibles enfermos. La especificidad puede ser menor.

10. La respuesta correcta es la D.

Un resultado positivo en el cribaje que se negativiza en la prueba de contraste es un falso positivo.

11. La respuesta correcta es la C.

La seguridad de una prueba diagnóstica se mide con el valor predictivo, positivo y negativo.

12. La respuesta correcta es la D.

La historia natural de la enfermedad puede representarse esquemáticamente en tres períodos: período prepatogénico, período patogénico (fase presintomática o preclínica y fase clínica) y período de resultados.

13. La respuesta correcta es la C.

La fase presintomática o preclínica corresponde al período patogénico.

14. La respuesta correcta es la B.

La inmunización es una de las estrategias de prevención primaria. El resto son de prevención secundaria (pruebas de cribaje o *screening*).

15. La respuesta correcta es la A.

La prevención primaria se basa en disminuir la incidencia de la enfermedad. Las actividades de prevención primaria se desarrollan antes del inicio de los estímulos provocados por los factores etiológicos que provocan la enfermedad. Son actividades de prevención primaria las de promoción de la salud (dirigidas a las personas) y las de protección de la salud (realizadas sobre el medio ambiente).

16. La respuesta correcta es la D.

La prevención terciaria son actividades dirigidas al tratamiento y la rehabilitación de una enfermedad clínicamente establecida con la finalidad de reducir sus complicaciones y mejorar la calidad de vida. Por tanto, contribuyen al reintegro de las personas.

17. La respuesta correcta es la B.

La prevención secundaria se identifica con el cribaje o la detección sistemática.

18. La respuesta correcta es la A.

Los cereales sin gluten se introducen a los 4 meses y todo tipo de cereales a partir de los 7 meses, no a los 8. El resto de opciones es correcto.

19. La respuesta correcta es la C.

Las pruebas de cribaje no constituyen un diagnóstico, sino una clasificación entre personas sanas y potencialmente enfermas.

20. La respuesta correcta es la A.

El factor de riesgo es cualquier exposición, situación o característica que está asociada con mayor probabilidad de desarrollar la enfermedad. Es susceptible de cambios provocados por actuaciones de prevención primaria que pueden llegar a eliminarlos o lograr un descenso significativo de la exposición del individuo a ellos. Si no es modificable (por la edad o el sexo), se le denomina marcador de riesgo.

21. La respuesta correcta es la B.

La especificidad del test significa la probabilidad de que una persona sana sea reconocida como tal mediante éste, es decir, que obtenga un resultado negativo.

22. La respuesta correcta es la B.

El cribaje en el cáncer de mama es la mamografía bianual (cada 2 años) a partir de los 50 años. El resto de opciones son correctas.

23. La respuesta correcta es la A.

En la intervención de enfermería en la mujer en atención primaria se realiza orientación y planificación familiar y los servicios de planificación familiar no sólo tienen la función de orientar sobre anticoncepción, sino también orientar y dirigir a las parejas que tienen dificultades para tener hijos.

24. La respuesta correcta es la D.

En la intervención de enfermería en la adolescencia en atención primaria hay que tener en cuenta que los adolescentes manifiestan una clara despreocupación por la enfermedad y los servicios de asistencia sanitaria encuentran dificultades al trabajar con ellos y, además, es una etapa de marcada inestabilidad emocional.

25. La respuesta correcta es la B.

En la detección del maltrato infantil hay una serie de signos de alerta que nos deben hacer sospechar y entre ellos están las faltas de asistencia a clase y/o de los controles de salud.

Educación para la salud individual, grupal y comunitaria: concepto, metodología y técnicas didácticas. Técnicas de educación para la salud para el fomento del autocuidado y promoción de la salud del paciente, cuidador principal y familia

1. En todas las definiciones de educación para la salud encontramos que el objetivo común a todas ellas es:

A. Informar y recomendar sobre hábitos saludables.
B. Modificar las conductas y actitudes relacionadas con la salud.
C. Reforzar los comportamientos positivos para la salud.
D. Detectar los comportamientos nocivos para la salud.

2. Las actuales definiciones de educación para la salud incluyen una serie de factores que no tenía en cuenta la definición de la OMS. Señale cuáles son:

A. Medio ambiente social del individuo.
B. Individuo enfermo y su familia.
C. Actividades de educación.
D. Las respuestas a y b son correctas.

3. Uno de los siguientes no se puede considerar un objetivo específico que debe perseguir cualquier programa de educación para la salud:

A. Cambiar conocimientos y creencias.
B. Modificar comportamientos y actitudes.
C. Detectar y prohibir conductas insanas.
D. Favorecer el poder de individuos, grupos y comunidades.

4. Entre los factores que influyen en los comportamientos humanos en salud encontramos:

A. Factores del entorno social.
B. Factores del entorno próximo.
C. Factores personales.
D. Todos los anteriores influyen en los comportamientos humanos en salud.

5. En la educación sanitaria se debe trabajar:

A. Persuadir al individuo para que modifique su comportamiento.
B. Informarle para que posea la información de que carece.
C. a y b son incorrectas.
D. a y b son correctas.

6. Sobre la educación para la salud, señale lo que no corresponda:

A. Se debe ayudar a estudiar.
B. Se debe ayudar a aprender.
C. El objetivo principal de la educación es el aprendizaje.
D. La enseñanza se centra en el aprendizaje y en el educando.

7. Se considera grupo grande al formado por:

A. 15 Individuos.
B. 10 Individuos.
C. a y b son correctas.
D. a y b son incorrectas.

8. En la educación para la salud:

A. Es necesario el empleo de enfoques didácticos tradicionales.
B. Se utilizan enfoques integradores e interactivos.
C. Es importante que el educando profundice en el tema de trabajo y afronte su situación.
D. b y c son correctas.

9. Para que la educación para la salud sea efectiva:

A. Debemos indicar (al educando) las conductas que deben realizarse.
B. Se debe ayudar a pensar (al educando).
C. Primero informaremos y después escucharemos (al educando).
D. Todas son incorrectas.

10. Una de las siguientes no se considera un tipo de técnica educativa grupal:

A. Técnica de análisis.
B. Técnica de información.
C. Técnica de desarrollo de habilidades
D. Técnica expositiva.

11. En las técnicas educativas individuales no encontramos:

A. *Role playing*.
B. Técnicas de expresión.
C. Escucha activa.
D. Connotación positiva.

12. Señale de las siguientes cuál es una técnica de investigación en el aula:

A. *Brainstorming*.
B. Rejilla.
C. Phillips 66.
D. Todas las anteriores son técnicas de investigación en el aula.

13. En las técnicas expositivas encontramos:

A. Cuchicheo.
B. Discusión en bandas.
C. Panel de expertos.
D. Todas las anteriores.

14. En las técnicas de desarrollo de habilidades, indique lo que corresponda:

A. Sirven para entrenar habilidades sociales.
B. Ayuda a desarrollar los comportamientos en situaciones ideales.
C. a y b son incorrectas.
D. a y b son correctas.

15. En las técnicas de información sobre todo:

A. Se abordan los conocimientos en el área cognitiva.
B. Se abordan las habilidades cognitivas.
C. Se aborda el área emocional.
D. Nada de lo anterior.

16. Entre los objetivos de la entrevista en educación para la salud encontraríamos:

A. Obtener información.
B. Educar.
C. Desahogo emocional.
D. Todas son correctas.

17. En la entrevista «a tres partes»:

A. El entrevistador entrevista a tres personas.
B. El entrevistador entrevista a paciente, familia y otros profesionales.
C. El entrevistador entrevista a paciente y familia.
D. Ninguna es correcta.

18. En la entrevista educativa:

A. Se educa al paciente y a su familia sobre hábitos saludables.
B. Se realiza únicamente con el paciente.
C. Se valoran y validan los conocimientos y las conductas del paciente.
D. Todas son incorrectas.

19. Uno de los siguientes no es un criterio recomendable que deba cumplir las preguntas de las entrevistas a los pacientes:

A. Que hagan elegir al entrevistado entre varias opciones.
B. Que sean lo más específicas posibles.
C. Que no creen sentimientos de culpabilidad al entrevistado.
D. Que estimulen la curiosidad del entrevistado.

20. Sobre los errores que deben evitarse en la entrevista, indique lo que corresponda:

A. Debemos obtener información y no opiniones o propuestas de soluciones por parte del entrevistado.
B. Debemos ser sinceros con el entrevistado hasta el punto de mostrar nuestra desconfianza con otros profesionales u centros si así lo sentimos.
C. La comunicación debe ser ilimitada con el paciente y limitada con el cuidador.
D. Todos los anteriores son errores que deben evitarse.

21. En la elaboración de un programa de educación para la salud, la primera etapa es:

A. La entrevista al individuo o al grupo que debe educarse.
B. El análisis del problema.
C. Obtener los resultados del programa anterior para analizar los errores cometidos y no volver a cometerlos.
D. Ninguna de las anteriores es correcta.

22. En el modelo Precede de Green con las aportaciones de Bandura y Bimbela se valoran:

A. Factores precipitantes, facilitadores y motivantes.
B. Factores iniciadores, inhibidores y reforzantes.
C. Factores predisponentes, facilitadores y reforzantes.
D. Ninguna de las anteriores es correcta.

23. Una de las siguientes no se considera un tipo de evaluación:

A. De actitudes.
B. De estructura.
C. De proceso.
D. De resultados.

24. Cuando programamos actividades educativas, debemos planificar... Indique lo que corresponda:

A. Los objetivos que debemos alcanzar en el educando.

B. Los métodos y medios educativos que debemos emplear.
C. Las personas que participarán y los cometidos que deben cumplirse.
D. Todas las anteriores deben ser planificadas al programarse actividades educativas.

25. Sobre los factores reforzantes, señale lo correcto:

A. Preceden a las conductas.
B. Sirven para premiar conductas deseadas.
C. Son elementos tangibles e intangibles.
D. Todas las anteriores son correctas.

1. La respuesta correcta es la B.

El objetivo común, en las distintas definiciones de educación para la salud, es lograr la modificación de las conductas, conocimientos y actitudes en materia de salud de los sujetos, tanto a nivel individual como grupal, a los que se dirige la misma.

2. La respuesta correcta es la D.

Las definiciones actuales, frente a la definición de la OMS, incluyen factores como el medio ambiente social y el individuo enfermo y su familia y hay que tenerlos en cuenta a la hora de plantear nuestros objetivos.

3. La respuesta correcta es la C.

Los objetivos específicos que debe plantearse un programa de educación para la salud son, entre otros, cambiar conocimientos y creencias; modificar comportamientos y actitudes; incrementar la habilidad para la toma de decisiones; mejorar la capacidad y el poder de los individuos, grupos y comunidades; modificar el medio ambiente social del individuo, etc.

4. La respuesta correcta es la D.

Los factores relacionados con los comportamientos humanos en salud son de tres tipos: factores del entorno social (condiciones de vida, recursos y servicios, valores socioculturales predominantes, etc.), factores del entorno próximo (apoyos familiares y sociales, etc.) y factores personales (área cognitiva, emocional y de las habilidades).

5. La respuesta correcta es la C.

En la educación sanitaria, la finalidad principal es facilitar que los individuos desarrollen aquellas capacidades que les permitan tomar decisiones sobre su salud, que sean autónomas y adecuadas a ésta.

6. La respuesta correcta es la A.

La educación para la salud tiene como objetivo fundamental el aprendizaje y se centra en el aprendizaje y el educando. Enseñar es ayudar a aprender.

7. La respuesta correcta es la A.

Se considera grupo grande cuando lo integran entre 13 y 40 personas.

8. La respuesta correcta es la D.

En la educación para la salud y en el trabajo educativo con individuos o grupos de la comunidad no son útiles los enfoques didácticos tradicionales, sino que es preciso emplear enfoques de pedagogía activa, que es interactiva e integradora. Para lograr el aprendizaje, es importante que se desarrollen procesos de enseñanza-aprendizaje que sean eficaces y que permiten al educando investigar y conocer su propia realidad, profundizar en el tema del estudio (su propia realidad) y afrontar su situación (o actuar sobre su propia realidad).

9. La respuesta correcta es la B.

Para que la educación para que la salud sea efectiva, es necesario escuchar antes de informar, ayudar a pensar más que pensar por el educando o los educandos y no darles soluciones, sino fomentar que encuentren las suyas propias. Además, las conductas saludables no deben ser impuestas, sino promoverse.

10. La respuesta correcta es la B.

En las técnicas educativas grupales encontramos: las técnicas de investigación en el aula, las técnicas expositivas, las técnicas de análisis y las técnicas de desarrollo de habilidades.

11. La respuesta correcta es la A.

Entre las técnicas educativas individuales están las técnicas de expresión (técnica de escucha activa y empática, preguntas abiertas y cerradas, etc.), connotación positiva, etc.

12. La respuesta correcta es la D.

En las técnicas de investigación en el aula están: tormenta de ideas, foto-palabra, dibujo-palabra, rejilla, cuestionarios, frases incompletas, cuchicheo, Phillips 66, etc.

13. La respuesta correcta es la C.

Entre las técnicas expositivas encontramos la exposición, la exposición más discusión, la lección participada, la síntesis teórica, la lectura bibliográfica sola o más discusión, el panel de expertos, la mesa redonda, el debate público, el vídeo con discusión, etc.

14. La respuesta correcta es la C.

Las técnicas de desarrollo de habilidades sirven para entrenarse en habilidades psicomotoras, personales y sociales y para desarrollar los comportamientos en situaciones reales.

15. La respuesta correcta es la A.

En las técnicas de información se aborda, sobre todo, los conocimientos dentro del área cognitiva aunque también las habilidades cognitivas.

16. La respuesta correcta es la D.

La entrevista en enfermería comunitaria y en educación para la salud puede tener los siguientes objetivos: recabar información, educar y servir de desahogo emocional.

17. La respuesta correcta es la C.

La entrevista «a tres partes» se lleva a cabo con el usuario y sus familiares.

18. La respuesta correcta es la C.

La entrevista educativa consiste en valorar y validar los conocimientos y las conductas que tiene el usuario sobre una necesidad humana. Son entrevistas a dos o tres personas.

19. La respuesta correcta es la A.

Las preguntas deben cumplir los siguientes criterios: no condicionar la respuesta del receptor; es preferible las preguntas abiertas a las cerradas o de elección múltiple; abordan algún punto de interés del entrevistado y estimulan su curiosidad; favorecen la expresión libre del entrevistado, y son lo más específicas posibles y no crean sentimientos de culpabilidad.

20. La respuesta correcta es la D.

Entre los errores que deben evitarse en la entrevista tenemos: dar imagen de prepotencia, no escuchar, no valorar los conocimientos del entrevistado, emplear el lenguaje técnico, adoptar actitud paternalista, no dar suficientes explicaciones, establecer una relación emocional inadecuada, no empatizar con el entrevistado, transmitir prejuicios, exigir de forma desmedida al entrevistador, mostrar desconfianza hacia otros profesionales y/o el sistema, limitar la comunicación con el cuidador principal, no presentarse y no saludar, no ahondar en el motivo de la consulta y darlo por sobreentendido, mostrar desconocimiento por las funciones de otros profesionales y no permitir que el entrevistado tenga sus propias ideas y proponga soluciones.

21. La respuesta correcta es la B.

Las etapas de elaboración de un programa de educación para la salud son: análisis del problema, programación de las actividades educativas y evaluación.

22. La respuesta correcta es la C.

En el modelo Precede de Green con las aportaciones de Bandura y Bimbela se valoran: factores predisponentes, factores facilitadores y factores reforzantes.

23. La respuesta correcta es la A.

Los tipos de evaluaciones son: de estructura, de procesos y de resultados. Los tres tipos engloban todos los factores evaluables posibles.

24. La respuesta correcta es la D.

Al programar actividades educativas, debemos planificar: a quién dirigimos las actividades educativas, qué vamos a hacer y qué queremos conseguir, cómo vamos a hacerlo (métodos y medios educativos que emplearemos para obtener nuestros objetivos), cuándo y dónde vamos a hacerlo (programaremos las actividades y el lugar) y los recursos precisos (materiales, humanos y económicos).

25. La respuesta correcta es la C.

Los factores reforzantes aparecen después de que el individuo haya realizado la conducta, la premian y la castigan, y pueden ser tangibles e intangibles.

Inmunizaciones: concepto. Clasificación y tipos de vacunas. Contraindicaciones. Complicaciones. Conservación, administración y pautas de vacunación

1. Entre los tipos de antígenos más comunes, no se encuentran:

A. Toxoides.
B. Endorfinas.
C. Microorganismos muertos.
D. Los obtenidos por ingeniería genética.

2. Por cadena de frío se entiende:

A. El lugar donde deben guardarse las vacunas.
B. El ámbito donde se inactivan las vacunas.
C. Es sistema de manejo, transporte y conservación de las vacunas.
D. Todas son falsas.

3. ¿En qué consiste la hiperinmunización?

A. Es la existencia de un número de anticuerpos para un antígeno específico superior al normal.
B. En vacunar en más de una ocasión frente al mismo agente patógeno.
C. A y B son verdaderas.
D. A y B son falsas.

4. Una de las múltiples clasificaciones de las vacunas sería:

A. Vacunas de microorganismos vivos atenuados y vacunas de microorganismos muertos o inactivados.
B. Vacunas de microorganismos vivos y vacunas muertas o inactivas.
C. Vacunas de organismos muertos y vacunas muertas o inactivadas.
D. Todas son falsas.

5. Según su composición, las vacunas se pueden dividir en:

A. Monodosis y multidosis.
B. Monocomponentes y multicomponentes.
C. Monoactivadas y poliactivadas.
D. A y B son falsas.

6. La eficacia de las vacunas depende, en gran medida, de:

A. Que se cumpla la pauta completa de vacunación.
B. Que se elija el lugar idóneo para su administración.
C. Que la vía de administración sea la indicada.
D. Todas las anteriores.

7. Las vacunas inyectables deben aplicarse... Señale la opción incorrecta:

A. Donde exista el menor riesgo de producir lesiones locales de vasos.
B. Con agujas de calibre y longitud adecuados.
C. En el lugar en que la inmunogenicidad sea menor.
D. Donde exista el menor riesgo de producir lesiones locales en los nervios.

8. Si nos referimos a la administración oral de vacunas, es falso que:

A. Si se utilizan viales monodosis, se administran directamente en la boca.
B. Si se utilizan viales monodosis, se administran con una jeringuilla.

C. Si se presentan en comprimidos, se tomarán con agua y el estómago vacío.
D. Si son envases multidosis, se administrará la dosis en una cucharilla de un solo uso.

9. Entre las acciones que podemos realizar a la hora de preparar una vacuna para su administración se encuentran:

A. Agitar la vacuna para garantizar su disolución.
B. Sacar la vacuna de la nevera 5-10 min antes.
C. Si el vial es multidosis, se guarda en la nevera con etiqueta de fecha y hora de reconstrucción.
D. Todas las anteriores.

10. ¿Qué es una jeringa *back-stop*?

A. Es una jeringa con un dispositivo de seguridad para el émbolo.
B. Es una jeringa reutilizable.
C. Es una jeringa multifunción.
D. Todas son falsas.

11. La vacuna anticolérica es de administración:

A. Intramuscular.
B. Oral.
C. Inhalada.
D. Subcutánea.

12. Las vacunas de la difteria y el tétanos pertenecen al grupo:

A. De fragmentos subcelulares.
B. Toxoides.
C. Organismos vivos.
D. ADN recombinantes.

13. La cadena del frio está compuesta por:

A. Dos niveles de intervención.
B. Cuatro niveles de intervención.
C. Tres niveles de intervención.
D. Cinco niveles de intervención.

14. De las siguientes afirmaciones es incorrecta:

A. No se deben utilizar nunca vacunas caducadas.
B. El alcohol podría inactivar las vacunas de virus vivos, por lo que para desinfectar la zona de punción se aconseja utilizar antisépticos del tipo clorhexidina, povidona yodada, agua oxigenada o, incluso, suero fisiológico
C. En general, las vacunas víricas deben exponerse a la luz.
D. Las vacunas liofilizadas reconstituidas no aplicadas durante las 8 h siguientes a su preparación deben desecharse.

15. El diluyente para una vacuna:

A. Se emplea para reconstruir las vacunas hidratadas.
B. Se emplea para suavizar los efectos secundarios de las vacunas.
C. Se emplea para reconstituir las vacunas deshidratadas.
D. Todas son falsas.

16. En cuanto a la vacuna de la fiebre amarilla, no es cierto que:

A. Es obligatoria para entrar en algunos países.
B. Se administra en centros de vacunación internacional.
C. La vacunación es válida durante10 años.
D. El certificado es válido durante 5 años.

17. El contacto directo de riesgo de la rabia lo tenemos en:

A. Mordedura.
B. Lamedura de animales enfermos.
C. A y B son ciertas.
D. A y B son falsas.

18. ¿Quién fue el descubridor de las vacunas?

A. Pasteur.
B. Edward Jenner.
C. L. Tyler.
D. S. Freud.

19. Si hablamos de vacunas simultáneas y vacunas combinadas, las estamos clasificando:

A. Según su aplicación.
B. Según su composición.
C. Según su estructura.
D. Según su origen.

20. A los pacientes que han sido sometidos a un trasplante de medula ósea se les recomienda la vacunación frente a:

A. Hepatitis B.
B. Difteria.
C. Sarampión.
D. Todas las anteriores.

21. La vacuna frente al sarampión, la rubéola y la parotiditis está incluida en el calendario de vacunaciones infantiles, con una primera dosis que se aplica a:

A. Los 10 días.
B. Los 2 meses.
C. Los 15 meses.
D. Los 3 meses.

22. Las recomendaciones de vacunación para la población inmigrante adulta son las siguientes:

A. Vacunación antitetánica y antidiftérica.
B. Vacunación frente a la hepatitis B.
C. A y B son ciertas.
D. A y B son falsas.

23. El calendario acelerado para hepatitis B consiste en:

A. El calendario acelerado para cualquier edad consiste en administrar dos dosis con un mes de intervalo entre ellas y una tercera dosis que se puede administrar a las 8 semanas de la segunda.
B. Consiste en poner todas las dosis al tiempo.
C. Consiste en poner cuatro dosis con un mes de intervalo.
D. Todas son correctas.

24. La edad mínima de inicio de la vacunación con triple vírica es:

A. 6 Meses.
B. 12 Meses.
C. 3 Meses.
D. 1 Mes.

25. Los mejores lugares para administrar vacunas por vía subcutánea son:

A. En el músculo vasto interno y el esternocleidomastoideo.
B. En el abdomen y la cara interna del muslo.
C. A y B son ciertas.
D. En el músculo vasto externo en niños menores de 12 meses y en el músculo deltoides en niños mayores de 12 meses y adultos.

1. La respuesta correcta es la B.

Un antígeno es toda sustancia capaz de interaccionar con el receptor de células T o B. Para lograr este fin, las vacunas actuales utilizan varios tipos de antígenos, que, a veces, pueden ser una molécula; otras, una bacteria o un virus.
Existen diversos tipos de antígenos:
- Toxoides: son exotoxinas bacterianas y conservan su antigenicidad aunque pierden la toxicidad (vacunas de la difteria y el tétanos).
- Subunidades: polisacáridos de neumococo y *Haemophilus influenzae* de tipo b.
- Antígenos obtenidos por ingeniería genética: por ejemplo, el antígeno recombinante de la hepatitis B.
- Microorganismos muertos: vacuna contra la poliomielitis inactivada.
- Microorganismos vivos atenuados: vacuna oral contra la poliomielitis, vacuna contra la fiebre amarilla, vacuna de la triple vírica (sarampión, rubéola y parotiditis), vacuna contra la varicela, etc.

2. La respuesta correcta es la C.

La cadena de frío es un complejo sistema de conservación, manejo, transporte y distribución de las vacunas. El aspecto más importante, el no conocer cómo se deben manejar y mantener las vacunas, puede deparar que éstas se inactiven, lo que crearía una falsa sensación de seguridad al pensar que el individuo está inmunizado. Por ello, debemos conocer que ciertas vacunas, como la de la polio oral (OPV), la del sarampión y la de la fiebre amarilla son muy sensibles al calor; en cambio, otras como la DPT, la de la polio inactivada (IPV), la de la hepatitis B, la de la gripe y la de *Haemophilus influenzae* de tipo b, se inactivan con la congelación.

3. La respuesta correcta es la A.

Hiperinmunización es la existencia de un número de anticuerpos para un antígeno específico superior al normal, lo cual produce un estado de inmunidad mayor a los niveles normales. Sabemos que las inmunizaciones o vacunas son esenciales ya que protegen contra múltiples enfermedades, como sarampión, paperas, rubéola, hepatitis B, tétanos y tos ferina, entre otras. Las vacunas son importantes tanto para los adultos como para los niños ya que el sistema inmunitario ayuda a que el organismo luche contra los gérmenes mediante la producción de sustancias para combatirlos. Una vez que lo hace, el sistema inmunitario «recuerda» el germen y puede luchar contra él nuevamente. Las vacunas contienen gérmenes muertos o debilitados. Cuando se le administra a una persona sana, la vacuna desencadena una respuesta del sistema inmunitario para que responda y cree inmunidad. La inmunización o vacunación se realiza para iniciar o aumentar la resistencia a una enfermedad infecciosa. Las inmunizaciones proporcionan una forma de inmunidad especializada de protección a largo plazo contra antígenos específicos causantes de enfermedades.

4. La respuesta correcta es la A.

Salvo excepciones, las vacunas disponibles en la actualidad tienen su origen en los propios agentes infecciosos frente a los cuales se vacuna, que son sometidos a diferentes modificaciones para eliminar su poder patógeno, pero mantienen su capacidad inmunógena. Alguna de esas excepciones son la vacuna contra la viruela y la vacuna contra la hepatitis B empleada en la actualidad, que es obtenida por recombinación genética.
Por ello, con este criterio se clasifica las vacunas en víricas y bacterianas y, a su vez, cada una de ellas se divide en dos grupos: vacunas de microorganismos vivos atenuados y vacunas de microorganismos muertos o inactivados. Estas últimas, a su vez, se clasifican en enteras, cuando contienen el virus o la bacteria completa, y de subunidades, cuando contienen antígenos secretados o fracciones víricas o bacterianas de distinta naturaleza.

5. La respuesta correcta es la B.

Según su composición, las vacunas pueden contener uno o más antígenos de la misma especie o de diferentes especies. Así pues, se denomina vacuna monocomponente cuando contiene un antígeno de un solo microorganismo y vacuna multicomponente cuando contiene varios antígenos de la misma especie, tal y como ocurre con las vacunas acelulares de la tos ferina.

6. La respuesta correcta es la D.

La eficacia de las vacunas parenterales depende, en gran medida, de unas correctas condiciones de aplicación (lugar de administración, selección de la aguja y vía de administración) y la persuasión que tengamos con los interesados para que cumplan la pauta completa de las vacunas.

7. La respuesta correcta es la C.

Las vacunas inyectables deben aplicarse en el lugar donde la inmunogenicidad sea mayor y con el menor riesgo de que se pueda producir una lesión local de vasos, nervios o tejidos, por lo que también es fundamental el uso de agujas con la longitud y el calibre adecuados.

8. La respuesta correcta es la B.

La vía oral es la utilizada para algunas vacunas, como la antitífica, la del cólera oral viva atenuada y la del cólera oral inactivada. No deben mantenerse a temperatura ambiente, pues disminuye su eficacia, por lo que se sacarán del frigorífico en el momento de ser administradas. Si se utilizan viales monodosis, se administrarán directamente en la boca. Si son envases multidosis, se suministrará la dosis correspondiente en una cucharilla desechable. Si la presentación es en comprimidos, siempre se tomarán con agua y con el estómago vacío. Si la presentación es en suspensión más gránulos efervescentes, se disolverá siempre en agua y se tomará en ayunas.

9. La respuesta correcta es la D.

Para la correcta preparación de la vacuna es necesario: sacar la vacuna de la nevera entre 5-10 min antes de su aplicación para que se atempere. Comprobar que la vacuna está en buenas condiciones, comprobar la fecha de caducidad y su aspecto físico, la turbidez, los cambios de color, etc. Si la presentación contiene un vial con polvo liofilizado, introduciremos el disolvente o la vacuna líquida mediante la jeringa en el vial con el principio activo. Agitaremos la vacuna para garantizar su disolución. Debe ser una mezcla homogénea. Si en algún caso se tratara de vacunas en viales multidosis, nunca se guardará el vial con la aguja puesta para extraer otra dosis porque se puede contaminar la vacuna. Si el vial es multidosis, se guardará en la nevera, con una etiqueta que indique la fecha y la hora en que se ha reconstituido o ha sido abierta por primera vez. Es imprescindible elegir la aguja adecuada según la vía de administración, la edad y el peso del paciente, el lugar anatómico y el tipo de vacuna aunque puede utilizarse cualquier aguja para reconstituir la vacuna. Esta aguja debe ser desechada y cambiada por la aguja adecuada en el momento de la administración.

10. La respuesta correcta es la A.

Las jeringas con *back-stop* presentan un dispositivo de seguridad que impide que el émbolo pueda salirse del cuerpo de la jeringa de forma accidental, evitando que el producto se derrame. Consiste en un anillo de plástico blanco ensamblado en el cuerpo de la jeringa que actúa como un tope trasero para el émbolo que impide que éste se salga.

11. La respuesta correcta es la B.

La vacuna anticolérica es de administración oral.

12. La respuesta correcta es la B.

Las vacunas de la difteria y el tétanos pertenecen al grupo de los toxoides. Las vacunas de organismos vivos son, entre otras, las de la viruela, la polio, la rabia y la varicela. Entre las ADN-recombinantes está la de la hepatitis, la experimental del VIH y las experimentales para infecciones graves, y entre las vacunas de fragmentos subcelulares se encuentran la neumocócica y la meningocócica.

13. La respuesta correcta es la C.

La cadena del frío está compuesta por tres niveles de intervención: el laboratorio fabricante, los centros provinciales de recepción y los puntos de vacunación. Todos ellos están estrechamente relacionados entre sí y permanecen conectados mediante los sistemas de transporte. En la cadena del frío participan varios elementos, todos ellos fundamentales: las personas que manipulan las vacunas y los sanitarios que las administran; el material que sirve para almacenar las vacunas y para trasladarlas de uno a otro punto, y los recursos financieros, de los cuales dependen.

14. La respuesta correcta es la C.

En general, las vacunas víricas deben preservarse de la luz y su conservación y manipulación debe ser muy cuidadosa ya que pueden sufrir pérdida de actividad.

15. La respuesta correcta es la C.

Este componente se emplea para reconstituir las vacunas deshidratadas (liofilizadas) y debe mantenerse en lugar fresco, pero no necesariamente en refrigeración. No debe someterse a altas temperaturas aunque puede almacenarse en el frigorífico.

16. La respuesta correcta es la D.

La fiebre amarilla es una enfermedad vírica de declaración internacional obligatoria que afecta a los monos y se transmite por la picadura de un mosquito infectado. Cursa con fiebre, escalofríos, dolores musculares, dolor de cabeza, náuseas y vómitos, coloración amarillenta de piel y mucosas y hemorragias. La vacunación es obligatoria para entrar en algunos países. Sólo se administra en los centros de vacunación internacional. La vacunación y el certificado son válidos durante 10 años. Independientemente de su posible exigencia, se recomienda esta vacunación a todos los viajeros que se dirijan a países endémicos, a zonas infectadas de África y Sudamérica.

17. La respuesta correcta es la C.

Es una enfermedad vírica aguda que afecta el sistema nervioso central y se transmite al hombre por contacto directo con animales enfermos de determinadas especies (perros, gatos, zorros o murciélagos). El contacto directo de riesgo consiste en una mordedura o un contacto con las secreciones de animales enfermos (lamedura, etc.) con la mucosa oral u ocular de las personas.

18. La respuesta correcta es la B.

Las vacunas fueron descubiertas por Edward Jenner a partir de experimentos que realizaba con gérmenes de la viruela bovina. Observó que trabajadores de las granjas no desarrollaban la enfermedad. El término «vacuna» no lo introdujo formalmente Jenner, sino que lo hizo Louis Pasteur, y le llamó vacuna en honor a Jenner y su trabajo con la viruela de las vacas (la palabra proviene del latín *vacca*).

19. La respuesta correcta es la A.

En relación con su aplicación, se pueden considerar las vacunas simultáneas y las combinadas. Las primeras son aquellas que se administran en el mismo acto de la vacunación, pero separadas físicamente. Cuando se combinan físicamente diversas vacunas individuales, es decir, se combinan varios agentes inmunógenos antes de su administración en la misma jeringa, se habla de vacunas combinadas, las cuales tienen su propia tecnología de fabricación y sus controles de inmunogenicidad, reactogenicidad y eficacia protectora, que deben demostrarse que son al menos tan eficaces y no más reactógenas que cada uno de sus componentes por separado. De ellas, además de las de tres componentes clásicas (DTP, triple vírica) han ido apareciendo en los últimos años las de cuatro, cinco y seis componentes. En estas últimas se asocian las vacunas para difteria, tétanos, tos ferina acelular, polio parenteral, *Haemophilus influenzae de* tipo b y hepatitis B. Las principales ventajas son, entre otras, disminuir el número de inyecciones que el niño recibe en cada acto de vacunación, disminuir el número de visitas al centro de vacunación y mejorar el cumplimiento del calendario de vacunaciones.

20. La respuesta correcta es la D.

Se recomienda administrar todas las vacunas incluidas en el calendario, es decir, poliomielitis, difteria, tos ferina y tétanos, hepatitis B, sarampión, rubéola y parotiditis, meningococo C y *Haemophilus influenzae* de tipo b. Además, se aconseja la vacunación anual frente a la gripe y frente al neumococo.

21. La respuesta correcta es la C.

La vacuna frente al sarampión, la rubéola y la parotiditis está incluida en el calendario de vacunaciones infantiles, con una primera dosis que se aplica a los 15 meses y una segunda de los 3 a los 6 años. Además, está recomendada en los adultos jóvenes no vacunados y que no han padecido el sarampión, la rubéola o la parotiditis. Específicamente deben de vacunarse frente a la rubéola las mujeres en edad de tener hijos y aquellas personas no vacunadas o que no han pasado las enfermedades y que conviven o tienen contacto con enfermos (en las 72 h posteriores a la exposición).

22. La respuesta correcta es la C.

La vacunación antitetánica y antidiftérica se realizará con vacuna Td de tipo adulto, a partir de los 7 años. Si no hay antecedentes de vacunación antitetánica, se precisan tres dosis: dos dosis con un intervalo mínimo de 4 semanas entre ellas y una tercera dosis con un intervalo mínimo de 6 meses tras la segunda. La vacuna frente a la hepatitis B está incluida en los calendarios de vacunación sistemática de las comunidades autónomas de España para su aplicación en los recién nacidos y adolescentes mientras que se mantiene la estrategia de vacunación en personas adultas con factores o prácticas de riesgo, adultas con factores o prácticas de riesgo.

23. La respuesta correcta es la A.

El calendario acelerado para cualquier edad consiste en administrar dos dosis con un mes de intervalo entre ellas y una tercera dosis que se puede administrar a las 8 semanas de la segunda siempre que en ese momento la persona vacunada tenga, al menos, 6 meses, pero se recomienda que hayan pasado al menos 4 meses entre la primera y la tercera dosis. Se puede iniciar tan pronto como nazca el niño y esto es especialmente importante en caso de niños nacidos de madre portadora de HBsAg o de madre en la cual se desconoce su estado respecto al HBsAg

24. La respuesta correcta es la B.

La edad mínima de inicio de la vacunación con triple vírica es a los 12 meses. La pauta acelerada consiste en la administración de dos dosis con un intervalo mínimo entre ellas de 4 semanas. En caso de situación epidémica, si los casos están ocurriendo en niños por debajo de esta edad, se puede recomendar la vacunación a partir de los 6 meses como una estrategia de control de brotes. Sin embargo, cualquier dosis recibida antes de los 12 meses no será considerada válida y se repetirá cuando el niño haya cumplido los 12 meses siempre que hayan pasado al menos 4 semanas de la dosis no válida.

25. La respuesta correcta es la D.

La vía subcutánea o hipodérmica es la correcta. Es la introducción en el interior del tejido conjuntivo, debajo de la piel, de un producto biológico que será absorbido lentamente. La inyección subcutánea de vacunas para uso intramuscular puede hacer disminuir la eficacia y aumentar el riesgo de que se produzca mayor reactogenicidad. Los lugares preferidos para administrar las vacunas por vía subcutánea son: músculo vasto externo en niños menores de 12 meses y músculo deltoides en niños mayores de 12 meses y adultos. Se debe insertar la aguja en el pliegue producido al pellizcar con los dedos la piel y el tejido subcutáneo. El ángulo de inyección de la aguja respecto a la piel debe ser de 45º.

Atención domiciliaria. Concepto y etapas de la visita domiciliaria. Programas específicos

1. La atención domiciliaria tiene como finalidad:

A. Cubrir las necesidades de salud de las personas.
B. Contribuir a una calidad de vida y autonomía óptimas.
C. Dar asistencia en el domicilio cuando no se puede acudir a un centro.
D. Todas son correctas.

2. En el paciente encamado que precisa asistencia domiciliaria es posible que aparezcan ulceras por presión. Indique qué escala emplearía para valorar: sensibilidad cutánea, estado mental, incontinencia, movilidad, nutrición y aspecto cutáneo del paciente:

A. Escala de Norton.
B. Escala de Arnell.
C. Índice de Katz.
D. Escala de Lawton.

3. ¿Cómo se denomina el tiempo que se tarda en llegar del centro sanitario más cercano al domicilio del usuario?

A. No debe sobrepasar los 60 min.
B. Se denomina isócrona.
C. Se denomina tiempo de respuesta.
D. Se llama cronograma.

4. Entre los criterios de inclusión para el programa de atención domiciliaria no se encuentra:

A. Ancianos frágiles.
B. Enfermedades agudas.
C. Pacientes en fase terminal.
D. Todas son criterios de inclusión.

5. Los trabajadores que deben dar cobertura a los programas de atención domiciliaria son:

A. Médico, enfermería y trabajador social.
B. Médico.
C. Enfermera y trabajador social.
D. Ninguna es cierta.

6. El tiempo de enfermería que debe programarse para la realización de las visitas domiciliarias no debe ser inferior a:

A. No hay tiempo estimado.
B. El 20% del total de la jornada.
C. El 30% del total de la jornada.
D. El 40% del total de la jornada.

7. Entre las funciones de la enfermera en la visita domiciliaria no se encuentra:

A. Valoración del paciente.
B. La educación sanitaria del paciente y su familia.
C. Evaluar el nivel de autonomía.
D. Planificar tratamientos de rehabilitación física activa.

8. Entre los contenidos de las visitas domiciliarias de seguimiento de los pacientes dependientes en su domicilio se incluye:

A. Seguimiento de las complicaciones que surjan.
B. Nivel de dependencia.
C. Apoyo a los familiares.
D. Todas son correctas.

9 ¿Cuántos niveles de atención existen en función de las necesidades del paciente?

A. Cuatro niveles de atención.
B. Tres niveles de atención.
C. Cinco niveles de atención.
D. Nivel básico y avanzado.

10. Indique qué características, entre las siguientes, corresponden al nivel 3 de atención domiciliaria:

A. Pacientes con sonda vesical.
B. Pacientes encamados sin autonomía.
C. Necesidad de control de enfermería cada mes.
D. Todas son características de un paciente con nivel de atención 3.

11. ¿Cada cuánto tiempo debe realizarse la visita de enfermería al domicilio de paciente con nivel 4 de atención que recibe fluidoterapia o nutrición parenteral?

A. Cada 24/48 h.
B. Semanalmente.
C. Mensualmente.
D. Cada 3 meses.

12. El objetivo principal de los cuidados de enfermería durante la visita domiciliaria del paciente terminal es:

A. Proporcionar el mayor bienestar al enfermo.
B. Detectar el *burn-out* de los cuidadores.
C. Proporcionar cuidados.
D. Todos son objetivos en la visita domiciliaria.

13. ¿Cuál no es una fase de la visita domiciliaria?

A. Preparación de la visita.
B. Desarrollo de la visita.
C. Registro y evaluación.
D. Aislamiento del enfermo durante la visita.

14. Durante el desarrollo de la visita domiciliaria, ¿qué no debe hacer la enfermera?

A. Proporcionará los cuidados de enfermería.
B. Detectará problemas y necesidades.
C. Aplicará la técnica de la entrevista.
D. Registrará los datos recogidos.

15. En la fase de preparación de la visita domiciliaria señale qué debe realizar la enfermera:

A. Revisar los datos del paciente.
B. Establecer objetivos y plan de cuidados.
C. Preparar el material necesario.
D. Todas son acciones necesarias en la preparación de la visita.

16. La atención domiciliaria fue una de las actividades fundamentales para la atención primaria según la Conferencia de Alma-Ata, que se celebró en el año:

A. 1978.
B. 1988.
C. 1981.
D. 1980.

17. Entre los factores que indican la importancia progresiva que tendrá la atención domiciliaria podemos citar:

A. El envejecimiento progresivo de la población.
B. Factores sociales.
C. Modificación de la estructura familiar.
D. Todas son ciertas.

18. En la valoración de la atención domiciliaria, el índice de Pfeiffer valora:

A. Valoración cognitiva.
B. Valoración de actividades de la vida diaria.
C. Valoración musculoesquelética.
D. Valoración cultural.

19. Las etapas de la visita domiciliaria son:

A. Preparación de la visita.
B. Contacto o introducción con la familia.
C. Desarrollo de la visita.
D. Todas son ciertas.

20. La visita domiciliaria enmarcada dentro de los servicios sociales debe cumplir una serie de premisas, entre las cuales se encuentran:

A. Universalidad.
B. Accesibilidad.
C. Actuación normalizadora e integradora.
D. Todas son ciertas.

21. Entre los instrumentos para la valoración de la atención domiciliaria, el índice de Lawton y Brody valora:

A. Valoración cognitiva.
B. Actividades instrumentales de la vida diaria.
C. Valoración afectiva.
D. Valoración social.

22. Entre las características de la hospitalización domiciliaria no se encuentra:

A. Tiene un carácter permanente.
B. Debe tener una duración limitada.
C. Permite dispensar un conjunto de atenciones y cuidados de nivel hospitalario.
D. Una de las causas más habituales de hospitalización domiciliaria es la atención a personas que necesitan cuidados paliativos.

23. Entre las necesidades de apoyo psicosocial del paciente y su familia, en el enfermo terminal e inmovilizado en atención domiciliaria podemos citar:

A. Información al paciente y su familia.
B. Soporte emocional del paciente y su familia.
C. Facilitar los apoyos materiales al paciente y su familia.
D. Todas son ciertas.

24. Entre los criterios de inclusión en enfermos terminales en el programa de atención domiciliaria no se encuentra:

A. Padecer una enfermedad oncológica o no claramente documentada, en la cual se establece un acuerdo en no aplicar tratamientos con finalidad curativa.
B. Tener un pronóstico de vida inferior a 2 años.
C. La familia debe poseer información del proceso terminal de la enfermedad.
D. Los pacientes deben tener un cuidador principal o primario.

25. Entre las actividades que deben realizarse en el contacto introductorio con la familia se encuentra:

A. Explicar al usuario y su familia el motivo de la visita para asegurarse la colaboración.
B. Detectar reacciones ante nuestra presencia.
C. Establecer un clima de confianza.
D. Todas son ciertas.

1. La respuesta correcta es la D.

La atención domiciliaria tiene como finalidad principal proveer de cuidados a la persona que no puede acudir por su estado de salud al centro de asistencia. Aunque también puede establecerse dicha atención cuando hay un paciente con alta precoz que continúa requiriendo de cuidados. De este modo, la atención domiciliaria puede programarse desde un centro de atención primaria (visita domiciliaria o a demanda) o desde un centro hospitalario (atención hospitalaria a domicilio). Al mismo tiempo, este tipo de atención sirve para mejorar los tipos de cuidados y la calidad de vida del paciente y su familia.

2. La respuesta correcta es la B.

La escala que se emplea para valorar el riesgo de úlceras por decúbito, en función de la sensibilidad cutánea, el estado mental, la incontinencia, la movilidad, la nutrición y el aspecto cutáneo del paciente es la escala de Arnell. La escala de Norton establece otros parámetros para la evaluación del riesgo. La escala de Lawton sirve para evaluar la capacidad para ejecutar actividades instrumentales para la vida diaria. La escala o índice de Katz sirve para evaluar la capacidad para desenvolverse en las actividades básicas de la vida diaria.

3. La respuesta correcta es la B.

El tiempo que se tarda en llegar desde un punto de necesidad al centro sanitario más cercano se denomina isócrona. En España está establecido en 30 min.

4. La respuesta correcta es la B.

Entre los criterios de inclusión para la visita domiciliaria programada están: la incapacidad física o psíquica para desplazarse al centro, pacientes en fase terminal, ancianos frágiles y primera visita a la mujer y al niño después del parto. Algunos procesos agudos requieren asistencia en domicilio, pero se considera visita a demanda.

5. La respuesta correcta es la A.

Los miembros que programan las visitas domiciliarias son: enfermera, médicos y trabajadores sociales.

6. La respuesta correcta es la C.

Entre todas las actividades diarias que se deben programar en los centros de salud están las visitas domiciliarias que deben representar, aproximadamente, el 30% del total del tiempo de trabajo. En algunos «contratos de gestión» se establece por número de visitas, estimadas en un mínimo de tres.

7. La respuesta correcta es la D.

La planificación de tratamientos de rehabilitación física activa le correspondería al fisioterapeuta. La enfermera hace una valoración del paciente y su familia, establece unos diagnósticos de enfermería y planifica unos cuidados, todo lo cual lo registrará y lo evaluará.

8. La respuesta correcta es la D.

En las vistas domiciliarias programadas de las personas dependientes, la enfermera evaluará el estado general del paciente y la evolución de su estado de dependencia. Establecerá junto con los cuidadores el plan de cuidados preventivos y asistenciales necesarios. En estas visitas se establecerá una relación con la familia para detectar problemas y realizar soporte de ésta.

9. La respuesta correcta es la A.

Tras la valoración del paciente, la enfermera establecerá el nivel de atención que precisa. Los niveles de atención son cuatro.

10. La respuesta correcta es la D.

Todas son características propias del nivel 3 de asistencia en función de las necesidades del paciente.

11. La respuesta correcta es la A.

En niveles superiores, el control de enfermería se realiza cada 7-15 días e implica cuidados específicos por dependencia, el proceso de la enfermedad y por necesidad de las terapias instauradas. La fluidoterapia y la alimentación parenteral requieren visitas de control cada 24 h. En caso de deterioro importante del enfermo, la visita se realizará, también, cada 24 h.

12. La respuesta correcta es la C.

Todos son objetivos de la visita domiciliaria programada. Además de los mencionados, estarían la educación sanitaria, el apoyo a la familia y el paciente, la aplicación del método científico de enfermería para detectar necesidades, establecer diagnósticos y planificar las estrategias de cuidados que incluyen objetivos y acciones. Asimismo, registrará lo detectado y realizado.

13. La respuesta correcta es la D.

La visita domiciliaria es un proceso dinámico que requiere varias etapas para su correcta aplicación: la preparación de la visita, la introducción a la familia, el desarrollo de la visita y el registro y evaluación de ésta. Por tanto, aislar al paciente no es una etapa ni una estrategia que se utilicen.

14. La respuesta correcta es la D.

El registro de los datos detectados y de lo realizado, así como la evaluación que permiten la continuidad de los cuidados y facilita información al resto del equipo corresponde a la última etapa de la visita domiciliaria y se realiza fuera del domicilio.

15. La respuesta correcta es la D.

Es necesario preparar la vista para dar una atención más eficaz al paciente y su familia. En esta preparación se revisa la ficha del paciente para detectar problemas y necesidades pendientes y ver lo que hasta el momento se ha realizado (incluso, por otros miembros del equipo). Además, sirve para establecer los objetivos y el plan de cuidados que vamos a realizar. También sirve para preparar los materiales necesarios para realizar las acciones programadas.

16. La respuesta correcta es la A.

En la Declaración de Alma-Ata en 1978 queda recogido que la atención domiciliaria es uno de los pilares de la atención primaria y la atención en salud.

17. La respuesta correcta es la D.

Efectivamente, todas son ciertas. Además, también es un factor la aparición de enfermedades degenerativas e incapacitantes. Otro factor es el económico, con la necesidad de reducir las estancias hospitalarias.

18. La respuesta correcta es la A.

El test de Pleiffer se utiliza fundamentalmente en Geriatría para valoración cognitiva.

19. La respuesta correcta es la D.

Efectivamente, las tres respuestas son las etapas de la visita domiciliaria programada. Se añade también el registro y la evaluación de la visita.

20. La respuesta correcta es la D.

Estas premisas están recogidas en la Ley General de Sanidad y en la Constitución Española.

21. La respuesta correcta es la B.

El índice de Lawton y Brody valora las actividades de la vida diaria.

22. La respuesta correcta es la A.

La hospitalización domiciliaria tiene un carácter transitorio.

23. La respuesta correcta es la D.

Efectivamente, todos estos aspectos son fundamentales en el apoyo psicosocial del paciente y su familia.

24. La respuesta correcta es la B.

El pronóstico de vida tiene que ser igual o inferior a 6 meses.

25. La respuesta correcta es la D.

Efectivamente, todas son actividades que deben realizarse en el contacto o introducción con la familia.

Área temática 6

Nutrición y dietética: farmacología

Tema 22

Alimentación y nutrición. Clasificación de los elementos. Elaboración de dietas. Dietas terapéuticas. Valoración y cuidados de enfermería en personas con nutrición enteral y parenteral

1. ¿En qué lugar del intestino actúan preferentemente las fibras?

A. El intestino delgado.
B. El colon.
C. Ya desde el estómago.
D. En todos ellos.

2. Cuando nos referimos al concepto energía neta ¿qué queremos decir con él?

A. La energía utilizada por el organismo.
B. La energía útil que se necesita para realizar la combustión celular.
C. La energía resultante del cociente de energía ingresada y la utilizada.
D. Todas son erróneas.

3. ¿Qué se entiende por sustancias esenciales en dietética?

A. Aquellas que están destinadas fundamentalmente a la formación y renovación de los tejidos.
B. Participan en la regulación de las reacciones metabólicas del organismo.
C. Las que no puede sintetizar el organismo y, como consecuencia de ello, es indispensable incluir en la dieta.
D. Participan en la formación de energía.

4. Un alimento plástico o regulador sería:

A. Verduras.
B. Cereales.
C. Carnes.
D. Frutas.

5. ¿Cuál es la cantidad de lípidos que debe contener una dieta de 2.500 kcal?

A. 83 g.
B. 20 g.
C. 150 g.
D. 250 g.

6. ¿Cómo se define el metabolismo basal?

A. La energía que necesita un individuo en un día.
B. El gasto energético derivado del ejercicio físico.
C. La energía que necesita el organismo para mantener sus funciones vitales en estado de reposo absoluto.
D. La termogénesis que producen los alimentos al ser digeridos, absorbidos y utilizados.

7. ¿Cuántas kilocalorías producen 10 g de grasa?

A. 9 kcal.
B. 90 kcal.
C. 20 kcal.
D. 60 kcal.

8. ¿Cómo puede favorecerse preferentemente la producción de la vitamina D?

A. Con la luz solar.
B. Con la leche.
C. Con la yema de huevo.
D. Con cereales integrales.

9. Cuando hablamos de obesidad relacionada con los hábitos de alimentación, nos referimos a una obesidad de origen:

A. Endógeno.
B. Exógeno.
C. Integral.
D. Mórbido.

10. Un paciente afectado de insuficiencia renal debe tomar una dieta:

A. Hipoglucemiante.
B. Hiperproteica.
C. Hipoproteica.
D. Hiperglucemiante.

11. ¿Qué tipo de dieta habría que ponerle a un paciente con insuficiencia cardíaca congestiva?

A. Dieta líquida.
B. Dieta hiposódica.
C. Dieta blanda.
D. Dieta pobre en grasas saturadas.

12. Una manifestación típica de la anorexia nerviosa es:

A. Persistentes diarreas.
B. Fatiga intelectual.
C. Marcada pérdida de peso.
D. Bulimia persistente.

13. En los programas de intervención nutricional que se instauran para el tratamiento de las personas con anorexia:

A. Se planifican pautas dietéticas gradualmente crecientes.
B. Se contempla la restricción de la actividad física.
C. Se aconseja control de peso, somatometrías y control hematológico.
D. Todas son ciertas.

14. La ciencia que estudia los alimentos, los nutrientes y otras sustancias interrelacionadas, su acción, interacción y equilibrio respecto a la salud y la enfermedad se denomina:

A. Dietética.
B. Bromología.
C. Farmacología nutricional.
D. Nutrición.

15. ¿En que posición se colocaría un paciente para colocarle una sonda nasogástrica?

A. En posición de Fowler.
B. En decúbito lateral derecho.
C. En decúbito lateral izquierdo.
D. En posición de Sims.

16. El proceso involuntario, mediante el cual el organismo recibe, transforma y utiliza los nutrientes, se denomina:

A. Digestión.
B. Nutrición.
C. Alimentación.
D. Ingestión.

17. El escorbuto se produce por el déficit de la vitamina:

A. A.
B. B.
C. C.
D. D.

18. El mineral más abundante en el cuerpo humano es:

A. Potasio.
B. Sodio.
C. Calcio.
D. Magnesio.

19. De los siguientes alimentos, ¿cuál se puede tomar en la intolerancia al gluten?

A. Trigo.
B. Centeno.
C. Arroz.
D. Avena.

20. ¿Cuántas calorías se ingieren en un gramo de proteínas?

A. 10 Calorías.
B. 4 Calorías.
C. 9 Calorías.
D. 8 Calorías.

21. En una dieta equilibrada, el porcentaje de proteínas representa el:

A. 15-20%.
B. 30-40%.
C. 5-10%.
D. 40-60%.

22. *No* es un macronutriente:

A. Carbono.
B. Hidrógeno.
C. Cloro.
D. Yodo.

23. Señale la respuesta *incorrecta* respecto a los minerales:

A. Forman compuestos orgánicos.
B. Forman electrólitos.
C. Tienen una función reguladora.
D. Generan energía.

24. ¿Cuál de las siguientes no es una vitamina liposoluble?

A. A.
B. B.
C. D.
D. K.

25. La piridoxina es la vitamina:

A. C.
B. B_6.
C. B_2.
D. B_{12}.

1. La respuesta correcta es la B.

El estómago no es capaz de digerir las fibras. En el colon se produce la hidrólisis de las moléculas que componen la fibra y se produce como efecto de ésta gases.

2. La respuesta correcta es la A.

Llamamos energía neta a la diferencia entre la energía metabolizable y la perdida, como resultado de la dispersión que ocurre durante la digestión. En definitiva, es la cantidad de energía final disponible para cubrir las necesidades fisiológicas del organismo.

3. La respuesta correcta es la C.

Llamamos sustancia esencial a aquellas que nuestro organismo no puede sintetizar y, por tanto, hay que integrar a través de la dieta. Fundamentalmente son aminoácidos esenciales.

4. La respuesta correcta es la C.

En la composición de la carne preferentemente son las proteínas su elemento base y éstas tienen una función eminentemente plástica y reguladora.

5. La respuesta correcta es la A.

En una dieta equilibrada, los lípidos deben representar el 30% de las kilocalorías totales y, teniendo en cuenta que 1 g de lípidos proporciona 9 kcal, corresponderían 83 g de lípidos al día (2.550 × 30/100 = 750 - 750/9 = 83,33 g).

6. La respuesta correcta es la C.

Se considera metabolismo basal a la energía que necesita el organismo en condiciones de reposo absoluto. Es el mínimo necesario para desarrollar las funciones vitales mínimas. Depende de la edad, el peso, etc.

7. La respuesta correcta es la B.

1 g de grasa equivalen a 9 kcal y 1g de proteína e hidratos de carbono equivalen a 4 kcal cada uno.

8. La respuesta correcta es la A.

La luz solar contribuye a la formación de vitamina D a través de su acción en el orgosterol.

9. La respuesta correcta es la B.

Los hábitos de alimentación forman parte de nuestros estilos de vida, que son los determinantes más importantes en la salud-enfermedad de las personas y la comunidad.

10. La respuesta correcta es la C.

Es hipoproteica. La acumulación de prótidos residuales por mala filtración renal contribuye a la aparición de fatiga, náuseas, vómitos y anorexia.

11. La respuesta correcta es la B.

Es suficiente con sugerir una dieta pobre en sodio dado que un incremento de éste provocaría retención de líquidos que para su enfermedad cardíaca sería perjudicial. Sin embargo, no hay ninguna contraindicación para que sea líquida, blanda o pobre en grasas saturadas.

12. La respuesta correcta es la C.

La anorexia nerviosa se define como un trastorno cuyas manifestaciones son el activo y persistente rechazo a ingerir alimento y la marcada pérdida de peso, con el objetivo de mejorar la imagen del cuerpo que la persona afectada tiene de sí misma. Con frecuencia, la anorexia nerviosa se combina con episodios bulímicos que consisten en la ingesta compulsiva aunque son comportamientos distintos.

13. La respuesta correcta es la D.

En la anorexia nerviosa, cuando se planifica un plan nutricional, se tienen en cuenta varios aspectos: dietéticos, ejercicio físico, psicológicos y de control del peso, y bioquímicos. Es importante no instaurar dietas muy kilocalóricas, sino graduales.

14. La respuesta correcta es la A.

La dietética se define como la ciencia que estudia los alimentos, los nutrientes y otras sustancias interrelacionadas, su acción e interacción y su equilibrio respecto a la salud y la enfermedad.

15. La respuesta correcta es la A.

La posición adecuada para colocar una sonda nasogástrica es la de Fowler, es decir, incorporado en un ángulo de 45°. Con ello garantizamos el tránsito adecuado de la sonda y que el paciente se atragante menos.

16. La respuesta correcta es la B.

La alimentación es el proceso voluntario de ingerir alimentos. La nutrición es el proceso involuntario y fisiológico.

17. La respuesta correcta es la C.

El escorbuto se produce por déficit de vitamina C o ácido ascórbico.

18. La respuesta correcta es la C.

El calcio, presente fundamentalmente en los huesos y en los dientes, cumple una función proteica.

19. La respuesta correcta es la C.

El arroz y el maíz son los únicos cereales que pueden ser ingeridos por las personas con intolerancia al gluten.

20. La respuesta correcta es la B.

Las proteínas producen 4 calorías por gramo, igual que los hidratos de carbono.

21. La respuesta correcta es la A.

Efectivamente, el porcentaje de proteínas de una dieta equilibrada se sitúa en valores entre el 15 y el 20%.

22. La respuesta correcta es la D.

El yodo es un micronutriente. Otros micronutrientes son el flúor, el selenio y el cromo.

23. La respuesta correcta es la D.

Los minerales no generan energía. Forman compuestos orgánicos, como el yodo-tiroxina.

24. La respuesta correcta es la B.

La vitamina B es una vitamina hidrosoluble.

25. La respuesta correcta es la B.

La piridoxina es la vitamina B_6. El ácido ascórbico es la vitamina C. La riboflavina es la vitamina B_2. La cianocobalamina es la vitamina B_{12}.

Clasificación general de los medicamentos. Absorción y eliminación de los fármacos. Toxicidad y efectos colaterales. Administración de los medicamentos. Vías y técnicas de administración

1. Las vías más frecuentes de administración de fármacos son:

A. Vías oral, intramuscular e intravenosa.
B. Vías transdérmica, espinosa e inhalatoria.
C. Vía epidural, enteral y tópica.
D. Todas son incorrectas.

2. El nombre de los fármacos se establece de acuerdo con:

A. El compuesto químico.
B. El compuesto químico, un nombre genérico y un nombre patentado.
C. El nombre patentado.
D. Todas son falsas.

3. La farmacodinamia estudia:

A. La función del fármaco.
B. El lugar donde ejerce esa función en el cuerpo humano.
C. Cómo se ejerce esa función en el cuerpo humano.
D. Todas las anteriores.

4. Los fármacos pueden... Señale la respuesta incorrecta:

A. Alterar el ritmo de los procesos biológicos existentes.
B. Cambiar la naturaleza básica de los procesos existentes.
C. Los fármacos no pueden recuperar sistemas que han sufrido lesiones irreparables.
D. Acelerar las reacciones bioquímicas del organismo.

5. Si hablamos de la respuesta a los fármacos, es cierto que:

A. El metabolismo de los fármacos en ancianos y niños es más rápido que en adultos y jóvenes.
B. La eliminación de los fármacos es independiente de las enfermedades que podamos padecer.
C. Cada uno de nosotros responde de manera diferente a los fármacos.
D. No importa el peso o el tamaño a la hora de ajustar la dosis.

6. De las siguientes vías de administración de medicamentos, ¿cuál es la de más rápida absorción?

A. Oral.
B. Intramuscular.
C. Intravenosa.
D. Subcutánea.

7. Según la prescripción médica, clasificamos los medicamentos como:

A. Medicamento de investigación y fórmula magistral.
B. Medicamentos de venta libre y con receta médica.
C. Medicamentos con patente y genéricos.
D. Medicamentos copia y biológicos.

8. Las interacciones entre fármacos:

A. Pueden ser positivas o negativas.
B. Pueden incrementar la cantidad de efectos adversos.

C. Las interacciones medicamentosas pueden ocurrir entre fármacos que requieren prescripción médica o no.
D. Todas las anteriores.

9. Los medicamentos termolábiles deben conservarse:

A. En nevera.
B. A temperatura ambiente.
C. En el botiquín del baño.
D. Bajo un foco de luz o calor.

10. El símbolo de un triángulo equilátero negro (con color de relleno negro también) en un envase farmacológico, significa:

A. Condiciones especiales de conservación.
B. Receta de estupefaciente.
C. Requiere receta médica.
D. Diagnóstico hospitalario, requiere receta de especialista y visado de la inspección.

11. Entre los efectos secundarios de los diuréticos encontramos:

A. Debilidad.
B. Calambres.
C. Las dos anteriores.
D. Estreñimiento.

12. Podríamos afirmar de las tiacidas que:

A. Bloquean la reabsorción de potasio.
B. Bloquean la reabsorción de sodio.
C. Bloquean la reabsorción de nitritos.
D. Aumentan el flujo de orina.

13. ¿Qué entendemos por RAM?

A. Cualquier reacción nociva no intencionada que aparece a dosis normalmente usuales en el ser humano.
B. Es una relación de síntomas malignos.
C. A y B son ciertas.
D. A y B son falsas.

14. Entre los efectos colaterales más frecuentes de los analgésicos encontramos:

A. Náuseas y vómitos.
B. Irritación gástrica.
C. Inapetencia.
D. Todas las anteriores.

15. No son efectos secundarios de los antidepresivos:

A. Diarrea.
B. Estreñimiento.
C. Sequedad de boca.
D. Visión borrosa.

16. Entre las reacciones adversas a medicamentos podemos diferenciar:

A. Reacciones posibles e imposibles.
B. Reacciones predecibles e impredecibles.
C. Reacciones simples y complejas.
D. Reacciones bifásicas y trifásicas.

17. Entre los tipos de enfermedades pulmonares que pueden ser debidas a la administración de ciertos medicamentos se pueden mencionar:

A. Bronquitis.
B. Fibrosis intersticial.
C. Derrame pleural.
D. Todas las anteriores.

18. La administración sublingual de un medicamento consiste en:

A. Inyectar el medicamento en las venas que recorren la lengua lateralmente.
B. Colocar el medicamento debajo de la lengua hasta que se deshaga.
C. Colocar el medicamento debajo de la lengua durante unos segundos y luego retirarlo.
D. Todas son falsas.

19. Si decimos que «son cubiertas cilíndricas que en su interior contienen polvo, gránulos, aceites», estamos hablando de:

A. Cápsulas.
B. Grageas.
C. Comprimidos.
D. Píldoras.

20. Entre las normas para la administración segura de medicamentos no encontramos:

A. Administrar el medicamento al paciente indicado.
B. Administrar el medicamento por cualquier vía.
C. Administrar el medicamento a la hora correcta.
D. Administrar la dosis correcta.

21. ¿Qué es un vial?

A. Un frasco para diluciones.
B. Un recipiente de vidrio protegido por un tapón de goma.
C. El recorrido de una canalización intravenosa.
D. Todas son falsas.

22. Si hablamos de suspensión semisólida, sobre una base grasa (como vaselina, manteca de coco, etc.), que permite un contacto prolongado con la medicación, que se aplica sobre la piel limpia y seca, y se extiende con un aplicador (depresor lingual) o con guantes, y después, puede cubrirse la zona con un apósito para evitar que el paciente se la retire involuntariamente y que se emplea en aplicaciones dermatológicas, oftálmicas y vaginales, nos referimos a:

A. Una pasta.
B. Una crema.
C. Una pomada.
D. Una loción.

23. La OMS define farmacovigilancia como:

A. La ciencia y las actividades relativas a la detección, evaluación, comprensión y prevención de los efectos adversos de los medicamentos o cualquier otro problema relacionado con ellos.
B. Control y almacenamiento de los medicamentos.
C. Investigación sobre el uso y consumo de ciertos fármacos restringidos.
D. Todas son falsas.

24. Entre las zonas más adecuadas para la administración subcutánea de medicamentos no están:

A. Dorso de la mano.
B. Tercio medio de la cara externa del brazo.
C. Cara anterior del abdomen.
D. Zona escapular.

25. Si nos referimos a la medicación por vía rectal, es cierto que:

A. El principal inconveniente de la vía rectal reside en que la absorción del medicamento es errática, menos fiable y, a veces, nula.
B. Se usa para medicamentos que irritan la mucosa gástrica.
C. Se utiliza si el paciente es incapaz de ingerir la medicación por vía oral.
D. Todas las anteriores.

1. La respuesta correcta es la A.

Los fármacos pueden administrarse por varias vías. Se pueden ingerir (vía oral) o inyectar en una vena (vía intravenosa), en un músculo (vía intramuscular) o debajo de la piel (vía subcutánea). Se pueden colocar debajo de la lengua (vía sublingual), introducir en el recto (vía rectal), instilar en el ojo (vía ocular), vaporizar en las fosas nasales (vía nasal) o en la boca (inhalación) o bien aplicar sobre la piel con efecto local (tópico) o sistémico (transdérmico).

2. La respuesta correcta es la B.

Cada uno de los fármacos patentados posee, como mínimo, tres nombres: un nombre químico, un nombre genérico (sin patente) y un nombre comercial (patentado o registrado).
El nombre químico describe la estructura atómica o molecular del fármaco, pero por lo general es demasiado complicado para su uso corriente, exceptuando algunos fármacos simples e inorgánicos, como el bicarbonato sódico. Un organismo oficial asigna el nombre genérico y la compañía farmacéutica productora del fármaco, el comercial. El nombre elegido será único, corto y fácil de recordar. Por esta razón, a veces los nombres comerciales vinculan el fármaco con el uso para el cual está destinado.

3. La respuesta correcta es la D.

La farmacodinamia estudia cuál es la acción de los medicamentos en el organismo y la farmacocinética estudia cómo influye el organismo en los medicamentos. La farmacodinamia estudia la función del fármaco ⊠aliviar el dolor, bajar la presión arterial o reducir los valores de colesterol en el plasma⊠ y describe dónde y cómo se ejerce este mecanismo en el cuerpo humano.

4. La respuesta correcta es la B.

Los fármacos sólo afectan el ritmo de las funciones biológicas sin cambiar la naturaleza básica de los procesos existentes ni crear nuevas funciones. Así, los fármacos pueden acelerar o retardar las reacciones bioquímicas del organismo, que provocan la contracción muscular; la regulación del volumen de agua y la retención o eliminación de las sales del cuerpo por parte de las células renales; la secreción glandular de sustancias (ácidos gástricos o insulina) y la transmisión nerviosa. La eficacia de la acción depende, en general, de cómo responden los procesos a los cuales el fármaco está dirigido.
Los fármacos pueden alterar el ritmo de los procesos biológicos existentes. Por ejemplo, algunos antiepilépticos reducen las convulsiones al enviar una orden al cerebro para retrasar la producción de ciertas sustancias químicas, pero los fármacos no pueden recuperar sistemas que han sufrido lesiones irreparables. La acción de los fármacos tiene, por tanto, una limitación fundamental.

5. La respuesta correcta es la C.

Cada uno de nosotros responde de manera diferente a los fármacos. Para obtener el mismo efecto, una persona robusta necesita, en general, más cantidad de un mismo fármaco que una delgada. El metabolismo de los fármacos en los recién nacidos y en las personas mayores es más lento que en los niños y los jóvenes. Los individuos que padecen una afección renal o hepática tienen más dificultad para eliminar los fármacos ingeridos.
La dosis media o estándar de cada fármaco nuevo se determina mediante ensayos clínicos con animales y tratamientos de prueba con seres humanos.

6. La respuesta correcta es la C.

Por vía intravenosa se administran fármacos mediante la corriente sanguínea. Es muy rápida. Por eso es la vía de elección en las urgencias. Permite administrar grandes cantidades de líquido y obtener concentraciones plasmáticas altas y precisas. Sin embargo, presenta una serie de problemas al requerir cierto instrumental, esterilización, el hecho de que no todo el mundo está prepa-

rado para tomar un fármaco por esta vía, se aumentan los efectos indeseables, existe más posibilidad de infecciones, así como de embolias vasculares y cuadros alérgicos.
La vía intramuscular, al estar normalmente el músculo muy bien vascularizado, va a permitir una gran absorción. Es muy rápida (más que la oral). También presenta problemas porque va a requerir un instrumental estéril, la técnica es dolorosa, pueden producirse lesiones e infecciones. Además, en este caso siempre existe el riesgo de administración intravenosa errónea.
La vía subcutánea implica la inyección de un fármaco por debajo de la piel sin llegar al músculo. Es bastante empleada. No se pueden administrar grandes cantidades de medicamento, pueden aparecer infecciones, es dolorosa en función de la cantidad de lo administrado, la absorción es menos precisa y muy lenta, y también existe riesgo de administración intravenosa errónea.
La vía oral es la vía fisiológica, la más común, cómoda y barata. El individuo tiene que estar consciente y es capaz de ingerir la medicación de forma voluntaria. No se puede utilizar cuando existen vómitos y el fármaco no puede ser irritante para la mucosa digestiva. El fármaco se va a absorber bien, si es ácido, en el estómago y, si es básico, en el intestino delgado.
Otras vías son: intratecal y epidural, intraarterial, intracardíaca, uretral, vaginal, conjuntival, intraarticular e intranasal.

7. La respuesta correcta es la B.

Los medicamentos de venta libre son aquellos medicamentos que se distribuyen libremente en las farmacias sin necesidad de receta o prescripción médica. Se suelen clasificar en dos categorías: las especialidades farmacológicas publicitarias (EFP) se corresponden con medicamentos publicitados en los medios de comunicación de masas como, por ejemplo, la televisión. Los productos OTC *(over the counter)* son fármacos destinados al alivio, tratamiento o prevención de afecciones menores, con los cuales se posee una amplia experiencia de uso y han sido expresamente autorizados como tales.
Los medicamentos con receta médica son aquellos medicamentos recetados por un médico para el tratamiento de una enfermedad o síntoma en concreto.

8. La respuesta correcta es la D.

Cuando se toman, al mismo tiempo, dos o más fármacos, la interacción entre éstos puede ser positiva o negativa. Si bien es posible que una terapia combinada sea más efectiva en el tratamiento de un proceso, también es posible que se incrementen el número o la gravedad de los efectos secundarios (reacciones adversas). Las interacciones medicamentosas pueden ocurrir entre fármacos que requieren prescripción médica o no. Por eso, cuando alguien recibe atención por parte de más de un facultativo, debe informar a cada uno de ellos sobre los fármacos que está tomando. También es importante consultar con el farmacéutico al adquirir fármacos de venta sin receta (p. ej., laxantes, antiácidos y remedios contra el resfriado y la tos), particularmente si se están tomando fármacos prescritos por un médico.
El riesgo de una interacción entre fármacos depende del número de fármacos que se tomen, de la tendencia de algunos de ellos a la interacción y de la cantidad ingerida. Muchas interacciones se descubren durante el tratamiento de prueba con un fármaco. Se puede reducir la incidencia de problemas graves si los médicos, los farmacéuticos y demás personal sanitario mantienen una información actualizada sobre la interacción entre fármacos.

9. La respuesta correcta es la A.

La conservación adecuada de los medicamentos es fundamental para que puedan mantener su actividad farmacológica de la forma esperada. Por tanto, no pueden guardarse en cualquier sitio, sino que debe procurarse mantenerlos en lugares secos y frescos. No es aconsejable, por ejemplo, guardarlos en el baño o en la cocina, donde seguramente deberán soportar mayor humedad y cambios de temperatura; tampoco en lugares que estén al alcance de los niños ni bajo cualquier foco directo de luz o calor. Generalmente, los medicamentos pueden ser mantenidos a temperatura ambiente, salvo aquellos que requieran condiciones especiales de conservación.

Los medicamentos termolábiles deben conservarse en nevera, entre 2 y 8 °C. Algunos ejemplos son las insulinas, las vacunas, determinados colirios, algunos antibióticos y otros. En las especialidades farmacéuticas de conservación en nevera, es muy importante que no se rompa la cadena del frío desde su fabricación hasta el momento de su administración al paciente para garantizar la idoneidad del preparado.

10. La respuesta correcta es la D.

El diagnóstico hospitalario requiere receta de especialista y visado de inspección.

11. La respuesta correcta es la C.

No todos los efectos secundarios de los diuréticos aparecen en la siguiente enumeración, tan sólo los más conocidos: debilidad, calambres, sarpullido, mayor sensibilidad a la luz del sol (con diuréticos tiacídicos), vómitos, diarrea, retortijones, mareos y dolor en las articulaciones.

12. La respuesta correcta es la B.

Las tiacidas bloquean la reabsorción de Na en la porción inicial del túbulo distal en el segmento de dilución cortical. Todas las tiacidas tienen un mecanismo semejante y una potencia similar. Únicamente difieren en la duración del efecto y, por tanto, en los efectos secundarios. Los diuréticos tiacídicos son eficaces para tratar la hipertensión porque reducen la cantidad de sodio y líquido en el organismo. Los tiacídicos son la única clase de diuréticos que dilatan (ensanchan) los vasos sanguíneos, lo cual también ayuda a reducir la presión arterial.

13. La respuesta correcta es la A.

Según la OMS, se define una reacción adversa a medicamentos (RAM) como aquel efecto perjudicial o indeseado no intencionado que aparece con las dosis habitualmente utilizadas para la profilaxis, diagnóstico o tratamiento.

14. La respuesta correcta es la D.

Los analgésicos se utilizan para disminuir inflamación, bajar fiebre y controlar el dolor musculoesquelético o visceral. Las sustancias más comunes son el ácido acetilsalicílico, paracetamol, ibuprofeno y naproxeno aunque algunos más fuertes incluyen compuestos químicos que proceden del opio (morfina y codeína). Entre los efectos secundarios más comunes aparecen diversos trastornos digestivos, ante todo porque se altera el equilibrio de los ácidos digestivos y se favorece la irritación de las mucosas: irritación gástrica o estomacal, hemorragias intestinales, vómitos, náuseas, diarrea, ardor, inapetencia, estreñimiento, dolor abdominal, erupciones cutáneas, urticaria, mala coagulación, etc.

15. La respuesta correcta es la A.

Los antidepresivos se utilizan en pacientes con depresión, aunque los más empleados son los denominados de tercera generación, como fluoxetina, paroxetina, así como los tricíclicos: amitriptilina y amineptina. Presentan efectos secundarios que se deben, en gran medida, a su acción en el sistema nervioso: cambios de conducta, insomnio, somnolencia, nerviosismo, estreñimiento, sequedad de boca, visión borrosa, disfunción sexual, hipotensión ortostática, alteración en el ritmo cardíaco, cambios en el apetito, etc.

16. La respuesta correcta es la B.

Las reacciones predecibles representan el 80% de los efectos adversos, son dependientes de la dosis y están relacionadas con acciones farmacológicas del medicamento (sobredosis, efecto colateral, efecto secundario e interacción con otros fármacos).

Las reacciones impredecibles son independientes de la dosis, no están relacionadas con las acciones farmacológicas del medicamento y están ligadas a factores dependientes del paciente ya que ocurren en individuos con sensibilidad inmunológica o susceptibles por diferencias genéticas. Se dividen en:

Intolerancia: disminución del umbral de acción farmacológica del medicamento.

Idiosincrasia: está genéticamente determinada y consiste en una reacción anormal al fármaco por presentar una deficiencia enzimática o anomalías en el metabolismo del medicamento.

Reacción de hipersensibilidad: es una respuesta anormal frente un medicamento producido por un mecanismo inmunológico.

Reacción seudoalérgica o anafilactoide: Clínicamente es indistinguible de las reacciones alérgicas, pero está producida por un mecanismo no inmunológico, por liberación inespecífica de histamina y otros mediadores.

17. La respuesta correcta es la D.

Los medicamentos pueden producir reacciones alérgicas, como asma, neumonitis por hipersensibilidad o neumonía eosinofílica, hemorragia alveolar, bronquitis, lupus eritematoso, enfermedad pulmonar granulomatosa, inflamación alveolar, insuficiencia pulmonar, vasculitis pulmonar, edema pulmonar, derrame pleural, fibrosis intersticial, etc.

18. La respuesta correcta es la B.

En la administración sublingual de medicamentos, éstos permanecen debajo de la lengua hasta que se deshacen. Por lo general, son medicamentos vasodilatadores coronarios en los cuales se busca un efecto general. Puesto que la mucosa sublingual está muy vascularizada, la absorción es rápida y el efecto también. Se administran por esta vía para que la dosis sea mínima y efectiva, en vez de utilizar la vía intravenosa.

19. La respuesta correcta es la A.

Los comprimidos tienen distintas formas, tamaños y colores. Pueden tener una ranura central para facilitar su división. Algunos están rodeados de una cubierta que protege el principio activo de la luz y evita la irritación de la mucosa gástrica. Las cápsulas son de distintos tamaños y colores. Son cubiertas cilíndricas que en su interior contienen polvo, gránulos, aceites, etc. La cubierta suele ser de gelatina y, al entrar en contacto con el jugo gástrico, se deshace para liberar el fármaco. El fármaco interior puede estar cubierto para proporcionar una liberación prolongada del principio activo. Las grageas son píldoras recubiertas de una capa de azúcar para evitar la oxidación de los cuerpos que llevan en su interior y para impedir el mal sabor.

20. La respuesta correcta es la B.

Las normas para la correcta administración de los medicamentos incluyen: administrar el medicamento correcto, identificar el medicamento y comprobar su fecha de caducidad. Hay que comprobar el nombre de la especialidad al preparar el medicamento –si existe alguna duda, no debe administrarse y hay que consultar–. Se desechará cualquier especialidad farmacéutica que no esté correctamente identificada. Debe administrarse el medicamento al paciente indicado, comprobando su identidad. Hay que administrar la dosis correcta y, siempre que una dosis prescrita parezca inadecuada, hay que comprobarla de nuevo. Debe administrarse el medicamento por la vía correcta y, si la vía de administración no aparece en la prescripción, debe consultarse. Hay que administrar el medicamento a la hora correcta y comprobar el aspecto del medicamento antes de administrarlo, prestando especial atención a la administración de antibióticos, antineoplásicos y aquellos medicamentos que exijan un intervalo de dosificación estricto. Deben registrarse todos los medicamentos firmando lo antes posible la administración del medicamento. Si por alguna razón no se administra un medicamento, hay que registrarlo en la hoja de evolución de enfermería, especificando el motivo. Cuando se administre un medicamento «según necesidades», debe anotarse el motivo de la administración. No hay que olvidar nunca la responsabilidad legal. Debe informarse e instruir al paciente sobre los medicamentos que está recibiendo y comprobar que el paciente no toma ningún medicamento ajeno a los prescritos. Ha que investigar si el paciente padece alergias y descartar interacciones farmacológicas, y finalmente y no por ello menos importante, antes de preparar y administrar un medicamento, debe realizarse lavado de manos.

21. La respuesta correcta es la B.

Un vial es un recipiente de vidrio, con un tapón de goma protegido por otro metálico que se puede retirar fácilmente. Puede contener líquido o polvo. Si se trata de polvo, para conseguir la restitución del fármaco, se introduce el disolvente dentro del vial, mediante una jeringa y la aguja. Después se carga en la jeringa para su administración y se realiza ésta con una aguja nueva.

22. La respuesta correcta es la C.

La pomada es una suspensión semisólida, sobre una base grasa (como vaselina, manteca de coco, etc.), que permite un contacto prolongado con la medicación. Se aplica sobre la piel limpia y seca, y se extiende con un aplicador o con guantes. Después, puede cubrirse la zona con un apósito para evitar que el paciente se la retire involuntariamente. Se emplea en aplicaciones dermatológicas, oftálmicas y vaginales.
La pasta es una mezcla consistente de polvo y pomada. Proporciona una película protectora, que penetra en la piel menos que la pomada y se aplica de la misma forma.
La loción es una suspensión de polvo insoluble en agua o una emulsión. Deja sobre la piel una película protectora, de efecto suavizante y refrescante. Se aplica sobre la piel limpia y seca, extendiéndola con una gasa o con las manos, masajeando la zona, preferiblemente sin guantes.
La crema es una emulsión semisólida de aceites u otra sustancia grasa y agua. Se aplica igual que la loción.

23. La respuesta correcta es la A.

Para prevenir o reducir los efectos nocivos para el paciente y mejorar así la salud pública, es fundamental contar con mecanismos para evaluar y controlar el nivel de seguridad que ofrece el uso clínico de los medicamentos, lo que en la práctica implica tener en marcha un sistema bien organizado de farmacovigilancia. La farmacovigilancia es un elemento clave para que los sistemas de reglamentación farmacéutica, la práctica clínica y los programas de salud pública resulten eficaces. Por esta razón, es fundamental controlar la eficacia y seguridad que presentan en condiciones reales una vez que se han puesto a la venta los tratamientos nuevos y aún poco contrastados desde el punto de vista médico.

24. La respuesta correcta es la A.

Entre las zonas más adecuadas para la administración subcutánea de medicamentos están el tercio medio de la cara externa del muslo, el tercio medio de la cara externa del brazo, la cara anterior del abdomen y la zona superior de la espalda (escapular). Otros lugares que también se contemplan son el flanco del abdomen, la cresta ilíaca y la zona superior y lateral de la nalga.

25. La respuesta correcta es la D.

La vía rectal es especialmente útil en las siguientes situaciones: paciente incapaz de ingerir la medicación por vía oral, medicamentos que irritan la mucosa gástrica, medicamentos que son destruidos por el jugo gástrico o por las enzimas digestivas, medicamentos que por su sabor o su olor son intolerables por vía oral. El principal inconveniente de la vía rectal reside en el hecho de que la absorción del medicamento es errática, menos fiable y, a veces, nula. Existen muchos ejemplos de medicamentos que se pueden administrar como supositorios: analgésicos (opioides y no opioides), antitérmicos, antieméticos, laxantes, etc.

Área temática 7

Enfermería clínica

Tema 24

Valoración y cuidados de enfermería a personas con problemas neurológicos: accidente cerebrovascular o epilepsia. Otros problemas del sistema nervioso. Procedimientos y técnicas de enfermería

1. Respecto de las presentaciones clínicas de los ACV y las zonas de afección o territorios vasculares, uno de los siguientes binomios es falso:

A. Síndrome del robo de la subclavia-territorio vertebrobasilar.
B. Hemiparesia atáxica-síndrome lagunar.
C. Síndrome completo de la arteria cerebral media-territorio vascular carotídeo.
D. Síndrome de la arteria cerebral anterior-territorio vertebrobasilar.

2. Entre los siguientes, uno es un marcador de riesgo de padecer ictus:

A. Tabaquismo.
B. Diabetes mellitus.
C. Edad.
D. HTA.

3. Uno de los siguientes cuadros no corresponde a ningún tipo de ictus según el perfil clínico:

A. Déficit neurológico isquémico reversible.
B. Accidente isquémico total.
C. Ictus vascular progresivo o en evolución.
D. Ictus vascular establecido o completo.

4. Para el diagnóstico del ictus en urgencias es necesario realizar una serie de pruebas imprescindibles. Una de las siguientes no corresponde a este tipo de pruebas:

A. Radiografía de tórax.
B. EEG.
C. Estudio analítico básico.
D. ECG.

5. Dentro del tratamiento específico de la hemorragia subaracnoidea (HSA) una de las siguientes estrategias no es correcta:

A. Prevención del sangrado.
B. Tratamiento de la vasodilatación.
C. Tratamiento de complicaciones del tipo de hidrocefalia y crisis comiciales, entre otras.
D. Tratamiento del vasoespasmo.

6. Una de las siguientes no se considera medida general indicada en la hemorragia subaracnoidea (HSA):

A. Sedación.
B. Reposo.
C. Evitar maniobra de Valsalva.
D. Monitorizar el nivel de conciencia.

7. Una de las siguientes se considera la causa más frecuente de demencia en los pacientes de edad avanzada:

A. Arteriosclerosis cerebral.
B. Depresión.
C. Enfermedad de Alzheimer.
D. Isquemia.

8. En la valoración neurológica, el resultado que debe tomarse en cuenta debe ser:

A. La mejor respuesta que produzca en el paciente en cualquiera de los lados.
B. La peor respuesta que produzca en el paciente en cualquiera de los lados.
C. La media de las respuestas del paciente en ambos lados.
D. La peor respuesta que produzca en el paciente y si hay diferencia en los dos lados.

9. Para realizar la valoración neurológica, se emplea un instrumento de los siguientes:

A. CGS.
B. GCS.
C. Babinsky.
D. Barthel.

10. En el tratamiento de los ACV y, concretamente, en la sueroterapia que debe perfundirse, una de las siguientes opciones no es recomendable en este tipo de pacientes:

A. Suero fisiológico.
B. Suero salino.
C. Lactato de Ringer.
D. Suero glucosado.

11. Entre las causas que pueden provocar la enfermedad cerebrovascular no encontramos:

A. Oclusión de un vaso por un émbolo.
B. Alteración por defecto de la viscosidad sanguínea.
C. Rotura de vaso sanguíneo.
D. Alteraciones en el tiempo de protrombina.

12. En el manejo del hematoma en una situación de urgencia, una de las siguientes opciones no es correcta:

A. Se deben tomar precauciones para evitar aspiraciones.
B. Ante sospecha de edema se deben aplicar medidas antiedema.
C. El manejo es diferente al de la isquemia cerebral focal.
D. El tratamiento quirúrgico es de elección en tumores de tamaño medio, curso progresivo, accesibles y el paciente no está en coma.

13. En los cuidados de enfermería en los pacientes neurológicos no corresponde:

A. Es fundamental el apoyo a la familia.
B. Hay que valorar el impacto de la enfermedad en la familia.
C. Se debe establecer un proceso de aprendizaje únicamente con el paciente para que aprenda a vivir con su nueva situación.
D. Debemos valorar, además, la respuesta de la familia a la situación de crisis.

14. En la hemorragia cerebelosa, los síntomas que aparecen incluyen todos los síntomas y signos siguientes, excepto uno:

A. Hipertensión craneal.
B. Ataxia.
C. Tartamudeo.
D. Náuseas y vómitos.

15. Indica cuál de las siguientes no sería una medida general de soporte que deba aplicarse en los ictus graves:

A. Oxigenación.
B. Aporte hidroelectrolítico.
C. Control de la TA.
D. Todas son medidas de soporte que deben aplicarse en ictus graves.

16. Sobre los ictus establecidos, una de las siguientes es correcta:

A. La TC es la prueba diagnóstica de elección para detectar todo tipo de infarto.
B. Este tipo de ictus es el verdadero infarto.
C. La RM es más sensible y detecta infartos a partir de 3 h.
D. Todas son verdaderas.

17. Uno de los siguientes no es un tipo de cuadro clínico incluido en los hematomas:

A. Hemorragia talámica.
B. Hemorragia cerebelosa.
C. Microaneurismas de Charcot.
D. Hemorragia putaminal.

18. En el tratamiento de las hemorragias subaracnoideas:

A. El paciente permanecerá en reposo absoluto durante 1 semana.
B. Se debe hacer prevención del resangrado.
C. Debemos administrar sedación al paciente.
D. El paciente permanecerá con la cama elevada 45°.

19. Uno de los siguientes es un diagnóstico NANDA en el ACV:

A. Perfusión tisular inefectiva: cerebral.
B. Perfusión tisular inefectiva.
C. Perfusión tisular inefectiva: general.
D. Perfusión tisular efectiva: cerebral.

20. Una de las siguientes no sería una medida que deba adoptarse ante la sospecha de ictus:

A. Mantener dieta absoluta.
B. Reposición hidroelectrolítica con suero hipertónico.
C. Prevenir la úlcera por estrés.
D. No emplear benzodiazepinas.

21. ¿Qué parámetro no se valora en la escala de coma de Glasgow?

A. Apertura ocular.
B. Función pupilar.
C. Respuesta verbal.
D. Respuesta motora.

22. En el AIT (ataque isquémico transitorio), una de las siguientes afirmaciones no es correcta:

A. Se trata de un problema agudo y transitorio.
B. Los síntomas desaparecen durante las primeras 48 h.
C. El origen es isquémico.
D. Las lesiones cerebrales aparecen pasada la primera hora de inicio del cuadro.

23. Denominamos ictus en progresión a:

A. Aquellos episodios que no han concluido totalmente.
B. Aquellos episodios que no han evolucionado totalmente.
C. Aquellos episodios que no han curado totalmente.
D. Ninguna es correcta.

24. El origen de émbolos cerebrales más importante es:

A. Pulmonar.
B. Cerebral.
C. Cardíaco.
D. Periférico.

25. Al valorar a un paciente en decúbito supino, si al intentar incorporarlo actuando sobre el occipucio se produce flexión de las rodillas, estamos valorando:

A. Signo de Kernig.
B. Signo de Brudzinski.
C. Signos de irritación meníngea.
D. b y c son correctas.

1. La respuesta correcta es la D.

Las presentaciones clínicas de los ACV pueden provocar síndromes clínicos que nos permiten diferenciar el territorio vascular afectado. Son de interés los siguientes territorios: carotídeo y vertebrobasilar.
En cuanto al carotídeo, los principales síndromes de isquemia cerebral focal en este territorio son: síndrome superficial de la arteria cerebral media, síndrome profundo de la arteria cerebral media, síndrome completo de la arteria cerebral media y síndrome de la arteria cerebral anterior.
En cuanto al vertebrobasilar, los principales síndromes de isquemia cerebral focal en este territorio son: síndrome de la arteria cerebral posterior, síndrome lateral del bulbo o de Wallenberg, síndrome del cautiverio o del *locked-in* y síndrome del robo de la subclavia.
En cuanto a los síndromes lagunares, los principales son la hemiparesia motora pura y el hemisíndrome sensitivo puro y la hemiparesia atáxica.

2. La respuesta correcta es la C.

Los factores de riesgo de padecer enfermedad vascular cerebral son: HTA, tabaquismo, dislipemias y diabetes mellitus. Los marcadores de riesgo de padecer enfermedad vascular cerebral son: ser hombre, tener edad avanzada y ser de raza negra.

3. La respuesta correcta es la B.

Según el perfil clínico, los ictus se clasifican en:
- Ataque isquémico transitorio, isquemia cerebral transitoria o accidente isquémico transitorio (AIT).
- Déficit neurológico isquémico reversible (RIND).
- Ictus vascular establecido o completo.
- Ictus vascular progresivo o en evolución.

4. La respuesta correcta es la B.

Para realizar el diagnóstico del ictus en urgencias, se debe realizar a los pacientes las siguientes pruebas: estudio analítico básico, estudio radiológico de tórax y electrocardiograma. El electroencefalograma se emplea para diagnosticar ictus transitorio e ictus con residuo mínimo y no se realiza en urgencias.

5. La respuesta correcta es la B.

El tratamiento específico de la hemorragia subaracnoidea (HSA) consiste en:

- Prevención del resangrado (si la hemorragia subaracnoidea es por rotura de un aneurisma, se recomienda el uso de antifibrinolíticos).
- Tratamiento del vasoespasmo: aumentando el gasto cardíaco, mantenimiento de una tensión arterial suficientemente elevada (vasopresores) o aumento del volumen intravascular (hemoderivados o perfusión intravenosa).
- Tratamiento específico de las complicaciones que surjan (hidrocefalia, crisis comiciales, etc.).

6. La respuesta correcta es la A.

En el tratamiento de la hemorragia subaracnoidea (HSA) y, en concreto, las medidas generales indicadas encontramos:

- Reposo absoluto durante 3 o 4 semanas.
- No debe sedarse al paciente para no enmascarar una alteración del nivel de conciencia.
- Control de tensión arterial y del resto de constantes vitales. Hay que realizar equilibrio hidroelectrolítico (especialmente, la hiponatremia) y vigilar el nivel de conciencia.
- Cama elevada 30°.
- Entorno oscuro y sin ruidos.
- Debe evitarse la maniobra de Valsalva (hay que prevenir el estreñimiento, la tos, el dolor y los esfuerzos físicos).

7. La respuesta correcta es la C.

La causa más frecuente de demencia en los pacientes de edad avanzada es la enfermedad de Alzheimer aunque se piense que las demencias seniles son secundarias, en la mayor parte de los casos, a la arteriosclerosis cerebral.

8. La respuesta correcta es la D.

En la exploración y valoración neurológicas debemos hacer constar la peor respuesta obtenida y si existen diferencias entre ambos lados.

9. La respuesta correcta es la A.

El CGS es el Coma Glasgow Score o la escala de coma de Glasgow y se trata de una escala de valoración neurológica «rápida». Desde el punto de vista formal es una escala o instrumento de valoración del nivel de conciencia que, junto con otras, sirve para valorar ampliamente el estado neurológico.

10. La respuesta correcta es la D.

En los cuidados de los pacientes con ACV se debe realizar control hidroelectrolítico y administrar líquidos intravenosos, excepto suero glucosado, porque aumenta el edema cerebral.

11. La respuesta correcta es la B.

La enfermedad cerebrovascular se produce como consecuencia de una lesión primaria de la pared vascular que produzca una obstrucción o rotura del vaso, alteración de la viscosidad sanguínea, alteración de la coagulación y oclusión del vaso por un émbolo. La alteración de la viscosidad es por exceso, no por defecto.

12. La respuesta correcta es la C.

El manejo del hematoma en el área de urgencias es similar al de la isquemia cerebral focal. Además, se deben contemplar las siguientes medidas generales: oxigenación, aporte hídrico, control de la tensión arterial y precauciones para evitar la aspiración. Cuando se sospecha edema cerebral, se utilizan medidas antiedema, restricción de líquidos y soluciones hiperosmóticas y corticoides. En cuanto al tratamiento quirúrgico está indicado en los tumores de tamaño medio, de curso progresivo, con localización accesible y en pacientes no comatosos.

13. La respuesta correcta es la C.

En los cuidados de enfermería en los pacientes neurológicos se debe dar apoyo a la familia, valorar el impacto de la enfermedad en ésta y la respuesta a la situación de crisis y plantearse un proceso de aprendizaje tanto para la familia como para el paciente. El proceso de aprendizaje es para el paciente y la familia, fundamental para ambos.

14. La respuesta correcta es la C.

En la hemorragia cerebelosa aparecen signos de hipertensión craneal aguda y progresiva, cefalea, náuseas y vómitos, parálisis facial, ataxia en la marcha ipsolateral a la lesión y signos de compresión del tronco cerebral (trastornos conjugados de la visión, piramidalismo y vértigo), que pueden llegar al estupor y al coma.

15. La respuesta correcta es la D.

Las medidas generales de soporte de los ictus graves son: oxigenación, aporte hidroelectrolítico, control de la tensión arterial y del resto de constantes vitales, prevenir la insuficiencia cardíaca, evitar las aspiraciones (sonda nasogástrica), prevenir las tromboflebitis mediante la administración de heparina subcutánea, evitar las úlceras por presión y procurar la rehabilitación precoz.

16. La respuesta correcta es la D.

En los ictus establecidos, la TC excluye procesos expansivos y detecta las causas vasculares, y pone de manifiesto la totalidad de los hematomas. La RM es más sensible que la TC porque detecta infartos a partir de las 3 h. El ictus establecido o completo es el verdadero infarto.

17. La respuesta correcta es la C.

En los hematomas cerebrales encontramos, habitualmente, los siguientes cuadros clínicos: hemorragia putaminal, hemorragia talámica, hemorragia cerebelosa y hemorragia pontina o protuberancia anular. Los microaneurismas de Charcot no están incluidos.

18. La respuesta correcta es la B.

En el tratamiento de las hemorragias subaracnoideas existen unas medidas generales (reposo durante 3 o 4 semanas, no sedar al paciente, control de constantes vitales, realizar equilibrio hidroelectrolítico, vigilar nivel de conciencia, reposo en cama elevada 30º, entorno oscuro y sin ruidos y evitar maniobras de Valsalva) y unas medidas específicas (prevención del resangrado, tratamiento del vasoespasmo y tratamiento específico de las complicaciones que surjan). Lo correcto es la prevención del resangrado; el resto es incorrecto.

19. La respuesta correcta es la A.

En el ACV, el diagnóstico NANDA es perfusión tisular inefectiva: cerebral (00024) relacionado con interrupción del flujo arterial y reducción mecánica del flujo venoso o arterial y manifestado por anomalías del habla, cambios en las reacciones pupilares, debilidad o parálisis en las extremidades, alteración del estado mental, cambios en la respuesta motora y cambios comportamentales.

20. La respuesta correcta es la B.

Ante la sospecha de un ictus, se deben adoptar las siguientes medidas generales (en paciente estable): mantener dieta absoluta hasta valorar TC craneal, evitar la dieta absoluta más de 24 h, pasando a alimentación enteral por sonda nasogástrica o dieta blanda según tolerancia; control de constantes habituales por turno y control de diuresis, con la conveniente realización inicial de glucemia capilar en desayuno, comida y cena, y pauta de insulina rápida, si precisara, para mantener glucemia inferior a 150 mg/dl aunque el paciente no sea diabético previamente; reposo en cama incorporada 45°; medidas de mantenimiento de la vía aérea (oxigenoterapia, aspiración de secreciones, cánula de Guedel si presenta bajo nivel de conciencia y sonda nasogástrica si el paciente tiene vómitos repetidos con riesgo de aspiración o bajo nivel de conciencia); reposición hidrolectrolítica con sueros no hipotónicos (fisiológico) y evitando soluciones glucosadas; si el paciente tiene fiebre, investigar la causa y tratar la temperatura superior a 37,5 °C mediante paracetamol o metamizol; prevención de la hemorragia digestiva por estrés mediante pantoprazol; prevención de la enfermedad tromboembólica con el empleo de heparina de bajo peso molecular a dosis profiláctica y movilización precoz; medidas antiagitación y protección con barras laterales en la cama, haloperidol si precisara y no emplear benzodiazepinas; medidas antiescara basadas en cambios posturales frecuentes y movilización precoz; administración de vitamina B_1 si existe sospecha de alcoholismo o malnutrición y administrar la medicación habitual del paciente. La reposición hidroelectrolítica no puede ser con suero hipertónico.

21. La respuesta correcta es la B.

En la escala de coma de Glasgow se valoran tres parámetros: la apertura de ojos (cuatro situaciones y se valora del 1 al 4), la respuesta verbal (cinco situaciones y se valora del 1 al 5) y la respuesta motriz (seis situaciones y se valora del 1 al 6). No se valora la función pupilar.

22. La respuesta correcta es la B.

El ataque isquémico transitorio, isquemia cerebral transitoria o accidente isquémico transitorio (AIT) es una alteración aguda y transitoria. Los síntomas o el déficit que produce desaparecen antes de las primeras 24 h del comienzo, generalmente en minutos u horas. Generalmente, su duración es inferior a 1 h y, si supera este tiempo, se instauran lesiones isquémicas cerebrales. Su origen es isquémico.

23. La respuesta correcta es la D.

Llamamos ictus vascular progresivo o en evolución a aquellos episodios que evolucionan durante más de 24 h. La mayoría de los ictus se establecen en minutos o en 1 o 2 h, pero un porcentaje reducido progresa durante 6-12 h. Otros lo hacen en más horas o, incluso, de 1 a 3 días y serían los llamados progresivos.

24. La respuesta correcta es la C.

La fuente de émbolos cerebrales más importantes es la cardiogénica.

25. La respuesta correcta es la D.

Los signos meníngeos son signos de irritación meníngea. Son dos:

- El signo de Kernig: consiste en que el paciente encuentra resistencia para extender las rodillas, manteniendo la cadera flexionada.
- El signo de Brudzinski: al intentar incorporar al paciente en decúbito supino, actuando sobre el occipucio, se produce flexión de las rodillas.
- Por ello, son correctas b y c.

Valoración y cuidados de enfermería a personas con problemas respiratorios. Procedimientos de enfermería: oxigenoterapia y otras técnicas

1. ¿Cuál de los siguientes síntomas es el más habitual en las alteraciones respiratorias?

A. Dolor.
B. Tos.
C. Secreciones.
D. Cianosis.

2. ¿Cuántos grados de disnea existen?

A. 2.
B. 3.
C. 4.
D. 5.

3. Denominamos acropaquia a:

A. Agrandamiento indoloro e insensible de las falanges terminales de los dedos de las manos y de los pies que normalmente son bilaterales.
B. Engrosamiento de la carne que se encuentra por debajo de la uña de los dedos de manos y pies.
C. Dedos en palillos de tambor.
D. Todas son correctas.

4. La respiración caracterizada por períodos alternantes de apnea y hiperapnea, generalmente, en 1 min, recibe el nombre de:

A. Cheyne-Stokes.
B. Kussmaul.
C. Seitz.
D. Tiraje.

5. Llamamos respiración de Kussmaul a:

A. Variedad de soplo bronquial que consiste en un ruido inspiratorio que comienza como soplo y termina como cavernoso o anfórico.
B. Respiración rítmica, muy profunda, con una frecuencia normal o reducida asociada con una grave cetoacidosis diabética o con un coma renal.
C. Respiración característica de la bronconeumonía infantil, en la cual la pausa sobreviene después de la inspiración y la espiración, más corta, comienza, al parecer, el acto respiratorio.
D. Ninguna es correcta.

6. El sonido silbante y agudo durante la respiración que ocurre cuando el aire fluye a través de las vías respiratorias estrechas define a:

A. Estertor.
B. Sibilancia.
C. Soplo.
D. Roce.

7. El soplo pleural se debe a:

A. La existencia de aire en el espacio pleural.
B. La existencia de líquido en el espacio pleural.
C. La existencia de aire y líquido en el espacio pleural.
D. Ninguna es correcta.

8. Uno de los siguientes no es un volumen que mide la espirometría:

A. Volumen normal.
B. Capacidad vital.
C. Capacidad de reserva espiratoria.
D. Capacidad de reserva inspiratoria.

9. La cantidad de aire que puede ser inhalado tras una espiración normal y su disminución nos pone sobre la pista de una enfermedad restrictiva, que recibe el nombre de:

A. Capacidad vital forzada.
B. Volumen residual.
C. Capacidad inspiratoria.
D. Volumen de reserva inspiratorio.

10. Sobre la neumonía extrahospitalaria, una de las siguientes afirmaciones no es correcta:

A. Es la adquirida posteriormente a un ingreso hospitalario.
B. Su incidencia es más elevada en mayores de 60 años.
C. La presentación clínica es tos productiva, disnea, estertores, fiebre y dolor torácico.
D. Puede ser resultado de una aspiración de secreciones procedentes de la orofaringe.

11. Dentro de la EPOC no se encuentra:

A. Bronquitis.
B. Enfisema.
C. Asma.
D. Bronquiectasia.

12. Las siguientes manifestaciones clínicas, como disnea de esfuerzo espiratorio, aspecto sonrosado y delgado, empleo de musculatura accesoria, tórax en tonel, tos y expectoración mucosa, corresponden a:

A. Bronquitis.
B. Asma.
C. Bronquiectasia.
D. Enfisema.

13. La imagen de vías de tranvía o hipertrofia de las paredes bronquiales es propia de:

A. Cáncer de pulmón.
B. Enfisema.
C. Bronquitis.
D. Asma.

14. En las intervenciones de enfermería en la EPOC, una de las siguientes afirmaciones no corresponde:

A. Dejar de fumar.
B. No modificar el patrón respiratorio y seguir con el habitual para evitar complicaciones.
C. Mantener la higiene ambiental.
D. Administrar oxígeno.

15. La herramienta que valora el grado de dependencia al tabaco se llam a:

A. Test de Coombs.
B. Test de Fageströn.
C. Técnica de Ziehl.
D. Test de Richmond.

16. En los cuidados de enfermería en el paciente asmático, una de las siguientes opciones es cierta:

A. Valorar el grado de ansiedad que produce la enfermedad.
B. Evitar los salicilatos y los AINE.
C. Comprobar la tolerancia física.
D. Todas son correctas.

17. Sobre el síndrome de apnea del sueño, una de las siguientes opciones no corresponde:

A. Puede ser la causante de accidentes de tráfico porque cursa con somnolencia.
B. Se trata del cese continuado del flujo de aire en la boca o en la nariz durante el sueño.
C. El tratamiento es el uso de la CPAP.
D. El diagnóstico se realiza mediante un estudio polisomnográfico.

18. La traqueostomía es:

A. Canalización de un orificio en la tráquea mediante una cánula.
B. Intervención quirúrgica cuya finalidad es la de realizar una incisión en la tráquea para crear una apertura de ésta hacia el exterior.
C. a y b son correctas.
D. a y b son falsas.

19. Entre las ventajas de la traqueostomía se encuentra:

A. Facilita la limpieza de la boca.
B. Impide la fonación.
C. Evitamos las vías centrales y los riesgos aparejados a éstas.
D. Todas las anteriores son ventajas.

20. Sobre la insuficiencia respiratoria, una de las siguientes opciones es cierta:

A. Su diagnóstico se realiza por la gasometría, entre otras.
B. La de tipo agudo se presenta de forma brusca y requiere intervención urgente.
C. Cuando se produce retención de ácido carbónico, hablamos de hipercápnicas.
D. Todas son correctas.

21. Calificamos hemoptisis grave a:

A. Pérdidas superiores a 125 ml/día.
B. Pérdidas superiores a 140 ml/día.
C. Pérdidas superiores a 160 ml/día.
D. Pérdidas superiores a 500 ml/día.

22. Entre los riesgos de la administración de oxígeno no se encuentra:

A. La citotoxicidad.
B. La intoxicación.
C. La habituación y dependencia.
D. Supresión del estímulo hipóxico.

23. Respecto al drenaje postural:

A. El paciente debe estar cómodo y sobre almohadas.
B. Cuanto más superiores se encuentren las secreciones, más inclinado deberemos colocar al paciente.
C. El individuo debe inhalar de forma brusca y exhalar lentamente para facilitar el movimiento de secreciones.
D. Se debe realizar cada 4 h y preferiblemente por la noche.

24. Sobre la aspiración de secreciones:

A. No existe contraindicación ni límites en su uso porque es inocua.
B. Se debe preoxigenar al paciente antes de comenzar a aspirar.
C. Se debe aprovechar el aspirado e intentar que cada sesión sea lo más larga que el paciente tolere.
D. No se trata de una técnica aséptica.

25. La maniobra en que comprobamos el riego arterial colateral en la zona distal recibe el nombre de:

A. Test de Silverman.
B. Test de Allen.
C. Maniobra de Heimlich.
D. SOAPE.

1. La respuesta correcta es la B.

La tos es el síntoma más habitual en las alteraciones respiratorias. Se trata de un mecanismo de defensa del árbol respiratorio y su objetivo es la limpieza del árbol bronquial en situaciones patológicas. Además, resulta ser el síntoma más inespecífico por la multicausalidad de su aparición o debe ser tratado médicamente porque puede causar otros problemas.

2. La respuesta correcta es la C.

La disnea se diferencia en cuatro grados: la disnea de grado I aparece en la realización de grandes esfuerzos, la disnea de grado II aparece cuando se hacen esfuerzos considerados como medianos, en la disnea de grado III el paciente realiza pequeños esfuerzos y en la disnea de grado IV o disnea de reposo se presenta en pacientes que están en reposo.

3. La respuesta correcta es la D.

Las acropaquias o dedos en palillo de tambor es un signo relacionado con la disminución de oxígeno y consiste en el agrandamiento indoloro e insensible de las falanges terminales de los dedos de las manos y de los pies que normalmente son bilaterales. Dicho de otra forma, se trata de un engrosamiento de la carne que se encuentra por debajo de la uña de los dedos de manos y pies. Por tanto, todas son correctas.

4. La respuesta correcta es la A.

En la respiración de Cheyne-Stokes aparecen pausas de apnea seguidas de un aumento en la frecuencia hasta una taquipnea que termina en una nueva pausa de apnea, repitiendo este ciclo de forma continua.

5. La respuesta correcta es la D.

La respiración de Kussmaul es una respiración anormalmente profunda, jadeante, muy rápida y característica de la cetoacidosis diabética. Lo característico de este tipo de respiración es la profundidad, que es mayor, y la frecuencia que se incrementa. Por ello, ninguna es correcta.

6. La respuesta correcta es la B.

Las sibilancias son ruidos que se parecen a silbidos o pitos y se producen por la disminución del calibre de la vía aérea de pequeño calibre, por acúmulo de moco en su luz o por broncoconstricción a expensas de la musculatura lisa.

7. La respuesta correcta es la B.

El soplo pleural es uno de los ruidos de la pleura y aparece cuando existe líquido en el espacio pleural. Es parecido al del escape de líquido de un recipiente.

8. La respuesta correcta es la A.

Los volúmenes que aporta la espirometría son:

- Volumen corriente o volumen tidal (TV).
- Volumen minuto o ventilación minuto (VE).
- Volumen de reserva inspiratorio (VRI o IRV).
- Volumen de reserva espiratorio (ERV o VRE).
- Volumen residual (RV o VR).
- Capacidad vital (VC o CV).
- Capacidad inspiratoria (CI).
- Capacidad residual funcional (FRC o CRF).

- Capacidad pulmonar total (TLC o CPT).
- Capacidad vital forzada (CVF o FVC).
- Volumen espiratorio forzado (FEV o VEF).

El volumen normal no existe.

9. La respuesta correcta es la C.

Se denomina capacidad inspiratoria a la cantidad de aire que puede ser inhalada tras una espiración normal. Su disminución indica una enfermedad restrictiva. La capacidad vital forzada o CVF es la medición de la cantidad de aire espirado tras una inspiración máxima. El volumen residual o RV es la cantidad de aire que queda en los pulmones tras una espiración forzada. El volumen de reserva inspiratorio o VRI es la cantidad de aire inspirado por encima de una respiración normal.

10. La respuesta correcta es la C.

La neumonía nosocomial es el proceso neumónico que ocurre más de 48 h después de la hospitalización en pacientes no intubados en el momento del ingreso. Hay dos tipos: de aparición temprana, se produce entre las 48 y las 96 h después del ingreso y es de aparición tardía posterior a las 96 h. La neumonía extrahospitalaria es la adquirida en la comunidad.

11. La respuesta correcta es la C.

La EPOC u OCFA (obstrucción crónica al flujo aéreo) engloba una serie de enfermedades: bronquitis crónica, enfisema pulmonar y bronquiectasia. La enfermedad asmática es una enfermedad pulmonar crónica que no forma parte de la EPOC. Hay diferencias importantes entre la EPOC y el asma; entre otras, el carácter reversible o irreversible del cuadro.

12. La respuesta correcta es la D.

La siguiente presentación clínica, como disnea de esfuerzo espiratorio, aspecto sonrosado y delgado, empleo de musculatura accesoria, tórax en tonel, tos y expectoración mucosa, corresponde al enfisema. La tos y la expectoración pueden aparecer o no, pero el tórax en tonel es bastante característico de esta enfermedad.

13. La respuesta correcta es la C.

La imagen de «vías de tranvía» o hipertrofia de las paredes bronquiales es propia de la bronquitis crónica. También puede aparecer una imagen de cardiomegalia por hipertensión pulmonar.

14. La respuesta correcta es la B.

Las intervenciones de enfermería en la EPOC son:

- Información sobre la enfermedad.
- Administración de oxígeno.
- Evitar el consumo de fármacos depresores.
- Dejar de fumar.
- Mejoría de las técnicas respiratorias.
- Higiene ambiental.
- Eliminación de secreciones.
- Mantener la nutrición adecuada.
- Mantener la forma física.
- Realizar correctamente la técnica de inhalación.

Por ello, se debe modificar el patrón respiratorio.

15. La respuesta correcta es la B.

El test que valora el grado de dependencia a la nicotina es el test de Fageströn. Es necesario valorar, además, la motivación existente para la deshabituación.

16. La respuesta correcta es la D.

En los cuidados de enfermería del paciente asmático están: higiene del entorno habitual del paciente, determinar el conocimiento que posee el paciente sobre el alergeno que le ocasiona la crisis, vacunación anual antigripal y anticatarral, valorar el estado de la mucosa para detectar lesiones secundarias al tratamiento farmacológico, detectar síntomas de infección, monitorizar la tolerancia al ejercicio físico, evitar los salicilatos y los AINE. Además de eliminar o reducir el riesgo de episodios asmáticos, asistir y cuidar al paciente durante la crisis mejorando el patrón respiratorio y reduciendo la ansiedad y potenciar la implicación del paciente y su familia en el autocuidado, prevención e identificación de signos de agravamiento, ejecución correcta de técnicas respiratorias y relajación, manejo correcto de inhaladores, etc. Por tanto, todas son correctas; ninguna es incorrecta.

17. La respuesta correcta es la B.

El síndrome de apnea del sueño (SAS) o síndrome de apnea obstructiva del sueño (SAOS) es el cese intermitente del flujo de aire en la boca o en la nariz durante el sueño, con una duración superior a 10 s, acompañados de desaturaciones arteriales y despertares transitorios del paciente y que se repiten en más de diez ocasiones por cada hora de sueño. Es la causante del 10% de los accidentes de tráfico y de maquinaria pesada. El diagnóstico se realiza mediante la práctica clínica y la polisomnografía. El tratamiento es el uso del CPAP.

18. La respuesta correcta es la C.

La traqueostomía es la canalización de un orificio llamado traqueotomía (intervención quirúrgica en la cual se realiza una incisión en la tráquea para crear una apertura de ésta hacia el exterior), con una cánula de forma más o menos permanente.

19. La respuesta correcta es la A.

Las ventajas de la traqueostomía (sobre la intubación nasal u oral) son: la comodidad, la eliminación del riesgo de lesión directa y disfunción de la laringe, la facilitación de la limpieza de la boca y, además, permite la fonación con dispositivos especiales.

20. La respuesta correcta es la D.

La insuficiencia respiratoria es aquella situación en que un individuo mantiene unas cifras en la gasometría arterial basal que, en el caso de la presión parcial de oxígeno, están por debajo de los 60 mmHg y, en el caso del ácido carbónico, están por encima de los 45 mmHg. El diagnóstico, por tanto, se realiza también mediante la gasometría. Según los datos de ésta pueden clasificarse en: hipercápnicas (cursa con hipoxemia e hipercapnia –o retención de ácido carbónico–) y no hipercápnicas (cursa únicamente con hipoxemia). Otra clasificación responde a la forma de aparición y mantenimiento y, según esto, serían agudas o crónicas. Las de tipo agudo requieren una intervención de tipo urgente. Por tanto, todas son correctas.

21. La respuesta correcta es la C.

Según la cantidad de sangre perdida, las hemoptisis se pueden clasificar en:
- Leve: menos de 30 ml/día.
- Moderada: de 30 a 150 ml/día.

- Grave: más de 150 ml/día.
- Masiva: debe cumplir, al menos, uno de los siguientes criterios: más de 600 ml en menos de 48 h, velocidad de sangrado superior a 150-200 ml/h, signos de asfixia y/o manifestaciones clínicas de hipovolemia.

22. La respuesta correcta es la C.

El oxígeno es un tratamiento, una medicación y es necesario controlarlo y conocer cómo y cuándo se administra. Los riesgos que produce su administración son: la citotoxicidad (lesión celular directa sobre el parénquima pulmonar que origina muerte celular y desarrolla edema intersticial), intoxicación (cuando la administración tiene concentraciones superiores al 50% durante más de 48 h), supresión del estímulo hipóxico para el impulso ventilatorio central (en pacientes respiratorios con hipercapnia crónica cuyo estímulo respiratorio por aumento de la pCO_2 está disminuido) y sequedad, inflamación e irritabilidad de las mucosas de las vías aéreas. Sin embargo, no se produce dependencia ni habituación.

23. La respuesta correcta es la A.

El drenaje postural es una de las cuatro técnicas de la fisioterapia respiratoria. Consiste en aprovechar la postura del paciente para que la fuerza de la gravedad facilite la expulsión de secreciones desde los bronquíolos hasta los bronquios y la tráquea. Desde este punto, actuará la tos y/o aspiración de secreciones para completar la expulsión. Debe realizarse de 2 a 4 veces por día y preferiblemente antes de las comidas o curas quirúrgicas. Es necesario indicarle al paciente que inhale con lentitud y exhale varias veces. Dependiendo de dónde estén localizadas las secreciones, le colocaremos en una postura u otra. En secreciones localizadas en lóbulos superiores, la posición será sentado o semisentado. En cualquier caso, es necesario que el paciente esté cómodo y, para ello, emplearemos una almohada.

24. La respuesta correcta es la B.

La aspiración de secreciones es una técnica dirigida, principalmente, a extraer secreciones. No se recomienda realizarla de forma habitual porque existe el riesgo de lesiones e infecciones, sobre todo si la técnica no se realiza de forma aséptica. Para llevarla a cabo es preciso preoxigenar previamente al paciente porque al aspirarle ocasionamos una ligera hipoxia, por lo que la aspiración no debe ser prolongada en el tiempo y su duración debe ser breve.

25. La respuesta correcta es la B.

Denominamos test de Allen a la maniobra de comprobación del riego arterial colateral en la zona distal. Esta valoración se debe llevar a cabo en caso de puncionar la arteria radial. Para ello, hay que colocar la palma de la mano hacia arriba, para observar los cambios de color, pidiéndole al paciente que apriete el puño. Usando los dedos índice y medio, deben comprimirse al mismo tiempo las arterias radial y cubital, obstruyendo el flujo sanguíneo arterial de la mano, pidiéndole al paciente que abra y cierre la mano varias veces. La palma de la mano debe tener un color pálido al no tener flujo arterial. Hay que liberar la presión de la arteria cubital y vigilar el tiempo que tarda el color de la palma en reaparecer: para considerar el test positivo, el color de la palma de la mano debe recuperarse en 7 s, lo cual asegura la permeabilidad de la circulación arterial colateral. Si el color se recupera entre 8-14 s, se considera dudoso el resultado. Por encima de 15 s, el resultado es negativo. Este procedimiento se repite liberando la arteria radial. De esta manera, comprobamos la circulación colateral, antes de realizar la punción arterial.

Valoración y cuidados a personas con problemas cardiovasculares. Procedimientos y técnicas de enfermería

1. Según la ley de Starling:

A. El aumento de la resistencia vascular periférica origina un aumento de la contractilidad miocárdica.
B. La tensión ventricular es directamente proporcional al tamaño del ventrículo.
C. El aumento longitudinal de la fibra muscular al final de la diástole origina un aumento de la fuerza de contracción.
D. El aumento de la contractilidad origina un aumento del volumen/latido.

2. La cuarta derivación precordial se sitúa en:

A. Quinto espacio intercostal, línea anterior axilar.
B. Cuarto espacio intercostal, línea anterior axilar.
C. Quinto espacio intercostal, línea posterior axilar.
D. Ninguna es correcta.

3. Las derivaciones monopolares en un ECG son:

A. I/II/III.
B. AVR/aVL/aVF.
C. De V_1 a V_6.
D. a y b son correctas.

4. Indique la afirmación incorrecta en relación con la técnica de toma de la TA:

A. Tomarla en bipedestación.
B. Que el paciente permanezca en reposo 30 min antes de la toma.
C. Palpar la arteria tibial y poner el fonendoscopio.
D. Todas son incorrectas.

5. ¿Cuál de los siguientes no es un factor de riesgo en la cardiopatía isquémica?

A. Hiperuricemia.
B. Tabaco.
C. Hipercolesterolemia.
D. HTA.

6. ¿Cuál es la isoenzima más específica para el diagnóstico del infarto agudo de miocardio?

A. CPK1.
B. CPK2.
C. CPK-MB.
D. CPK-MM.

7. ¿Cuál de las siguientes manifestaciones respiratorias no aparece en la insuficiencia cardíaca?

A. Disnea.
B. Ortopnea.
C. Disnea paroxística nocturna.
D. Respiración de Kussmaul.

8. Ante un dolor torácico por pericarditis seca, se recomienda colocar al paciente en posición:

A. Decúbito lateral.
B. Decúbito supino.
C. Sentado y en genupectoral.
D. Todas son falsas.

9. La presión venosa central:

A. Es la presión dentro de la aurícula izquierda, la cual puede medirse directamente mediante cateterización.
B. La lectura correcta es al final de la inspiración.
C. Es la presión de la sangre en la aurícula derecha o en la vena cava.
D. Es sinónimo de presión arterial pulmonar o presión de cuña capilar pulmonar.

10. ¿Qué función tiene el haz de Bachmann?

A. Conecta los nódulos sinusal y auriculoventricular.
B. Transmite el impulso a ambas paredes ventriculares.
C. Facilita la propagación del impulso en la aurícula izquierda.
D. Permite del flujo sanguíneo a las arterias pulmonar y aorta.

11. En la fibrilación ventricular:

A. El complejo QRS suele ser normal.
B. El complejo QRS es ancho y anómalo.
C. No hay complejos QRS identificables.
D. El complejo QRS puede ser alargado.

12. Para medir el gasto cardíaco se utiliza un catéter de Swan-Ganz. Para que esté bien situado, el balón hinchado de su extremo distal debe estar en:

A. Arteria pulmonar a través de la aurícula y el ventrículo derechos.
B. Aurícula derecha.
C. Aurícula izquierda a través de la aurícula y el ventrículo derechos.
D. Arteria carótida.

13. La despolarización auricular está representada en el ECG por:

A. Intervalo PR.
B. Complejo QRS.
C. Onda T.
D. Onda P.

14. ¿Cuál de las siguientes manifestaciones clínicas del infarto de miocardio es correcta?

A. Dolor precordial.
B. Palidez cutánea.
C. Temblor periférico.
D. a y b son correctas.

15. ¿Qué produce la repolarización ventricular en el registro del ECG?

A. Una onda P.
B. Una onda T.
C. No se objetiva en el registro.
D. Una onda Q.

16. El flúter auricular se caracteriza por:

A. Intervalo R-R irregular.
B. Ondas P no visibles.
C. Ondas P con morfología «en dientes de sierra».
D. Complejos QRS con morfología aserrada.

17. ¿Cuál es la presión de pulso para una tensión arterial de 180/90?

A. 80.
B. 90.
C. 70.
D. 60.

18 Para determinar la presión venosa central, se debe:

A. Situar el «0» de la columna de agua alineado con la aurícula izquierda.
B. Situar el «0» de la columna de solución con el eje flebostático.
C. El punto flebostático tiene una referencia externa que es el cuarto espacio intercostal, línea media derecha.
D. Ninguna es correcta.

19. En relación con la definición de pulso apical, señale la afirmación correcta:

A. Es la medida no invasiva más exacta de la frecuencia y el número de contracciones de los ventrículos.
B. Nos indica el volumen sistólico.
C. Nos indica el gasto cardíaco en 1 min.
D. a y b son ciertas.

20. El período que transcurre desde el final de una contracción cardíaca hasta el final de la contracción siguiente recibe el nombre de:

A. Sístole.
B. Función cardíaca.
C. Ciclo cardíaco.
D. Diástole.

21. En el IAM, la imagen eléctrica del tejido lesionado se corresponde con:

A. QRS ensanchado.
B. Alteraciones del segmento ST.
C. Onda Q patológica.
D. Onda T invertida.

22. Las manifestaciones clínicas de dolor, hinchazón, enrojecimiento y calor progresivos en una extremidad nos debe hacer pensar, en primer lugar, en:

A. Trombosis arterial.
B. Trombosis venosa.
C. Infarto localizado.
D. Varicorragia.

23. El marcapasos normal del corazón es:

A. Las fibras de Purkinje
B. El nodo auriculoventricular.
C. El nodo sinoauricular.
D. Haz de His.

24. Para una medición correcta de la TA, señale la opción correcta:

A. Hay que seleccionar el manguito adecuado al diámetro del brazo.
B. La cuarta fase de Korotkoff será considerada TA diastólica.
C. No es necesario que el paciente esté en silencio.
D. a y b son correctas.

25. El gasto cardíaco está determinado por:

A. El volumen de sangre que expulsa el corazón en 1 min.
B. La frecuencia cardíaca.
C. El volumen de sangre que expulsa el ventrículo en cada contracción.
D. El cociente VL/FC.

1. La respuesta correcta es la C.

El aumento longitudinal de la fibra muscular al final de la diástole origina un aumento de la fuerza de contracción.
La ley de Frank Starling afirma que cuanto más se llene el corazón durante la diástole mayor será el volumen expulsado durante la sístole y, dentro de los límites fisiológicos, expulsará toda la sangre que le llegue.
Cuando el retorno venoso aumenta, el músculo cardíaco se estira y aumenta su longitud, por lo que el corazón se contrae con más fuerza y expulsa automáticamente toda la sangre.
Esta capacidad de estiramiento muscular hacia una longitud óptima para contraer con mayor fuerza es característica de los músculos cardíacos y esqueléticos.
Básicamente, lo que propone esta ley consiste en que, a mayor precarga (retorno venoso), la fibra muscular aumentará su longitud, lo que provocará una mayor fuerza de contracción muscular.

2. La respuesta correcta es la D.

Ninguna es correcta.
Para realizar un ECG se posicionan los electrodos en las cuatro extremidades y en las precordiales. Las zonas de la colocación de los electrodos precordiales son:
- V_1: cuarto espacio intercostal derecho.
- V_2: cuarto espacio intercostal izquierdo.
- V_3: entre V_2 y $V_{4.}$
- V_4: quinto espacio intercostal izquierdo, en la línea media clavicular.
- V_5: entre V_4 y $V_{6.}$
- V_6: quinto espacio intercostal izquierdo, en la línea media axilar.

3. La respuesta correcta es la B.

Es AVR/aVL/aVF.
El electrocardiograma estándar está formado por 12 trazados que representan la actividad cardíaca localizada en 12 derivaciones diferentes:
- Derivaciones precordiales (V_1, V_2, V_3, V_4, V_5 y V_6): miden la actividad de las paredes anterior, posterior y lateral del corazón y las fuerzas en el plano frontal.
- Derivaciones en las extremidades:
  - I, II y III: representan la diferencia de potencial eléctrico entre dos puntos (electrodos). Son bipolares.
  - AVR, aVL y aVF: representan la diferencia de potencial eléctrico entre un punto (electrodo) y el centro del corazón (punto 0). Son monopolares.

4. La respuesta correcta es la D.

Todas son incorrectas.
En el método de determinar la TA, hay que seleccionar un tensiómetro con un manguito adecuado al diámetro del brazo (o del muslo) ya que un manguito pequeño incrementa los resultados y uno grande los minimiza.
La medición debe realizarse en condición de reposo, en decúbito o sedestación (con el brazo a la altura del corazón).
Debe ordenar silencio al paciente durante la medición ya que se ha constatado que tanto la tensión arterial como la frecuencia cardíaca aumentan al hablar.
Hay que realizar una medición bilateral en ambos brazos y considerar las presiones más altas.
También debe ajustar al manguito al miembro de tal manera que quede alrededor de 5 cm libre por encima del área del pulso.
Hay que palpar el latido de la arteria mientras se infla en manguito hasta una presión superior en 20-30 mmHg a la existente en el momento en que se ha dejado de sentir el pulso.

A continuación, debe colocar la campana del fonendoscopio en el punto del latido y desinflar lentamente el manguito (2-3 mmHg/s), para escuchar de esta manera los sonidos de Korotkoff, que coinciden con los latidos cardíacos: el primer sonido indica la tensión arterial sistólica y el quinto sonido diastólico es la ausencia de sonidos e indica la tensión diastólica.

5. La respuesta correcta es la A.

Se trata de hiperuricemia.
En virtud de la capacidad o posibilidad que tenemos de alterar o modificar su curso, los factores de riesgo se suelen clasificar en:

- Factores de riesgo no modificables: sexo, edad, raza y herencia.
- Factores modificables:
  - Hiperlipemia.
  - Tabaquismo.
  - Hipertensión.
  - Diabetes, obesidad, estrés e inactividad física son factores coadyuvantes.

6. La respuesta correcta es la C.

Es CPK-MB.
Los análisis seriados de enzimas se establecen con la creatininfosfocinasa (CPK) y, más concretamente, en la fracción CPK-MB (isoenzima específica del músculo miocardio); sólo aparece alterada si hay lesión en células musculares cardíacas. Es el dato analítico más fiable para el diagnóstico del infarto ya que detecta hasta 0,1 g de masa muscular lesionada. Las cifras comienzan a elevarse a las 3-6 h de la aparición de la lesión hasta llegar al pico máximo en torno a las 12-24 h.
La lacticodeshidrogenasa (LDH) no es un índice tan fiable como la CPK, pero su elevación más tardía (12-24 h) es útil para detectar los infartos en un estadio más tardío.
Actualmente, también se determina la troponina, que es más específica.

7. La respuesta correcta es la D.

Se trata de la respiración de Kussmaul.
Se define la insuficiencia cardíaca (IC) como la situación en la cual el músculo del corazón es incapaz de bombear la sangre necesaria para mantener las necesidades metabólicas del organismo. Las alteraciones fisiológicas clave que produce son: disminución del gasto cardíaco y elevación de la presión telediastólica.
Éstos son sus hallazgos clínicos:

- Insuficiencia cardíaca izquierda:
  - Disnea, taquipnea, tos, ortopnea y taquicardia.
  - Aumento de la presión arterial pulmonar.
  - Aumento de la presión de los capilares pulmonares.
  - Oliguria o anuria en los casos graves.
  - Crepitantes estertores en bases pulmonares.
- Insuficiencia cardíaca derecha:
  - Edemas maleolares y periféricos.
  - Distensión yugular.
  - Náuseas y vómitos.
  - Aumento de peso, ascitis y hepatomegalia.

La respiración de Kussmaul es característica de la cetoacidosis.

8. La respuesta correcta es la C.

Se trata de sentado y en genupectoral.

La pericarditis es la inflamación del saco fibroso que envuelve el corazón y la raíz de grandes vasos. El dolor es el síntoma fundamental. Sus características son: aparece en el área precordial, se irradia a cuello y/o hombro, es de aparición brusca y aumenta con la inspiración, la tos y la posición en decúbito. Se modifica con la postura corporal y si el paciente adopta una posición sentada y se inclina hacia delante (en posición genupectoral también se consigue), el dolor se minimiza.
Los objetivos fundamentales de los cuidados de enfermería son los siguientes:
- Aliviar el dolor. Por ello, se lo coloca sentado o inclinado hacia delante.
- Mantener los parámetros hemodinámicos.
- Vigilar la aparición de complicaciones, especialmente el taponamiento cardíaco.
- Disminuir la ansiedad.

9. La respuesta correcta es la C.

Es la presión de la sangre en la aurícula derecha o en la vena cava.
La presión venosa central es la presión en la AD o en la vena cava superior.
A través de un catéter introducido por la cefálica, basílica, humeral o yugular, habitualmente se llega a unos 3 cm de la AD en la cava superior.
La medición se realiza con el paciente en decúbito supino, sin almohada.
El punto «0» del manómetro corresponde a la línea media axilar del paciente, en el cuarto espacio intercostal.
Hay que llenar el sistema manómetro- catéter con suero fisiológico sin que éste rebose. Después debe darse una vuelta a la llave de tres vías para permitir que la perfusión en el manómetro fluya hacia la vena del paciente.
Debe observarse la caída de nivel de la solución en el manómetro y registrarse en centímetros de agua.
La lectura correcta es al final de la espiración cuando el nivel de solución deja de fluctuar.

10. La respuesta correcta es la C.

Facilita la propagación del impulso en la aurícula izquierda.
El sistema específico de conducción cardíaca está formado por un grupo de células cardíacas especializadas en la conducción rápida del estímulo a todas las fibras musculares, que, además, presentan la propiedad del automatismo, que es la capacidad que tienen estas células de despolarizarse espontáneamente. Este sistema se compone de las siguientes estructuras:
- Nódulo sinusal de Keith-Flack.
- Haces internodales:
  - Bachman: para la aurícula izquierda.
  - Wenckebach.
  - Thorel.
- Auriculoventricular de Aschoff-Tawara.
- Haz de His.

11. La respuesta correcta es la C.

No hay complejos QRS identificables.
En cuanto a la fibrilación ventricular, ya no existe ninguna acción ordenada y rítmica del corazón. Los ventrículos ya no se contraen, sino que sus células se despolarizan de manera anárquica. En el electrocardiograma se observa una línea totalmente irregular en que no se reconocen complejos QRS.
La situación es una emergencia, en la cual la acción terapéutica es desfibrilar como primera medida.

12. La respuesta correcta es la A.

Se trata de la arteria pulmonar a través de la aurícula y el ventrículo derechos.
El catéter de Swan-Ganz es un catéter invasivo del hemicardio derecho.
Tiene varias luces:

- Luz proximal (azul): salida a 30cm del extremo del catéter. Debe quedar ubicada en la aurícula derecha. Capta presión de AD y por ella se introduce el suero frío para medir el gasto cardíaco.
- Luz distal (amarilla): en el extremo del catéter, ubicado en la arteria pulmonar. Por ella se recibe la PAP y la PCP.

Al inflar el balón distal, se posibilita el enclavamiento y la medición de la PCP.

13. La respuesta correcta es la D.

Se trata de la onda P:

- Onda P. Despolarización auricular; en el ECG normal son positivas en todas las derivaciones, excepto en V_1 y AVR, donde está invertida. La repolarización auricular no suele aparecer en el ECG.
- Complejo QRS: despolarización ventricular.
- Onda T: repolarización ventricular; debe ser simétrica, de menor voltaje e igual polaridad que el complejo QRS.

14. La respuesta correcta es la D.

Ambas respuestas, a y b son correctas.
El IAM es la consecuencia de la isquemia prolongada o de la ausencia de aporte de sangre a determinada zona del músculo miocárdico (necrosis).
Al ser un órgano diana, presenta un dolor temprano e intenso; por tanto, es un dolor precordial característico (retroesternal, como de desgarro, de presión, con irradiación habitual al miembro superior izquierdo, por su cara interna y la mandíbula).
Debido al déficit de funcionamiento cardíaco correcto, se produce alteración del gasto cardíaco y, por ello, menos vascularización hacia los tejidos periféricos (palidez); debido a la activación adrenérgica de defensa, se produce vasoconstricción y, por ello, palidez.

15. La respuesta correcta es la B.

Se trata de una onda T:

- La onda T representa la repolarización ventricular (diástole).
- Complejo QRS: despolarización ventricular (sístole).
- Segmento ST: comienzo de la repolarización ventricular.
- Onda P: despolarización auricular.
- Segmento PR: tiempo requerido para la despolarización auricular y la retención del impulso eléctrico que efectúa el nodo auriculoventricular mediante la despolarización ventricular.

16. La respuesta correcta es la C.

Se trata de ondas P con morfología «en dientes de sierra».
El flúter auricular aparece cuando un foco ectópico supraventricular emite muchos impulsos seguidos. En el electrocardiograma aparecen muchas ondas P iguales seguidas (dientes de sierra).

17. La respuesta correcta es la B.

Se trata de 90.
La presión de pulso es la diferencia existente entre el valor sistólico y el valor diastólico de los datos obtenidos en una determinación de la TA.

Se consideran dentro del criterio de normalidad valores próximos a 40 mmHg.
En esta cuestión, 180 menos 90 daría un resultado de 90 mmHg; por tanto, se trataría de un valor fuera de los intervalos de normalidad.

18. La respuesta correcta es la B.

Debe situar el «0» de la columna de solución con el eje flebostático.
La presión venosa central es la presión en la AD o en la vena cava superior.
La medición se realiza con el paciente en decúbito supino, sin almohada.
En cuanto al punto «0» del manómetro, éste corresponde a la línea media axilar del paciente, cuarto espacio intercostal (eje flebostático).
Hay que llenar el sistema manómetro-catéter con suero fisiológico sin que éste rebose.
Debe darse la vuelta a la llave de tres vías para permitir que la perfusión en el manómetro fluya hacia la vena del paciente.
Hay que observar la caída de nivel de la solución en el manómetro y registrar en centímetros de agua.
La lectura correcta es al final de la espiración cuando el nivel de solución deja de fluctuar.

19. La respuesta correcta es la A.

Es la medida no invasiva más exacta de la frecuencia y el número de contracciones de los ventrículos.
El pulso apical es un ruido provocado por el cierre de tricúspide y mitral al término del llenado ventricular, inmediatamente antes del inicio de la contracción sistólica. Nos indica el funcionamiento cardíaco.
Es el pulso determinado habitualmente en niños pequeños y en bebés y se encuentra directamente sobre el ápex:
- Niños: tetilla izquierda.
- Adultos: quinto espacio intercostal, línea media clavicular.

20. La respuesta correcta es la C.

Se trata del ciclo cardíaco.
El ciclo cardíaco comienza con la llegada de sangre de las aurículas (se cierran las válvulas mitral y tricúspide).
Cuando la AD y la AI están llenas, se produce sístole auricular al mismo tiempo que se produce diástole ventricular.
El siguiente paso es la relajación de aurículas (diástole auricular), a la vez que contraen los ventrículos (sístole ventricular).
Cuando los ventrículos están llenos, se abren las válvulas sigmoideas aórtica y pulmonar y la sangre circula hacia los diferentes destinos.

21. La respuesta correcta es la B.

Se trata de las alteraciones del segmento ST.
La representación gráfica de un infarto de miocardio en un ECG es:
- Onda T: índice de isquemia miocárdica:
  - Onda T positiva simétrica: isquemia subendocárdica.
  - Onda T negativa simétrica: isquemia subepicárdica.
- Segmento ST: índice de lesión miocárdica:
  - Descenso del ST: lesión subendocárdica.
  - Ascenso del ST: lesión subepicárdica.
- Ondas Q patológicas: índice de necrosis miocárdica.

22. La respuesta correcta es la B.

Se trata de la trombosis venosa.
La tromboflebitis es la inflamación de una vena por la formación de un trombo o coágulo.
La tríada de Virchow establece los factores de riesgo típicos: estasis venosa, hipercoagulabilidad sanguínea y lesiones o traumatismos en la capa íntima de la vena.
La mayoría de las tromboflebitis se produce en las venas periféricas de las piernas. El peligro potencial más grave es la migración del trombo hacia el pulmón.
En cuanto a la identificación, existen los siguientes hallazgos clínicos:

- Aumento de temperatura, enrojecimiento y edema en la extremidad afectada.
- Dolor a la palpación de la vena.
- Signo de Homan positivo.
- Cianosis o livideces.

23. La respuesta correcta es la C.

Se trata del nodo sinoauricular.
El nodo sinusal o de Keith-Flack está situado en la aurícula derecha, cerca de la desembocadura de la vena cava superior, con una irrigación, en el 60% de los casos, por la arteria coronaria derecha y, en el 40% de los casos, por la arteria circunfleja.
Es el responsable de marcar el ritmo de estimulación eléctrica del corazón, manda el impulso a través de los haces internodales al nodo auriculoventricular, de éste por el haz de His y, por último, la red de Purkinje. Con ello, en situaciones fisiológicas se consigue la estimulación de todas las células cardíacas y, por tanto, la sístole y la diástole cardíacas.

24. La respuesta correcta es la A.

Hay que seleccionar el manguito adecuado al diámetro del brazo.
La técnica de determinación TA consiste en:

- Seleccionar un tensiómetro con un manguito adecuado al diámetro del brazo (o del muslo) ya que un manguito pequeño magnifica los resultados y uno grande los minimiza.
- Realizar la medición en condición de reposo, en decúbito o sedestación (con el brazo a la altura del corazón).
- Ordenar silencio al paciente durante la medición ya que se ha constatado que tanto la tensión arterial como la frecuencia cardíaca aumenta al hablar.
- Realizar una medición bilateral en ambos brazos y considerar las presiones más altas.
- Ajustar el manguito al miembro de tal manera que queden unos 5 cm libres por encima del área del pulso.
- Palpar el latido de la arteria mientras se infla en manguito hasta una presión superior en 20-30 mmHg a la existente en el momento en que se ha dejado de sentir el pulso.
- Colocar la campana del fonendoscopio en el punto del latido y desinflar lentamente el manguito (2-3 mmHg/s), escuchando así los sonidos de Korotkoff, que coinciden con los latidos cardíacos:
  - Fase I: indica que la presión del vaso ha sobrepasado la presión externa. Es un sonido abrupto, alto y progresivamente intenso.
  - Fase II: el sonido es más claro, intenso y prolongado.
  - Fase III: el sonido continúa alto y claro aunque comienza a percibirse un murmullo que indica su próxima desaparición.
  - Fase IV: hay una pérdida brusca de la intensidad del sonido que se hace marcadamente apagado con un murmullo continuo. En ocasiones es lo último que se escucha.
- Fase V: Desaparición total del sonido al restablecerse el flujo laminar.

El primer sonido tiene valor sistólico y el quinto, valor diastólico.

25. La respuesta correcta es la A.

Se trata del volumen de sangre que expulsa el corazón en 1 min.
El gasto cardíaco o volumen por minuto es el volumen de sangre que el ventrículo impulsa en 1 min.
El gasto cardíaco se obtiene del volumen de eyección por la frecuencia cardíaca.
El volumen de eyección depende de:

- Precarga.
- Contractilidad.
- Poscarga.
- Compliancia o distendibilidad ventricular.

La frecuencia cardíaca se considera normal entre 60 y 100 lpm.

Valoración y cuidados de enfermería a personas con problemas gastrointestinales. Procedimientos y técnicas de enfermería

1. ¿Cuál de las siguientes no sería una maniobra antirreflujo en las esofagitis por reflujo?

A. Evitar prendas ajustadas que compriman el abdomen.
B. Elevar las patas de la zona de los pies de la cama 15-20 cm.
C. Evitar la ingesta de alimentos 3 h antes de acostarse.
D. Evitar alimentos ricos en grasas o chocolate.

2. ¿Cuál de los siguientes no es un síntoma de la litiasis biliar?

A. Eructos.
B. Pesadez postprandial.
C. Dolor cólico en hipocondrio izquierdo.
D. Plenitud.

3. Indique la afirmación incorrecta respecto a las características de la sonda de tipo Salen:

A. Es una sonda con una luz.
B. Es una sonda con dos luces.
C. Es una sonda que permite aspiración.
D. Sus calibres habituales están entre 14 y 18 F.

4. En el tratamiento de la úlcera péptica, ¿cuál de los siguientes fármacos produce la denominada «vagotomía química»?

A. Bicarbonato sódico.
B. Anticolinérgicos.
C. Hidróxido de aluminio.
D. Carbenoxolona.

5. Respecto a las enfermedades de las glándulas salivales, ¿Cuál de las siguientes enfermedades no forma parte de ellas?

A. Angina de Ludwig.
B. Parotiditis.
C. Sialolitiasis.
D. Todas ellas forman parte.

6. De las siguientes afirmaciones, es cierto que:

A. El divertículo de Zenker tiene un mecanismo de producción por tracción principalmente.
B. Los divertículos por tracción suelen ser muy voluminosos.
C. Los divertículos epifrénicos afectan casi exclusivamente a hombres.
D. El divertículo de Zenker es más frecuente en hombres entre 25 y 35 años.

7. De las estructuras de la pared del tubo digestivo, es falso que:

A. La capa mucosa es la más interna y se denomina epitelio mucoso.
B. Al atravesar el diafragma, la cuarta capa se denomina serosa.
C. La serosa está formada por el peritoneo que, a su vez, tiene dos hojas.
D. La capa muscular es única y sus fibras son concéntricas.

8. Es cierto que la enfermedad de Crohn:

A. Es un proceso crónico.
B. Afecta cualquier zona del tubo digestivo, desde la boca hasta el ano.

C. Presenta úlceras en la mucosa.
D. Todas ellas son ciertas.

9. ¿Qué tipos de movimiento nos encontraremos por parte de las fibras musculares en el tubo digestivo?

A. Movimientos de propulsión.
B. Movimientos de transformación.
C. Movimientos concéntricos.
D. Todas son incorrectas.

10. En un paciente con colecistitis, ¿qué signo/ síntoma no nos encontraremos?

A. Fiebre sin escalofríos.
B. Signo de Blumberg positivo.
C. Ictericia.
D. Náuseas.

11. Los estadios de la Pancreatitis son:

A. Intersticial.
B. Hemorrágico.
C. Necrosante.
D. Todas son correctas.

12. En un paciente con reflujo gastroesofágico grave con imposibilidad de alimentación por boca, ¿qué abordaje quirúrgico estará indicado?

A. Gastrostomía.
B. Yeyunostomía.
C. Duodenostomía.
D. Alimentación parenteral.

13. ¿Cuál de las siguientes enfermedades no se encuentra englobada en el abdomen agudo?

A. Diverticulitis.
B. Colecistitis.
C. Semioclusión mecánica de recto.
D. Contusión en bazo.

14. En un paciente al cual se le diagnostica anemia perniciosa, ¿cuál de las siguientes enfermedades puede ser la etiológica?

A. Acalasia.
B. Atresia.
C. Gastritis de tipo A.
D. Cáncer de colon.

15. ¿En qué posición se debe colocar a un paciente para administrarle un enema?

A. En decúbito prono.
B. En decúbito lateral derecho.
C. En decúbito lateral izquierdo.
D. En posición de Sims derecha.

16. ¿Qué tipo de enema se emplearía para destruir gérmenes y bacterias?

A. Un enema vermífugo.
B. Un enema antihelmíntico.
C. Un enema antiséptico.
D. Un enema carminativo.

17. La hernia de hiato en que la unión esofagogástrica se encuentra en posición normal mientras que una porción del estómago se desliza a través del hiato hacia arriba y produce dolor y disfagia se denomina:

A. Por deslizamiento.
B. Mixta.
C. Paraesofágica.
D. Epifrénica.

18. Un conducto ilíaco o de Bricker se considera:

A. Ostomía digestiva de eliminación.
B. Ostomía digestiva de alimentación.
C. Ostomía urinaria.
D. Ostomía pleural.

19. ¿Cuál de las siguientes enzimas inicia la digestión de las proteínas?

A. Acido clorhídrico.
B. Pepsina.
C. Gastrina.
D. Todas ellas.

20. Para descartar una hemorragia digestiva, ¿qué referencias utilizará para determinar la medida adecuada de introducción de una sonda nasogástrica?

A. Comisura bucal-ángulo mandibular-apófisis xifoides.
B. Punta de nariz-lóbulo de oreja-apófisis xifoides.
C. Punta de nariz-ángulo mandibular-apófisis xifoides.
D. Punta de nariz-lóbulo de oreja-2 cm por debajo de apófisis xifoides.

21. Una hemorragia por debajo del ángulo duodeno-yeyunal de Treitz se trata de:

A. Una hemorragia digestiva alta.
B. Una hemorragia digestiva baja.
C. Una hemorragia en sábana.
D. Una hemorragia con hematemesis.

22. La diferencia entre una sonda de Levin y una de Salem radica en que:

A. La de Levin tiene una doble luz.
B. La de Salem tiene una válvula para aspiraciones.
C. Con ambas podemos prevenir una adherencia a la pared.
D. La sonda de Salem se utiliza mucho en traumatología.

23. El test de guayacol se utiliza para:

A. Control de la fertilidad.
B. En las pruebas alérgicas.
C. En las pruebas hepáticas.
D. Para detectar sangre en heces.

24. El tercio inferior del esófago está compuesto por:

A. Una túnica concéntrica.
B. Dos túnicas concéntricas.
C. Tres túnicas concéntricas.
D. Cuatro túnicas concéntricas.

25. Indique cuál no es una estoma de nutrición:

A. Sigmoideostomía.
B. Esofagostomía.
C. Gastrostomía.
D. Yeyunostomía.

1. La respuesta correcta es la B.

Hay que elevar las patas posteriores de la cama unos 15-20 cm.
Hay que elevar el cabecero.
En la esofagitis por reflujo, el síntoma fundamental de este tipo de esofagitis es la pirosis o sensación de ardor retroesternal que aparece tras la comida y al acostarse. Se produce por una debilidad en la barrera gastroesofágica por insuficiencia de tono del esfínter esofágico inferior. El cuadro se agudiza con la ingesta de alimentos irritantes, ciertas drogas y hábitos tóxicos, como fumar. Se diagnostica fundamentalmente por una presentación clínica de dolor a las 2-3 h después de comer o acostarse. Se alivia con los alcalinos o con una nueva ingesta. La radiología y, sobre todo, la endoscopia confirman el diagnóstico. El tratamiento incluye evitar la ingesta de ciertos alimentos, como grasas, fritos, chocolate, alcohol, evitar fumar y restringir el uso de ciertos medicamentos (anticolinérgicos o relajantes musculares). Hay que evitar prendas ajustadas que compriman el abdomen. También hay que evitar la ingesta de alimentos 3 h antes de acostarse y elevar el cabecero de la cama 15-20 cm. Por último, el uso de antihistamínicos H_2 (cimetidina y ranitidina) en las esofagitis por reflujo pueden presentar una serie de complicaciones que, por su importancia y frecuencia, mencionaremos: estenosis del esfínter esofágico inferior, esófago de Barrett (epitelio gástrico en esófago), úlceras pépticas del esófago (sobre una mucosa de Barrett), hemorragias y perforaciones.

2. La respuesta correcta es la C.

Es el dolor cólico en el hipocondrio izquierdo.
En cuanto a la litiasis biliar, es la existencia en la vesícula biliar de cualquier tipo de concremento.
La sola presencia de un cálculo biliar no produce síntomas, sin embargo la movilidad de este cálculo puede originar la aparición de colecistolitiasis simple o bien una oclusión del cístico o del colédoco y en función del tamaño del cálculo ocasionará una oclusión parcial o total, intermitente o continua.
Los síntomas que observaremos son acidez, eructos, pesadez postprandial, con sensación de plenitud y náuseas, así como dolor en epigastrio e hipocondrio derecho, que aumenta con alimentos grasos, frutas, café, etc.
El tratamiento es quirúrgico o con sustancias que disuelvan los concrementos (no muy perfeccionadas).

3. La respuesta correcta es la A.

Es una sonda con una luz.
La sonda Salem es un tubo corto gástrico colector radiopaco con doble luz. La porción con luz más amplia de la sonda drena la zona mientras que la más pequeña suministra un flujo continuo de aire a presión atmosférica y mantiene de este modo la aspiración a un nivel más bajo e impide la adherencia de la sonda a la pared tisular. No se aconseja pinzar la válvula al aspirador; no obstante, si existe indicación médica, la aspiración continua se ajusta a 30 mmHg y mantiene la otra vía abierta. Si la aspiración que se indica debe ser intermitente, se ajustará en cada período entre 80 y 120 mmHg ya que, debido a su timo cíclico, cuando la aspiración llegue a la mucosa gástrica se habrá reducido unos 25 mmHg.
Presenta calibres habituales de 14-18 F.

4. La respuesta correcta es la B.

Se trata de anticolinérgicos.
El tratamiento de una úlcera péptica se basa en: reposo, dieta, alcalinos, anticolinérgicos y otros fármacos:
- Reposo. Físico y psíquico, en cama. Se administrarán sedantes y se evitará fumar. Hay un

fármaco (carbenoxolona) que produce idéntico efecto sobre la mucosa que el reposo.

- Dieta. Se realizarán comidas frecuentes (cinco al día), pero de escasa cantidad. Hay que evitar sustancias que aumenten la secreción gástrica (caldos, fritos o alcohol) y eliminar irritantes (café, té o gaseosas).
- Alcalinos. Neutralizan el ácido del jugo gástrico.
- Anticolinérgicos. Inhiben la secreción gástrica, y provocan una «vagotomía química». Tienen múltiples efectos secundarios. Están contraindicados en la UG.
- Otros fármacos. Los antihistamínicos H_2 (cimetidina) reducen la secreción de ácido clorhídrico. Los antidepresivos tricíclicos inhiben la secreción. La carbenoxolona protege la mucosa. El bismuto también protege la mucosa. También se utiliza la metoclopramida.

Cuando el nicho ulceroso sea de gran tamaño o haya sospecha de malignización, está indicada la cirugía, bien realizando una anastomosis termino-terminal tras la exéresis de parte del estómago (Billroth I) o una anastomosis termino-lateral (Billroth II).

5. La respuesta correcta es la D.

Todas forman parte de las enfermedades de las glándulas salivales.
Las glándulas salivales están formadas por las parótidas, una a cada lado de la cara, por debajo del oído; por las submaxilares y sublinguales, ambas en el suelo de la boca, y las bucales, por debajo de los labios. Todas ellas producen diariamente unos 1.200 ml de saliva. Sus principales funciones son: lubricar, ofrecer protección bacteriana y ayuda a la digestión. Éstas son las enfermedades:

- Parotiditis o paperas. Es la inflamación de las glándulas parotídeas.
- Angina de Ludwig. Es una inflamación flemonosa por anaerobios del suelo de la boca.
- Sialoadenitis. Es una inflamación de las glándulas salivales causada por deshidratación, radioterapia, estrés, desnutrición y gérmenes.
- Cálculos salivales o sialolitiasis. Son más frecuentes en la glándula submaxilar que en la parótida. Son únicos o múltiples.
- Sialosis neurógena. Aparece tras una parotiditis grave y cirugía sobre la parótida. Se caracteriza por la siguiente tríada: hiperhidrosis, hiperemia e hiperestesia.
- Tumores. Son poco frecuentes.

6. La respuesta correcta es la C.

Los divertículos epifrénicos afectan casi exclusivamente a hombres.
Los divertículos esofágicos son dilataciones de la pared del esófago en forma de saco. Incluyen mucosa y submucosa y sobresalen por una porción debilitada de la capa muscular. Según su localización, pueden ser: faringoesofágicos o de la parte superior del esófago; medioesofágicos, y epifrénicos o de la parte inferior del esófago.
Los divertículos faringoesofágicos también se denominan divertículos de Zenker. Están producidos por un mecanismo de pulsión. Se localizan en la cara posterior de la unión faringoesofágica. Son más frecuentes en hombres y mayores de 60 años. La manifestación clínica inicial consiste en dificultad para tragar y en una sensación de plenitud en cuello, o en una sensación de cuerpo extraño. También hay sensación de sequedad faríngea, tos y carraspeo, junto a eructos y regurgitaciones de alimentos al tumbarse. Presentan también halitosis y sabor amargo de boca. Su único tratamiento es la cirugía.
Los divertículos por tracción suelen ser pequeños.
En cuanto a los divertículos epifrénicos, su mecanismo de acción es mixto, por pulsión y por tracción. Asientan en el tercio inferior del esófago. Suelen ser de gran tamaño. Afectan, sobre todo, a hombres. Suelen ser asintomáticos. Otras veces producen disfagia, disnea, dolor torácico e hipo. Su tratamiento es quirúrgico.

7. La respuesta correcta es la D.

La capa muscular es única y sus fibras son concéntricas.
Histológicamente, el tubo digestivo está constituido, a partir del esófago, por tres capas o túnicas concéntricas que de dentro hacia fuera son:

- Túnica mucosa.
- Túnica submucosa.
- Túnica muscular.

Los tramos del tubo digestivo que se encuentran por debajo del diafragma presentan una cuarta capa de naturaleza serosa que rodea externamente a la capa muscular y está formada por el peritoneo. Éste se dispone en el abdomen como un saco de doble pared.
Una de las paredes u hojas reviste la cara interna de la pared abdominal y recibe el nombre de peritoneo parietal. La otra hoja recubre diferentes órganos abdominales (total o parcialmente) y se denomina peritoneo visceral. Entre ambas hojas existe una cavidad denominada peritoneal, donde se encuentra la mayoría de los órganos abdominales.
El tubo digestivo es, fundamentalmente, un largo tubo muscular, en el cual puede verse que casi toda su parte externa está formada por músculo liso dispuesto en dos capas, una longitudinal y otra circular. La contracción de los músculos longitudinales acorta al intestino y la de la capa circular lo constriñe.

8. La respuesta correcta es la D.

Todas las afirmaciones son ciertas.
La enfermedad de Crohn es un proceso inflamatorio crónico, inicialmente flemoso, de origen transmural, generalmente segmentario y formador de úlceras, fisuras, abscesos y fístulas que afectan cualquier órgano del tubo digestivo, que puede producir lesiones a distancia y causar alteraciones en otros órganos extraintestinales (ganglios linfáticos, vasos, hígado, etc.).
Los síntomas de esta enfermedad estarán marcados por la parte del intestino afectado, así como por su propia fisiología, pero podríamos remarcar el dolor abdominal y la diarrea, que no se alivian con la defecación. El tejido cicatricial y la formación de granulomas interfieren con la capacidad del intestino para transportar productos de la digestión en la porción alta del intestino a lo largo de la luz en constricción, lo que causa cólicos abdominales.
Además, se forman úlceras en la mucosa del intestino y otros cambios inflamatorios que dan como resultado una secreción irritante que es vaciada al colon, por el intestino distendido, y ocasionan diarrea crónica. Ello ocasiona debilidad, pérdida de peso y dolor por la pérdida de líquidos y la baja ingesta.
Incluso en algunas ocasiones, el intestino inflamado puede perforarse y formar abscesos intraabdominales y anales. Puede haber melena y también síndrome de absorción deficiente.
Las estenosis y las fístulas son una complicación frecuente. El tratamiento de esta enfermedad está encaminado a una dieta blanda con poco residuo, complementada con vitaminas y hierro. La diarrea se trata de forma sintomática. El uso de sedantes y esteroides (sobre todo, en fase aguda) mejora los resultados.

9. La respuesta correcta es la A.

Se trata de movimientos de propulsión.
En el tubo digestivo encontramos dos tipos fundamentales de movimientos:

- Movimientos de propulsión.
- Movimientos de mezcla.

Los movimientos de propulsión conservan los alimentos en movimiento a lo largo del intestino y los movimientos de mezcla hacen que la comida se envuelva con las secreciones gastrointestinales.

10. La respuesta correcta es la C.

Se trata de ictericia.
Hay colecistitis en la inflamación aguda o crónica de la vesícula biliar.
Los síntomas que observamos son dolor en abdomen superior generalizado, que se mantiene durante horas y empeora con la palpación y la respiración. Se presentan en un paciente que prefiere la inmovilización al desasosiego. El cuadro se acompaña de náuseas, fiebre sin escalofríos y ausencia de ictericia. Al palpar, se nota la vesícula aumentada de tamaño. El tratamiento es quirúrgico.

11. La respuesta correcta es la D.

Todas son correctas.
Pancreatitis es la inflamación del páncreas que aparece como resultado de la activación inapropiada de las enzimas pancreáticas al superar los mecanismos de autoprotección local sistémica.
Las enzimas activadas digieren los tejidos pancreáticos y circulantes, y puede provocarse una destrucción grave del páncreas.
Se clasifica en tres estadios:

- Edematoso o intersticial.
- Hemorrágico.
- Necrosante.

El síntoma más característico que acompaña a esta enfermedad es el dolor abdominal intenso que aparece en epigastrio y se irradia hacia los dos hipocondrios y la espalda (dolor en cinturón). Las náuseas y los vómitos son de aparición temprana y van incrementándose paulatinamente a la evolución.

12. La respuesta correcta es la B.

Se trata de una yeyunostomía.
Al presentar reflujo gastroesofágico, será necesario abordar un nivel inferior para el ingreso de nutrientes. Por tanto, debe lograrse un abordaje al yeyuno, que es todavía un tramo de absorción.

13. La respuesta correcta es la C.

Se trata de semioclusión mecánica del recto.
El abdomen agudo es una situación clínica en que existe dolor abdominal brusco, alteración del tránsito intestinal y deterioro variable intenso del estado general.
Puede estar propiciado por:

- Peritonitis: sépticas (diverticulitis y colecistitis) o asépticas.
- Traumáticas (contusión en el bazo).
- Obstructiva.
- Vascular.

Una semioclusión no es causa de abdomen agudo. En cambio, una oclusión es causa de abdomen agudo.

14. La respuesta correcta es la C.

Es una gastritis de tipo A.
Respecto a las gastritis crónicas, se trata de una inflamación prolongada del estómago causadas por úlceras estomacales o por bacterias *(Helicobacter pylori):*

- Gastritis crónica de origen inmunológico:
    - Tipo A. Está asociada con la anemia perniciosa. Afecta a cuerpo y *fundus*. Hay destrucción de células mucosas y disminución del ácido clorhídrico.

  - Tipo B. Afecta a antro. No suele haber aclorhidria.
- Gastritis crónica de origen no inmunitario: está originada, fundamentalmente, por la acción de fármacos antiinflamatorios.

15. La respuesta correcta es la C.

Se debe colocar al paciente en decúbito lateral izquierdo.
La técnica consiste en:
- Explicar al paciente el procedimiento.
- Lavarnos las manos.
- Colocarnos los guantes.
- Colocar al paciente en decúbito lateral izquierdo con ambas piernas flexionadas ya que así se facilita que, por gravedad, llegue el contenido del enema al colon sigmoideo y descendente.
- Comprobar los sistemas.
- Separar los glúteos e introducir la sonda.
- Ir introduciendo el contenido del enema poco a poco.
- Pedir al paciente que lo retenga todo lo que pueda; al menos, 10 min.
- Retirar la sonda y ofrecer al paciente la cuña o ayudarle a que vaya al baño.

16. La respuesta correcta es la C.

Se trata de un enema antiséptico.
Los enemas medicamentosos se absorben en la mucosa intestinal y pasan a la sangre. Entre los principales enemas de este tipo tenemos:
- Enema estimulante: que aumentan el peristaltismo intestinal.
- Enema carminativo: para la expulsión de gases.
- Enema antiséptico: se usa como antiséptico intestinal de gérmenes.
- Enema antihelmíntico: destruye parásitos intestinales.
- Enema emoliente: se usa para ablandar las heces.

17. La respuesta correcta es la C.

Se denomina paraesofágica.
Una hernia de hiato es una alteración anatómica por la cual una porción del estómago se encuentra por encima del diafragma al haber atravesado el hiato diafragmático. Se clasifica en tres grupos:
- Por deslizamiento. Es la más frecuente. Suele ser pequeña. La unión esofagogástrica se encuentra por encima del diafragma. Produce reflujo y, secundariamente, esofagitis y úlcera péptica esofágica.
- Paraesofágica. La unión esofagogástrica se encuentra en posición normal mientras que una porción del estómago se desliza a través del hiato hacia arriba. Producen dolor y disfagia.
- Mixta. Esófago y estómago se encuentran en el tórax. Se presenta con dolor, disfagia y síntomas cardiopulmonares.

18. La respuesta correcta es la C.

Se trata de una ostomía urinaria.
Las ostomías urinarias consisten en dirigir quirúrgicamente la orina al exterior cuando el flujo de orina queda interrumpido. Existen varios tipos:
- Ureterostomía cutánea: desviar los uréteres a la pared abdominal.
- Conducto ilíaco o de Bricker: es el más utilizado. Los uréteres se conectan al saco ilíaco y un extremo de éste se exterioriza formando un estoma.
- Vesicostomía: crear una estoma a partir de la vejiga.

- Ureterosigmoideostomía: su fin es que la orina sea expulsada por el recto junto con las heces.
- Nefrostomía: la estoma se realiza a nivel renal.

19. La respuesta correcta es la B.

Se trata de la pepsina.
El estómago segrega ácido clorhídrico y pepsinógeno. El primero activa al segundo para formar pepsina. Ésta es una enzima que inicia la digestión de proteínas. Toda la superficie del fondo del estómago está cubierta de células mucosas muy pequeñas cuya porción más externa consta casi completamente de moco e impide que la secreción gástrica llegue a las capas más profundas de la pared del estómago. Además, las propias glándulas gástricas que segregan jugos digestivos segregan al mismo tiempo una cantidad elevada de moco.
En la región del antro, donde ocurren los movimientos intensos de mezcla y donde es particularmente probable la lesión parietal, el moco es secretado por las células mucosas de superficie y también por glándulas mucosas voluminosas que se extienden profundamente en el epitelio.
El estómago segrega ácido clorhídrico y pepsinógeno. El primero activa al segundo para formar pepsina. Ésta es una enzima que comienza la digestión de proteínas.
El estómago secreta enzimas de importancia secundaria, la lipasa gástrica, que inicia la digestión de las grasas, y la serina, que participa en la digestión de la caseína, una de las proteínas de la leche.
La secreción diaria es de 2.000 ml.
La secreción gástrica es regulada, en cierta medida, por la hormona llamada gastrina. Cuando las carnes y otros alimentos proteínicos llegan al antro del estómago, la mucosa de este sitio secreta la horma gastrina. Esta hormona pasa por la sangre a las glándulas del fondo del estómago, que secretan jugo gástrico fuertemente ácido.

20. La respuesta correcta es la B.

Las referencias son punta de nariz-lóbulo de oreja-apófisis xifoides.
La técnica para la colocación de la sonda consiste en:
- Explicar al paciente la técnica.
- Colocar al paciente semisentado ya que así facilitamos la realización de la técnica.
- Si el paciente tiene prótesis dentales, hay que retirarlas.
- Determinar la longitud que hay desde el lóbulo de la oreja hasta el apéndice xifoides (orogástrica) o punta de la nariz-lóbulo de la oreja-apéndice xifoides (nasogástrica).
- Introducir con cuidado la sonda por uno de los orificios de la nariz o boca y decir al paciente que realice el gesto de la deglución para facilitar la introducción de la sonda.
- Una vez que se ha introducido la cantidad de sonda adecuada, se introducirá aire para comprobar que la sonda está en su sitio. Si queremos asegurarnos, podemos enviar al paciente a rayos para verificar con una radiografía la correcta colocación de la sonda nasogástrica.
- Fijar la sonda a la nariz con esparadrapo.

21. La respuesta correcta es la B.

Se trata de una hemorragia digestiva baja.
Hasta el duodeno (incluido éste) es una hemorragia digestiva alta. A partir del duodeno, se trata de una hemorragia digestiva baja.
El ligamento de Treitz determina la posición del duodeno y el inicio del yeyuno.
Produce el ángulo de finalización del duodeno.
Pasado el duodeno, sería una hemorragia digestiva baja.

22. La respuesta correcta es la B.

La sonda de Salem tiene una válvula para aspiraciones.
La sonda Levin consiste en un tubo corto (gástrico) de una sola luz, radiopaco (12-16 F) para adultos, de plástico o caucho con orificios de entrada y salida en la porción distal lateral.
Éstas son sus indicaciones:

- Extracción de líquidos y gas de la porción superior gastrointestinal.
- Descompresión gástrica.
- Prevención de la broncoaspiración.
- Extracción de muestras.
- Identificación de hemorragia.
- Identificación en las intoxicaciones.
- Administración de fármacos.
- Iniciación de la nutrición enteral.

La sonda Salem es un tubo corto gástrico colector radiopaco con doble luz. La porción con luz más amplia de la sonda drena la zona mientras que la más pequeña suministra un flujo continuo de aire a presión atmosférica, manteniendo de este modo la aspiración a un nivel más bajo e impidiendo la adherencia de la sonda a la pared tisular.

23. La respuesta correcta es la D.

El test de guayacol se utiliza para detectar sangre en heces.
Es una prueba que detecta sangre oculta en las heces (deposiciones).
Se recogen tres muestras de heces en 3 días consecutivos y con una preparación de dieta previa a la recogida de muestras No se deben consumir carnes rojas, ningún alimento que contenga sangre, melón Cantalupo, brócoli, nabos, rábanos y rábanos picantes sin cocer durante los 3 días previos a la prueba.
Es posible que sea necesario suspender los medicamentos que pueden interferir con la prueba, como vitamina C y ácido acetilsalicílico (aspirina), entre otros.

24. La respuesta correcta es la D.

El tercio inferior del esófago está compuesto por cuatro túnicas concéntricas.
Histológicamente, el tubo digestivo está constituido a partir del esófago por tres capas o túnicas concéntricas que de dentro hacia fuera son:

- Túnica mucosa.
- Túnica submucosa.
- Túnica muscular.

Los tramos del tubo digestivo que se encuentran por debajo del diafragma presentan una cuarta capa de naturaleza serosa que rodea externamente la capa muscular y está formada por el peritoneo. El tercio inferior del estómago está ubicado en el abdomen puesto que atraviesa el hiato diafragmático y, por tanto, presenta cuatro capas.

25. La respuesta correcta es la A.

La sigmoideostomía no es una estoma de nutrición.
Las ostomías digestivas pueden ser de nutrición o de eliminación. Hasta el yeyuno son de nutrición (esofagostomía, gastrostomía y yeyunostomía). A partir de éste, son de eliminación (ileostomía, colostomía y cecostomía).

Valoración y cuidados de enfermería a personas con problemas endocrinológicos: diabetes. Otros problemas. Procedimientos y técnicas de enfermería

1. Señale la respuesta incorrecta respecto a la diabetes de tipo I:

A. Aparece de manera lenta.
B. Se presenta en gente joven antes de los 30 años.
C. Es típico el comienzo con cetoacidosis diabética.
D. Son típicas la pérdida de peso, la polidipsia y la poliuria.

2. Señale la respuesta incorrecta respecto a la diabetes de tipo II:

A. Se presenta en personas mayores de 40 años.
B. Se descubre por glucemia habitual.
C. Es de aparición progresiva.
D. Manifiesta cetoacidosis diabética.

3. Señale la respuesta incorrecta respecto al ejercicio físico en la diabetes:

A. Debe ser regular y diario.
B. Debe ser anaeróbico.
C. Está contraindicado en las glucemias mal controladas.
D. Debe evitarse el ejercicio cuando coincide con el pico de acción máxima de la administración de un hipoglucemiante.

4. De los siguientes antidiabéticos orales, señale aquel que *no* produce como efecto secundario hipoglucemias difíciles de tratar:

A. Glibenclamida (daonil).
B. Glicazida (diamicrón).
C. Glipizida (minodiab).
D. Metformina (diambén).

5. El pico máximo de acción de la insulina Humulina regular se produce a:

A. 15-30 min.
B. 30-60 min.
C. 60-90 min.
D. 2-4 h.

6. La insulina Humulina NPH tiene una duración de acción máxima de:

A. 2 h.
B. 4 h.
C. 8 h.
D. 18-24 h.

7. Entre las manifestaciones clínicas de la hipoglucemia leve *no* se encuentra:

A. Sudoración.
B. Bradicardia.
C. Visión borrosa.
D. Temblor de manos.

8. Entre las manifestaciones producida por la cetoacidosis diabética *no* se encuentra:

A. Glucosuria.
B. Poliuria.
C. Hipernatremia.
D. Polidipsia.

9. En el coma hiperosmolar hiperglucémico no cetósico se produce... Señale la respuesta incorrecta:

A. Hiperglucemia.
B. Hipertensión.
C. Deshidratación.
D. Confusión.

10. Respecto a la neuropatía producida por la diabetes, es cierto que:

A. En los estadios I y II disminuye el filtrado glomerular.
B. En el estadio III, aparece microalbuminuria, en ausencia de infecciones.
C. En el estadio IV, aparece proteinuria.
D. Las respuestas b y c son ciertas.

11. Respecto al pie diabético, entre las actividades indicadas *no* se encuentra:

A. Higiene diaria, procurando que no exceda más de 5 a 6 min.
B. Las uñas se cortarán curvas.
C. Se realizarán cinco comidas diarias.
D. No se deben aplicar fuentes de calor.

12. En el hipertiroidismo es característico:

A. Aumento de peso.
B. Depresión.
C. Tendencia a las diarreas.
D. Bradicardia e hipotensión.

13. En el síndrome de Cushing *no* es una manifestación clínica:

A. Cara afilada.
B. Joroba de búfalo (acúmulo de grasa en la zona interescapular).
C. Debilidad muscular y atrofia.
D. Hirsutismo.

14. Entre las hormonas que segrega la sustancia medular de las glándulas suprarrenales se encuentra:

A. Catecolaminas.
B. Andrógenos y estrógenos.
C. Glucocorticoides.
D. Mineralocorticoides.

15. Entre las alteraciones producidas por el hipoparatiroidismo *no* se encuentra:

A. Hipercalcemia.
B. Hipomagnesemia.
C. Entumecimiento peribucal.
D. Calambres musculares.

16. Señale la respuesta incorrecta respecto a las funciones del páncreas:

A. Una función endocrina consiste en producir insulina.
B. Una función endocrina consiste en producir glucagón.
C. El glucagón se produce en las células b del páncreas.
D. La función exocrina consiste en segregar enzimas digestivas.

17. Señale la respuesta correcta respecto a las acciones de la insulina:

A. Hipoglucemiante.
B. Antilipolítica.
C. Anabólica.
D. Todas son ciertas.

18. Señale la respuesta incorrecta respecto a las acciones del glucagón:

A. Favorece en el hígado la glucogenólisis.
B. Promueve la gluconeogenosis.
C. Promueve la lipólisis.
D. Disminuye la concentración de glucemia en sangre.

19. Señale la respuesta incorrecta respecto a la diabetes de tipo I:

A. Se puede producir por una destrucción autoinmune.
B. Se puede producir por una deficiencia de las células b pancreáticas.
C. Habitualmente produce un déficit absoluto de insulina.
D. Aparece en el 70-80% de los casos.

20. Señale la respuesta incorrecta respecto a la diabetes de tipo II:

A. Es de aparición lenta.
B. Es más frecuente en pacientes delgados.
C. Presenta coma hiperosmolar en los casos graves.
D. Se presenta en personas jóvenes.

21. La diabetes mellitus gestacional se diagnostica con el test de O´Sullivan entre:

A. La 4.ª y la 6.ª semana de gestación.
B. La 7.ª y la 10.ª semana de gestación.
C. La 14.ª y la 20.ª semana de gestación.
D. La 22.ª y la 28.ª semana de gestación.

22. Señale la respuesta correcta respecto a la dieta en la diabetes mellitus:

A. Como norma general, hay que llevar una dieta de adelgazamiento.
B. Las proteínas deben representar entre el 15 y el 20% de las calorías totales.
C. Se aconseja siempre la utilización de productos especiales para diabéticos
D. No es aconsejable el uso de edulcorantes acalóricos.

23. El ejercicio en un diabético está desaconsejado en:

A. Glucemias mal controladas.
B. Retinopatías proliferativas.
C. Neuropatía diabética.
D. Todas son ciertas.

24. Señale la respuesta incorrecta respecto al hipertiroidismo:

A. Se produce una pérdida de peso.
B. Se producen alteraciones gastrointestinales, como estreñimiento.
C. Es típico el exoftalmos.
D. Es característico el aumento de sudoración.

25. Señale la respuesta falsa respecto al hiperparatiroidismo:

A. Lesiones, como osteoporosis y quistes óseos.
B. Náuseas y vómitos.
C. Arritmias.
D. Hipocalcemia e hiperfosfatemia en la sangre.

1. La respuesta correcta es la A.

La diabetes de tipo I aparece de forma brusca.

2. La respuesta correcta es la D.

La diabetes de tipo II manifiesta coma hiperosmolar.

3. La respuesta correcta es la B.

El ejercicio físico en un diabético debe ser siempre aeróbico, como andar o nadar.

4. La respuesta correcta es la D.

Las respuestas a, b y c pertenecen al grupo de las sulfonilureas y producen hipoglucemias difíciles de tratar. La metformina (diambén) es una biguanida y no produce ese efecto secundario.

5. La respuesta correcta es la D.

La Humulina regular es una insulina rápida. El comienzo de la acción se produce a los 15-30 min y el pico máximo de acción se produce a las 2-4 h.

6. La respuesta correcta es la D.

La Humulina NPH comienza la acción a las 1-2 h. El pico máximo es a las 4-8 h y puede tener una duración de 18-24 h.

7. La respuesta correcta es la B.

Uno de los síntomas de la hipoglucemia leve es taquicardia. Además de sudoración, temblor de manos y visión borrosa, encontramos palpitaciones y nerviosismo.

8. La respuesta correcta es la C.

La cetoacidosis diabética produce hiponatremia. También produce hipopotasemia, deshidratación y cefaleas.

9. La respuesta correcta es la B.

Se produce hipotensión, afasia, crisis convulsivas y, en los casos más graves, puede haber coma

10. La respuesta correcta es la D.

En los estadios I y II aumenta el filtrado glomerular, pero no hay alteración en la excreción proteica. En el estadio V aparece insuficiencia renal.

11. La respuesta correcta es la B.

Las uñas se cortarán rectas. No hay que tratarse los callos ni las durezas. En la higiene diaria es fundamental realizar un buen secado, en especial, en la zona interdigital. Hay que usar calzado ancho y cómodo.

12. La respuesta correcta es la C.

En el hipertiroidismo son características las alteraciones gastrointestinales, fundamentalmente diarreas.

13. La respuesta correcta es la A.

Es característica la cara de luna llena, por acúmulo de grasa en la cara. Además, aparece obesidad troncal, osteoporosis, hipertensión arterial y estrías rojo vinosas en abdomen.

14. La respuesta correcta es la A.

Efectivamente, las catecolaminas (adrenalina y noradrenalina) se segregan en la médula de las glándulas suprarrenales. Las respuestas b, c y d corresponden a hormonas que se segregan en la corteza.

15. La respuesta correcta es la A.

Produce hipocalcemia. Además de las citadas en las respuestas b, c y d, hormigueo, e incluso convulsiones.

16. La respuesta correcta es la C.

El glucagón se produce en las células a del páncreas.

17. La respuesta correcta es la D.

Efectivamente, todas son acciones producidas por la insulina.

18. La respuesta correcta es la D.

El glucagón aumenta la concentración de glucemia en sangre.

19. La respuesta correcta es la D.

La diabetes de tipo I es la menos frecuente y se presenta en el 5-10% de los casos.

20. La respuesta correcta es la D.

En los casos graves aparece coma hiperosmolar, no cetoacidosis.

21. La respuesta correcta es la D.

El test de O´Sullivan diagnostica la diabetes Mellitus gestacional entre la 22ª y 28ª semana de gestación.

22. La respuesta correcta es la B.

Las proteínas deben ingerirse en cantidades similares a una dieta normal, es decir, entre el 15 y el 20% de una dieta normal. Las recomendaciones nutricionales son similares a las dietas normales. Es recomendable el uso de edulcorantes acalóricos, como la sacarina y el aspartano. No es aconsejable, como norma general, el consumo de productos especiales para diabéticos.

23. La respuesta correcta es la D.

El ejercicio moderado está indicado, en líneas generales, salvo en situaciones concretas, como las descritas.

24. La respuesta correcta es la B.

Las diarreas son características del hipertiroidismo.

25. La respuesta correcta es la D.

Es característica en el hiperparatiroidismo la existencia de hipercalcemia e hipofosfatemia en sangre.

Valoración y cuidados de enfermería a personas con problemas en el sistema renal: insuficiencia renal aguda. Cateterismo vesical. Procedimientos y técnicas de enfermería

1. La unidad funcional del riñón es:

A. El uréter.
B. La nefrona.
C. Las pirámides de Malpighi.
D. El riñón.

2. Señale la causa que puede provocar una insuficiencia renal obstructiva o postrenal:

A. Gastritis aguda.
B. Hemorragia.
C. Litiasis.
D. Vómitos.

3. Entre las funciones principales del riñón no se encuentra:

A. Producción de la forma activa de la vitamina D.
B. Control y regulación de la presión arterial.
C. Producción de eritropoyetina.
D. Liberación de la hormona antidiurética (ADH).

4. No es una alteración en la producción de orina:

A. Anuria.
B. Oliguria.
C. Disuria.
D. Poliuria.

5. La infección más frecuente del aparato urinario en su porción más alta es:

A. Uretritis.
B. Cistitis.
C. Prostatitis.
D. Pielonefritis.

6. La infección más frecuente del aparato urinario en su porción más baja es:

A. Cistitis.
B. Glomerulonefritis.
C. Uretritis.
D. a y c son ciertas.

7. El germen patógeno que genera la mayor parte de las infecciones urinarias es:

A. Estafiloco dorado.
B. *Escherichia coli*.
C. *Pseudomonas*.
D. Saprofito.

8. Entre los síntomas más importantes de síndrome necrótico *no* se encuentra:

A. Proteinuria grave.
B. Edemas.
C. Hiperalbuminemia e hiperproteinemia.
D. Descalcificación ósea.

9. El síntoma más frecuente del carcinoma renal y los tumores de vejiga es:

A. Hematuria.
B. Fiebre.
C. Disuria.
D. Cistitis.

10. Es característica en la hiperplasia benigna de próstata:

A. Nicturia.
B. Polaquiuria.
C. Micción intermitente.
D. Todas son ciertas.

11. Señale la respuesta correcta respecto a la incontinencia funcional:

A. Existe un defecto del aparato urinario inferior.
B. La incontinencia puede deberse a trastornos de la movilidad.
C. La incontinencia puede deberse a estados confusionales.
D. b y c son ciertas.

12. Los ejercicios de Kegel están indicados en la incontinencia:

A. Neurológica.
B. Por rebosamiento.
C. Funcional.
D. De esfuerzo leve-moderada.

13. Cuando se desvía la orina al exterior a través de un catéter o una sonda, mediante la introducción de un trocar por punción suprapúbica, se denomina:

A. Cistostomía.
B. Nefrostomía.
C. Ureterostomía cutánea.
D. Ureterosigmoideostomía.

14. Entre las contraindicaciones del sondaje vesical se encuentra:

A. Prostatitis aguda.
B. Abscesos periuretrales.
C. Uretritis aguda.
D. Todas son ciertas.

15. Señale la respuesta incorrecta respecto a los tipos de sonda vesical:

A. La sonda de Robinson es recta, rígida y de una sola luz.
B. La sonda de Couvalaire es recta, flexible y de una sola vía.
C. La sonda de Foley es de látex y puede ser de dos o tres vías.
D. La sonda de Dufour es semirrígida, de silicona, de tres vías y acodada.

16. Uno de los siguientes síntomas no es característico de la hiponatremia:

A. Bulimia.
B. Náuseas.
C. Trastornos musculares.
D. Malestar general.

17. La acidosis metabólica se manifiesta por… Señale la respuesta falsa:

A. Bradicardia.
B. Diaforesis.
C. Dolor abdominal.
D. Hipotensión.

18. La insuficiencia renal aguda, según su etiología, se clasifica en:

A. Funcional o prerrenal.
B. Obstructiva o postrenal.
C. Parenquimatosa o renal.
D. Todas son ciertas.

19. Entre las principales causas de insuficiencia funcional o prerrenal *no* se encuentra:

A. Aumento del volumen extracelular efectivo.
B. Disminución del gasto cardíaco.
C. Septicemia.
D. Síndrome nefrótico + AINE.

20. En la insuficiencia renal crónica grave *no* aparece:

A. Anemia y acidosis.
B. Hipercalcemia.
C. Hiperfosfatemia.
D. Hiperpotasemia.

21. *No* es característico de la prostatitis aguda:

A. Fiebre elevada.
B. Anuria.
C. Dolor perineal.
D. Síntomas obstructivos del aparato urinario.

22. La incontinencia urinaria se clasifica en:

A. Incontinencia de esfuerzo.
B. Incontinencia por rebosamiento.
C. Incontinencia funcional.
D. Todas son ciertas.

23. Señale la respuesta incorrecta respecto al carcinoma de riñón:

A. Representa aproximadamente el 35% de los cánceres de los adultos.
B. La mayoría de los tumores sólidos del riñón son malignos.
C. El signo más frecuente es la hematuria.
D. El tratamiento más habitual es la nefrectomía radical con extirpación de ganglios regionales.

24. Señale la respuesta incorrecta respecto al cáncer de próstata:

A. Es, en general, lentamente progresivo.
B. Es siempre sintomático.
C. El tratamiento es, fundamentalmente, quirúrgico.
D. En las fases tardías pueden aparecer síntomas de obstrucción de la salida de la vejiga.

25. La sonda de Robinson es:

A. Recta, rígida, de una sola luz y con un orificio en su extremo.
B. De látex y puede ser de dos o tres vías
C. Recta, semirrígida, de silicona y con tres vías.
D. Semirrígida, acodada y de dos vías.

1. La respuesta correcta es la B.

La unidad funcional del riñón es la nefrona. Está compuesta básicamente por el glomérulo y el túbulo. A través del glomérulo se filtra el líquido desde la sangre.

2. La respuesta correcta es la C.

La litiasis puede provocar insuficiencia renal obstructiva.

3. La respuesta correcta es la D.

Las respuestas a, b y c son funciones metabólicas y hormonales del riñón. La hormona antidiurética (ADH) se libera por medio del trayecto hipofisario

4. La respuesta correcta es la C.

La disuria no es un problema de producción de orina. Es una alteración de la eliminación. Es dolor o dificultad para orinar.

5. La respuesta correcta es la D.

La pielonefritis es una infección bacteriana en el tejido renal. Suele comenzar en la parte inferior del aparato urinario y desemboca en el riñón.

6. La respuesta correcta es la D.

Efectivamente, la cistitis (vejiga) y la uretritis (uretra) son las infecciones más frecuentes en la porción más baja.

7. La respuesta correcta es la B.

Escherichia coli es el germen patógeno más frecuente en las infecciones urinarias. Puede llegar a aparecer en el 70-80% de las infecciones urinarias

8. La respuesta correcta es la C.

En el síndrome nefrótico aparece hipoalbuminemia e hipoproteinemia.

9. La respuesta correcta es la A.

La hematuria es el síntoma fundamental. No obstante, en los primeros estadios, al ser de carácter intermitente e indoloro, puede retrasarse el diagnóstico.

10. La respuesta correcta es la D.

Efectivamente, todos son síntomas frecuentes en la hiperplasia benigna de próstata. Es típico en los mayores de 50 años y produce diferentes grados de obstrucción.

11. La respuesta correcta es la D.

Efectivamente, b y c son correctas. Además, no existe defecto del aparato urinario inferior.

12. La respuesta correcta es la D.

Los ejercicios de Kegel pueden ser útiles en la incontinencia leve-moderada. Consiste en contraer fuertemente el músculo pubococcígeo.

13. La respuesta correcta es la A.

En la cistostomía hay que realizar cura de la inserción de la piel. La nefrostomía es la derivación urinaria que se realiza mediante la colocación de un catéter en la pelvis renal. En la ureterostomía cutánea, el uréter desemboca directamente en la piel y crea una estoma. En la ureterosigmoideostomía, los uréteres son llevados hasta el sigma. De esta manera, el paciente elimina heces y orina por el ano.

14. La respuesta correcta es la D.

Efectivamente, todas son contraindicaciones del sondaje vesical, además de la sospecha de rotura uretral traumática.

15. La respuesta correcta es la B.

La sonda de Couvalaire es una sonda recta, semirrígida, de silicona y con tres vías.

16. La respuesta correcta es la A.

La anorexia es un síntoma característico de la hiponatremia, no la bulimia.

17. La respuesta correcta es la A.

Un síntoma característico es la taquicardia.

18. La respuesta correcta es la D.

Efectivamente, ésa es la clasificación según su etiología. Se asocia, en la mayoría de casos, con oliguria.

19. La respuesta correcta es la A.

Se produce una disminución del volumen extracelular efectivo.

20. La respuesta correcta es la B.

En la insuficiencia renal crónica grave es característica la hipocalcemia.

21. La respuesta correcta es la B.

Es característica la polaquiuria.

22. La respuesta correcta es la D.

Efectivamente, la incontinencia urinaria se clasifica de esta manera.

23. La respuesta correcta es la A.

Representa, aproximadamente, del 1 al 2% de los cánceres de los adultos.

24. La respuesta correcta es la B.

El cáncer de próstata puede llegar a ser asintomático.

25. La respuesta correcta es la A.

Efectivamente, así es la sonda de Robinson. La respuesta B es la sonda de Foley, la respuesta C es la sonda de Couvalaire y la respuesta D es la sonda de Tiemann.

Valoración y cuidados de enfermería a personas con problemas en el sistema musculoesquelético. Principales problemas del aparato locomotor. Procedimientos de enfermería

1. Las articulaciones móviles se denominan:

A. Diartrosis.
B. Sinartrosis.
C. Anfiartrosis.
D. Todas son falsas.

2. Cuando en la fractura completa de un hueso la línea de fractura es perpendicular al eje longitudinal del hueso, se la denomina:

A. Transversal.
B. Oblicua.
C. Espiral.
D. Longitudinal.

3. La fractura en tallo verde es muy frecuente en:

A. Ancianos.
B. Deportistas.
C. Niños.
D. Embarazadas.

4. Señale la respuesta correcta respecto a los signos radiológicos de artrosis:

A. Presencia de osteofitos marginales (espolones).
B. Ensanchamiento del espacio interarticular.
C. Contorno alterado de los límites óseos.
D. Todas son falsas.

5. Señale la respuesta correcta respecto a la artritis gotosa:

A. Hay un incremento de la concentración sérica de urato.
B. Es característico su aparación en los jóvenes.
C. No cursa con dolor.
D. No tiene ninguna relación con la alimentación.

6. En los cuidados que deben realizarse en un paciente que presenta dolor postraumático no se encuentra:

A. Inmovilización y reposo de la zona afectada.
B. Hay que realizar masajes suaves.
C. La aplicación de frío se utiliza en los espasmos o contracturas musculares.
D. Hay que evitar movimientos bruscos en los cambios posturales.

7. La inmovilidad produce:

A. Pérdida de calcio.
B. Pérdida de volumen muscular.
C. Disminución del flujo sanguíneo.
D. Todas son ciertas.

8. Señale la respuesta incorrecta respecto a la observación que debe realizarse en un vendaje elástico o enyesado:

A. Palpar los pulsos distales, por compresión vascular.
B. Valorar la sensibilidad por compresión vasculonerviosa.
C. Observar la coloración azulada en la parte distal por obstrucción arterial.
D. Valorar la temperatura, por posible proceso infeccioso.

9. La articulación metatarsofalángica es una:

A. Artrodia.
B. Tróclea.
C. Condiloartrosis.
D. Enartrosis.

10. En la artritis reumatoidea es significativo... Señale la respuesta incorrecta:

A. Anemia.
B. Disminución de la proteína C reactiva.
C. Aumento de la velocidad de sedimentación globular (VSG).
D. Puede aparecer el factor reumatoideo (autoanticuerpos).

11. Podemos señalar como funciones del hueso:

A. Depósito de minerales.
B. Sostén a los demás tejidos.
C. Hematopoyética.
D. Todas son ciertas.

12. La parte distal de un hueso largo de denomina:

A. Diáfisis.
B. Metáfisis.
C. Epífisis.
D. Periostio.

13. Los ligamentos tienen como función principal generar:

A. Estabilidad.
B. Movilidad.
C. Equilibrio.
D. Todas son ciertas.

14. Ante una fractura, la primera acción que debe realizarse será:

A. Administrar los analgésicos adecuados.
B. Inmovilización de la zona.
C. Averiguar el origen de la fractura.
D. Todas son falsas.

15. La fractura que presenta múltiples fragmentos se denomina:

A. Conminuta.
B. Fragmentada.
C. Cizallamiento.
D. Distorsión.

16. Las articulaciones móviles se denominan:

A. Sinartrosis.
B. Anfiartrosis.
C. Diartrosis.
D. Todas son falsas.

17. Las células formadoras del hueso se denominan:

A. Osteocitos.
B. Osteoclastos.
C. Osteoblastos.
D. Osteomas.

18. Señale la respuesta incorrecta respecto al proceso de cicatrización ósea:

A. La fibrina es la base del tejido de granulación.
B. Los extremos rotos de periostio estimulan la proliferación de osteoblastos.
C. Los fibroblastos del tejido de granulación forman un callo provisional a las 24 h.
D. El callo óseo alcanza su tamaño máximo entre los 14 y los 21 días.

19. Señale la respuesta incorrecta respecto al tejido muscular:

A. La unidad funcional de la fibra muscular se denomina sarcómero.
B. La membrana plasmática de la fibra muscular se denomina retículo sarcoplásmico.
C. Las fibras musculares paralelas se agrupan formando fascículos.
D. La matriz citoplasmática se llama sarcoplasma.

20. La fractura ósea que gira alrededor del eje del hueso se denomina:

A. Espiral.
B. Oblicua.
C. Transversal.
D. Longitudinal.

21. La fractura que se produce en el mismo hueso por dos sitios distintos y forma el denominado segmento «flotante» se llama:

A. Fractura segmentaria.
B. Fractura conminuta.
C. Fractura incompleta.
D. Fractura en alas de mariposa.

22. Entre los signos radiológicos de artrosis podemos citar:

A. Osteofitos marginales.
B. Contorno alterado de los límites óseos.
C. Estrechamiento del espacio interarticular.
D. Todas son ciertas.

23. Es característico de la artritis gotosa:

A. Cristales de urato en el líquido articular.
B. Incremento de la concentración sérica de urato.
C. Aparición de tofos.
D. Todas son ciertas.

24. Señale la respuesta incorrecta respecto a los vendajes elásticos o enyesados:

A. La coloración azulada de las partes distales de los miembros es signo de obstrucción arterial.
B. El dolor intenso en prominencias óseas es característico de aparición de úlceras por presión, necrosis o parálisis nerviosa.
C. La piel de los bordes del enyesado deben revisarse periódicamente para detectar signos de irritación.
D. Para prevenir la inflamación, debe mantenerse elevada la extremidad por encima del nivel del corazón y aplicar frío local.

25. Señale la respuesta incorrecta respecto a los consejos de educación sanitaria en enyesados para evitar complicaciones:

A. No se debe mojar la escayola.
B. Si hay síntomas de dolor o coloración azulada, debe acudirse a consulta.
C. No hay que apoyar la escayola mientras esté húmeda.
D. Para aliviar el escozor o el picor, se pueden introducir objetos entre la piel y la escayola.

1. La respuesta correcta es la A.

Las articulaciones móviles se denominan diartrosis. Las articulaciones inmóviles se denominan sinartrosis. Las articulaciones semimóviles se denominan anfiartrosis.

2. La respuesta correcta es la A.

En la oblicua, la línea de fractura forma un ángulo mayor o menor de 90º con el eje longitudinal del hueso. En la espiral, la fractura gira alrededor del eje del hueso. En la longitudinal, la línea de fractura sigue el eje longitudinal del hueso.

3. La respuesta correcta es la C.

La fractura incompleta o en tallo verde es muy frecuente en niños.

4. La respuesta correcta es la B.

Se observa estrechamiento del espacio interarticular.

5. La respuesta correcta es la A.

Es característico el incremento de la concentración sérica de urato.

6. La respuesta correcta es la C.

La aplicación de frío se utiliza para procesos inflamatorios. La aplicación de calor se utiliza para las contracturas musculares o espasmos.

7. La respuesta correcta es la D.

La inmovilidad produce disminución de la tolerancia al ejercicio físico. Hay que estimular las movilizaciones precoces y ejercicios pasivos en procesos de rehabilitación.

8. La respuesta correcta es la C.

La coloración azulada es signo de obstrucción venosa. Los dedos blancos y fríos indican obstrucción arterial.

9. La respuesta correcta es la C.

La articulación metatarsofalángica es una condiloartrosis, pues permite el movimiento de deslizamiento de los dedos contra los metatarsos. La artrodia, de la articulación subtalar, permite la supinación y la pronación. La tróclea de la articulación interfalángica del pie permite la flexión y la extensión. La enartrosis de la articulación coxofemoral permite la flexión y la extensión y la rotación medial y lateral de la cadera.

10. La respuesta correcta es la B.

En la artritis reumatoidea hay un aumento de la proteína C reactiva, fundamentalmente, en la mayoría de la poliartritis.

11. La respuesta correcta es la D.

Además, permiten realizar movimientos y hacen función de anclaje de los músculos.

12. La respuesta correcta es la C.

La epífisis es la parte distal de un hueso largo. La diáfisis es la zona media. La metáfisis es la zona que se encuentra entre la epífisis y la diáfisis. El periostio es la película membranosa que recubre el hueso.

13. La respuesta correcta es la D.

Los ligamentos ofrecen estabilidad, movilidad y equilibrio, y junto con los extremos articulares de los huesos conforman la articulación.

14. La respuesta correcta es la B.

Efectivamente, la inmovilidad es la primera y fundamenta la actuación que debe realizarse, pues así se reducen las posibles complicaciones y se reduce el dolor.

15. La respuesta correcta es la A.

La fractura conminuta es una fractura con múltiples fragmentos que, en la mayoría de los casos, necesita intervención quirúrgica.

16. La respuesta correcta es la C.

Las articulaciones móviles se denominan diartrosis. Las articulaciones inmóviles se denominan sinartrosis. Las articulaciones semimóviles se denominan anfiartrosis.

17. La respuesta correcta es la C.

Los osteoblastos son las células formadoras del hueso. Los osteoclastos y los osteocitos son responsables de la reabsorción de la matriz calcificada.

18. La respuesta correcta es la C.

Los fibroblastos forman un callo provisional a los 6-10 días.

19. La respuesta correcta es la B.

La membrana plasmática de la fibra muscular se denomina sarcolema. El retículo sarcoplásmico se extiende por todo el interior del sarcoplasma.

20. La respuesta correcta es la A.

La fractura en espiral gira alrededor del eje del hueso. Es típico de las fracturas por torsión. La fractura oblicua forma un ángulo mayor o menor de 90º con el eje longitudinal del hueso. En la fractura transversal, la línea de fractura es perpendicular al eje longitudinal del hueso. En la fractura longitudinal, la línea de fractura sigue el eje longitudinal del hueso.

21. La respuesta correcta es la A.

Así es la denominación de la fractura segmentaria. En la fractura conminuta hay múltiples fragmentos óseos. La fractura incompleta también se denomina en tallo verde y es muy típica en niños. La fractura en alas de mariposa se caracteriza porque existen dos líneas de fractura oblicuas que forman ángulo entre sí y delimitan un fragmento de forma triangular.

22. La respuesta correcta es la D.

Efectivamente, todos son signos radiológicos de artrosis.

23. La respuesta correcta es la D.

La artritis gotosa se manifiesta con dolor, calor e inflamación de la articulación afectada. El diagnóstico certero es mediante la aparición de cristales en el líquido sinovial, observados al microscopio.

24. La respuesta correcta es la A.

La coloración azulada en las partes distales es signo de obstrucción venosa. Los dedos blancos y fríos indican obstrucción arterial.

25. La respuesta correcta es la D.

La introducción de objetos, sobre todo punzantes, como agujas y otros similares, puede producir una lesión cutánea.

Valoración y cuidados de enfermería a personas con problemas de los órganos de los sentidos

1. Un nistagmo vertical es característico de:

A. Vértigo periférico.
B. Vértigo central.
C. Vértico idiosincrático.
D. b y c son ciertas.

2. La esclerótica es… Señale la opción falsa:

A. Una de las membranas concéntricas del globo ocular.
B. Una membrana íntegra que cubre todo el globo ocular.
C. Es de color blanco.
D. Está perforada para dar salida al nervio óptico.

3. Respecto al iris, es incorrecto afirmar que:

A. Es un diafragma musculoso y contráctil.
B. Es transparente.
C. En su parte central tiene la pupila.
D. Produce las dos cámaras cardíacas.

4. El cristalino es:

A. Un cuerpo lenticular.
B. Opaco y convexo.
C. Su misión consiste en que no converjan los rayos luminosos.
D. Todas son correctas.

5. Las capas del globo ocular se denominan:

A. Esclerótica.
B. Coroides.
C. Retina.
D. Todas son correctas.

6. La zona de mayor agudeza visual de la retina se denomina:

A. Fóvea.
B. Mácula.
C. Mancha amarilla.
D. Todas son correctas.

7. Definimos miopía como:

A. Un defecto de elongación del globo ocular.
B. Un defecto de refracción del globo ocular.
C. Da lugar a que los rayos se enfoquen por delante de la retina.
D. Todas son correctas.

8. ¿En cuál de las siguientes enfermedades no se consigue enfocar con claridad sobre un punto de la retina?

A. Blefaritis.
B. Astigmatismo.
C. Hipermetropía.
D. Estrabismo.

9. Se considera hifema:

A. Acumulación de sangre en la cámara anterior.
B. Acumulación de sangre en la cámara posterior.

C. Acumulación de pus en el vítreo.
D. Inflamación del cuerpo ciliar.

10. La visión defectuosa de color suele presentar las siguientes características... Señale la falsa:

A. Suele ser hereditaria.
B. Suelen ser personas con problemas con el color azul y el amarillo.
C. Puede ser adquirida por envenenamiento.
D. Suele tener problemas con rojo-verde.

11. Una inflamación de los márgenes de los párpados debido a seborrea o infección se denomina:

A. Blefaritis.
B. Chalazión.
C. Orzuelo.
D. Dacriocistitis.

12. A la infección del saco lagrimal secundaria a una obstrucción del conducto vasolagrimal se le denomina:

A. Dacriocistitis.
B. Uveítis.
C. Tracoma.
D. Oftalmia simpática.

13. Indique cuál de los siguientes no es un factor de riesgo de padecer glaucoma:

A. Tratamiento con esteroides a largo plazo.
B. Edad.
C. Individuos de raza blanca.
D. Diabetes.

14. Si sospechamos una obstrucción en el conducto de Schlemm, pensaremos en:

A. Glaucoma agudo.
B. Glaucoma crónico.
C. Tracoma.
D. Pterigión.

15. Una persona nos refiere antecedentes de luces brillantes flotantes, percibidas como puntos pequeños o telarañas y, después, visión borrosa y pérdida de ésta, es probable que sufra:

A. Cataratas.
B. Hipertensión ocular.
C. Desprendimiento de retina.
D. Glaucoma.

16. Una infección de las glándulas de Zeis o Roll es:

A. Orzuelo.
B. Chalazión.
C. Pterigión.
D. Todas son incorrectas.

17. Para valorar la respuesta acústica, si realizamos una prueba colocando un diapasón en un punto equidistante de los dos oídos, sobre la cabeza, estamos realizando:

A. Prueba de Rinne.
B. Prueba de Weber.
C. Prueba de Orti.
D. Prueba de Warlot.

18. Cuando se presenta una lesión dentro de la ventana oval, el paciente presentará:

A. Hipoacusia de transmisión.
B. Hipoacusia de percepción.
C. Infección del oído externo.
D. Infección del oído medio.

19. ¿Cuál de los siguientes no es una prótesis auditiva?

A. Hdo.
B. Ido.
C. Audífono aéreo.
D. Audífono cruzado.

20. Cuando un paciente presenta unas pupilas de diferente tamaño, éstas se denominan:

A. Isocóricas.
B. Mióticas.
C. Anisocóricas.
D. Discóricas.

21. El oído interno está constituido por las siguientes estructuras, salvo:

A. Martillo.
B. Yunque.
C. Trompa de Eustaquio.
D. Todas son incorrectas.

22. Cuando el párpado se dirige hacia fuera, con caída de la lágrima por la mejilla, el paciente presenta:

A. Entropión.
B. Ectropión.
C. Blefaritis.
D. Escleritis.

23. La inflamación de la glándula lagrimal se denomina:

A. Dacriocistitis.
B. Dacrioadenitis.
C. Chalazión.
D. Todas son incorrectas.

24. La administración de gotas óticas en un niño de 2 años se realizará:

A. Traccionando del pabellón auricular hacia arriba.
B. Traccionando del pabellón auricular en dirección posterosuperior.
C. Traccionando del pabellón auricular en dirección posteroinferior.
D. Es indiferente.

25. La enfermedad de Menière es una enfermedad del oído medio que provoca en el paciente... Indique la opción incorrecta:

A. Pérdida auditiva a largo plazo.
B. Vértigos centrales.
C. Acufenos.
D. Hipoacusia neurosensorial.

1. La respuesta correcta es la B.

Se trata de vértigo central.
El nistagmo se refiere a movimientos rápidos e involuntarios de los ojos que pueden ser:
- De un lado a otro (nistagmo horizontal).
- Arriba y abajo (nistagmo vertical).
- Rotatorio.

Dependiendo de la causa, estos movimientos pueden ser en ambos ojos o sólo en un ojo. El término «ojos danzantes» se ha usado en el dialecto regional para describir el nistagmo.
El nistagmo puede deberse a los movimientos del oído interno. Cuando comenzamos un movimiento circular, la endolinfa de los canales vestibulares se mueve en sentido opuesto y los ojos también. Cuando el movimiento cesa, los movimientos compensatorios de los ojos también.

Para diferenciar el vértigo periférico del central, debemos fijarnos en el nistagmo, la intensidad del vértigo y el desencadenante:

- Vértigo periférico: nistagmo transitorio/nistagmo de dirección fija/vértigo intenso/posicional.
- Vértigo central: nistagmo persistente/nistagmo variable/vértigo leve/no posicional.

2. La respuesta correcta es la B.

Se trata de una membrana integra que cubre todo el globo ocular.
El globo ocular, básicamente, es una cámara cerrada con la parte anterior transparente para permitir la entrada de la luz y una zona interna sensible donde convergen los rayos luminosos para formar la imagen.
El globo ocular está compuesto por tres membranas concéntricas cuya parte más externa es la esclerótica o blanco del ojo, consistente en un tejido opaco, fibroso y duro, salvo en su zona anterior, que es transparente y convexa, y forma la córnea, y su zona posterior que está perforada para dar salida al nervio óptico.

3. La respuesta correcta es la B.

Es transparente.
Tras la córnea se sitúa una cámara acuosa transparente (humor acuoso), en medio de la cual se halla el iris; éste es un diafragma musculoso, contráctil y opaco, en cuyo centro está la pupila o niña, la cual regula la cantidad de luz que penetra en el ojo y varía su diámetro, función que es llevada a cabo mediante la contracción o dilatación de sus músculos circulares y radiales.

4. La respuesta correcta es la A.

Es un cuerpo lenticular.
Detrás del iris está el cristalino, un cuerpo lenticular, transparente y biconvexo, cuya misión es hacer converger los rayos luminosos de manera que formen imágenes en la retina; la pérdida de transparencia del cristalino produce una enfermedad conocida vulgarmente como cataratas.

5. La respuesta correcta es la D.

Todas son correctas.
El sentido de la vista se sitúa en los ojos.
En los animales superiores es par, ubicado en el interior de los huesos de la cara, en las cavidades orbitarias que presenta la parte anterior de la cabeza. Está constituido por el globo ocular y otros órganos anexos.
El globo ocular está compuesto por tres membranas concéntricas cuya parte más externa es la esclerótica o blanco del ojo.
La parte intermedia del globo ocular, desde la esclerótica hasta la retina, es un tapizado muy vascularizado llamado coroides, que finaliza por delante mediante un anillo multiciliar blanquecino (anillo circular) en la unión entre la esclerótica y la córnea.
La capa más interna del globo ocular es la retina, formada por diez capas superpuestas.

6. La respuesta correcta es la D.

Todas son correctas.
La capa más interna del globo ocular es la retina, formada por diez capas superpuestas, que acoge variados elementos nerviosos y de sostén; sus células (conos, bastoncillos, neuronas bipolares y multipolares) se prolongan y agrupan para constituir el nervio óptico, el cual parte de un punto llamado ciego ya que en él no se produce ninguna visión.
Las células de la retina contienen una materia pigmentaria altamente sensible a las impresiones

luminosas que recibe y que producen la sensación visual; la zona de mayor agudeza visual es la posterior, llamada fóvea, mácula o mancha amarilla. Los conos de la retina se relacionan con esa agudeza visual mientras que los bastoncillos tienen que ver con las condiciones de escasa iluminación.

7. La respuesta correcta es la D.

Todas son correctas.

A continuación se describen los siguientes problemas de refracción:

- Miopía: está producida por la elongación del globo ocular o por un defecto de refracción de forma que los rayos paralelos quedan enfocados por delante de la retina.
- Hipermetropía (hiperopia): los rayos de luz que entran en el ojo convergen en un foco situado detrás de la retina.
- Astigmatismo: los rayos de luz no pueden ser enfocados con claridad sobre un punto de la retina ya que la curva esférica de la córnea no es igual en todos los meridianos. La visión es borrosa.

8. La repuesta correcta es la B.

Se trata del astigmatismo. En el astigmatismo, los rayos de luz no pueden ser enfocados con claridad sobre un punto de la retina ya que la curva esférica de la córnea no es igual en todos los meridianos. La visión es borrosa.

La blefaritis es una inflamación de los márgenes de los párpados por seborrea o infección. Se produce irritación, ardor y prurito, además de escamas que quedan en las pestañas.

En el estrabismo, los ejes visuales no pueden dirigirse simultáneamente al mismo objeto.

9. La respuesta correcta es la A.

Hay acumulación de sangre en la cámara anterior.

El hifema es la acumulación de sangre en la cámara anterior. El hipopión es material purulento en la cámara anterior.

10. La respuesta correcta es la B.

Suelen ser personas con problemas con los colores azul y amarillo.

Se trata de una visión defectuosa del color. Es una alteración hereditaria. Son más frecuentes los defectos en los colores rojo y verde (personas insensibles a la luz roja, que confunden los matices del rojo, del verde y del amarillo). También puede ser adquirida: enfermedad retiniana, envenenamiento, edad, etc.

11. La respuesta correcta es la A.

Se trata de blefaritis.

La blefaritis es una inflamación de los márgenes de los párpados debido a seborrea o infección. Se produce irritación, ardor y prurito, además de escamas que quedan en las pestañas. Su tratamiento consiste en limpieza de los márgenes de los párpados con un aplicador con punta de algodón y champú ligero para bebés, compresas calientes y pomadas tópicas de antibióticos.

12. La respuesta correcta es la A.

Se trata de dacriocistitis.

La dacriocistitis es una infección del saco lagrimal, secundaria a obstrucción del conducto vasolagrimal.

El tracoma es una enfermedad infecciosa por *Chlamydia*. Se produce prurito, seguido por inflamación aguda, folículos en conjuntiva y visión borrosa.

Su tratamiento consiste en tetraciclina o sulfonamidas.
La uveítis es una inflamación de una o de las tres estructuras del tracto uveal.
La oftalmia simpática es una inflamación uveal posterior a la lesión del mismo ojo o del otro ojo.

13. La respuesta correcta es la C.

Pertenecer a la raza blanca no es un factor de riesgo de padecer glaucoma.
El glaucoma es un trastorno caracterizado por la elevación de la presión intraocular secundaria a la obstrucción del flujo de salida del humor acuoso.
Se caracteriza, en general, por la pérdida de campo visual por lesión del nervio óptico.
Entre los factores de riesgo se encuentran la edad, ser diabético, pertenecer a la raza negra, contar con antecedentes familiares de glaucoma, haber sufrido traumatismos oculares previos o cirugía y haber seguido tratamiento con esteroides a largo plazo.

14. La respuesta correcta es la B.

Se pensará en glaucoma crónico.
En el glaucoma agudo (de ángulo cerrado o estrecho), si la pupila de un ojo con un ángulo estrecho entre el iris y la córnea se dilata excesivamente, el iris replegado bloquea la salida del humor acuoso desde la cámara anterior.
Hay dolor ocular extremo, visión borrosa, ojo rojo y pupila dilatada.
Si no se trata, puede producirse ceguera completa y permanente en 2-5 días.
El glaucoma crónico (de ángulo abierto o ancho) es más frecuente y, a menudo, bilateral, se desarrolla lentamente y está determinado genéticamente.
Se cree que la obstrucción se produce en el conducto de Schlemm.
A veces, se produce cefalea, visión borrosa y dolor sordo. La exploración puede poner de manifiesto papilas ópticas excavadas. En la tonometría elevada hay presión intraocular.

15. La respuesta correcta es la C.

Se trata de desprendimiento de retina.
El desprendimiento de retina es la separación de la retina neurosensorial de la capa de epitelio pigmentado subyacente, con resultado de pérdida de visión.
Está causada por malformaciones congénitas, alteraciones metabólicas, enfermedad vascular, inflamación intraocular, neoplasias, traumatismos o cambios degenerativos.
Entre las manifestaciones clínicas se presentan antecedentes de flotadores, percibidos como puntos oscuros pequeños o telarañas, de luces brillantes. Después aparece visión borrosa y pérdida de ésta.
En cuanto al tratamiento, debe procederse a la hospitalización urgente o reposo ocular, como preparación a la cirugía. El combamiento esclerótico es el procedimiento básico, en que se inyecta gas inerte para taponar la rotura retiniana.

16. La respuesta correcta es la A.

Se trata del orzuelo.
El orzuelo es la infección de las glándulas de Zeis o Roll, generalmente, por *Staphylococcus aureus*.
Se trata con compresas calientes aplicadas durante 10-15 min, tres o cuatro veces al día, y si no hay resolución, están indicados la escisión y el drenaje.
El chalazión es una inflamación de la glándula de Meibomio. Se trata con compresas calientes, masaje y eliminación de secreciones glandulares, gotas o inyección de antibióticos o corticosteroides.
El pterigión es el desarrollo de tejido conectivo triangular de la conjuntiva bulbar intrapalpebral con extensión a la córnea.

17. La respuesta correcta es la B.

Para valorar la respuesta acústica, realizaremos una prueba de Weber.
La prueba de Weber compara las vías óseas. El diapasón se sitúa en un punto equidistante de los dos oídos.
La prueba de Rinne compara la vía aérea y la vía ósea de un oído. Se coloca el diapasón en la apófisis mastoides o en el pabellón auricular.

18. La respuesta correcta es la B.

El paciente presentará hipoacusia de percepción.
En la hipoacusia de percepción, hay algo lesionado que está dentro de la ventana oval y de la redonda. Afecta el caracol, nervio o centros nerviosos de la corteza cerebral.
En la hipoacusia de transmisión, hay algo lesionado que está por fuera del caracol: es un tapón de cerumen o está en la cadena de huesecillos.
Si la prueba de Weber lateraliza al oído enfermo, hay hipoacusia de transmisión.
Si la prueba de Weber lateraliza al oído sano, hay hipoacusia de percepción.

19. La respuesta correcta es la C.

El audífono aéreo no es ninguna prótesis auditiva.
Las prótesis auditivas (audífonos) para suplir el órgano del oído, en caso de lesión por hipoacusia de transmisión, pueden ser de varios tipos:

- Las colocadas detrás del pabellón auricular (HdO).
- Las colocadas dentro del canal auditivo (IdO).
- El audífono cruzado está incorporado a las gafas con recogida del sonido contralateral.
- El audífono intraótico se coloca en el interior del conducto auditivo para mejorar la audición.
- El retroauricular transfiere la amplificación del sonido exterior al conducto auditivo externo a través de un tubo de plástico de pequeño calibre que incorpora una oliva o un molde, que se adapta al orificio de entrada del conducto auditivo externo.

20. La respuesta correcta es la C.

Las pupilas son anisocóricas.
La pupila tiene gran importancia en la exploración neurológica con sus dos reflejos: el reflejo fotomotor, que reacciona ante la luz, y el reflejo de acondicionamiento, esfuerzo a la visión cercana.
Las pupilas pueden estar en midriasis cuando están totalmente abiertas (relajadas o dilatadas) o en miosis cuando están activadas o constreñidas. Lo normal es que estén isocóricas, es decir, del mismo tamaño porque, si se presentan de forma anisocórica (diferente tamaño), indican lesión cerebral.

21. La respuesta correcta es la D.

Ninguna respuesta es correcta.
El oído interno o laberinto óseo es una estructura ósea en cuyo interior, flotando en la perilinfa, se encuentra el laberinto membranoso. En el interior del laberinto membranoso se encuentra flotando la endolinfa. Este laberinto membranoso, a su vez, se puede dividir en dos zonas:

- Laberinto anterior o cóclea (también denominado «caracol»). A su vez, está formado por una rampa vestibular, una rampa media (que contiene el órgano de Corti, el cual descansa sobre la membrana basilar) y una rampa timpánica. Esta parte se encarga de la parte auditiva, interpretando la intensidad y la frecuencia de los estímulos sonoros y generando estímulos nerviosos a partir de los estímulos auditivos.

- Laberinto posterior o sistema vestibular. Está formado por el utrículo, el sáculo y los canales semicirculares (anterior, posterior y lateral). Esta parte se encarga del sentido del equilibrio y la rotación.

22. La respuesta correcta es la B.

Cuando el párpado se dirige hacia fuera, el paciente presenta ectropión.
En el ectropión, el párpado se dirige o «cae» hacia fuera, generalmente, el inferior a causa de la laxitud de los tejidos.
En este caso, aparece epífora, que es la caída de la lágrima por la mejilla con eccema de la piel. Conlleva la aparición de sequedad ocular con la consiguiente conjuntivitis irritativa.
El entropión ocurre cuando el borde palpebral se retrae y se dirige hacia dentro con lesión de la córnea y la conjuntiva por irritación de las pestañas.
La blefaritis es la inflamación de los bordes libres de los párpados. Se asocia con conjuntivitis o dermatitis de la zona.
Aparece en la presentación clínica enrojecimiento con escamas o erosiones.
La escleritis es la inflamación de la esclera que se desarrolla con intenso dolor.
Su etiología es desconocida, pero se relaciona con enfermedades autoinmunes, como el lupus eritematoso.
Afecta mayormente a mujeres de mediana edad.

23. La respuesta correcta es la B.

Se trata de dacrioadenitis.
La dacrioadenitis es la inflamación de la glándula lagrimal principal. El origen es infeccioso y produce edema palpebral con tumefacción dolorosa del borde superior externo del ojo.
La dacriocistitis es la inflamación del saco lagrimal y de todo el sistema de drenaje. Puede provocarla una malformación con falta de permeabilidad en el recién nacido o por una oclusión por infección.
El síntoma principal es epífora y supuración.
En la forma adulta aparece tumefacción en el ángulo interno con dolor que necesita tratamiento antibiótico o, incluso, quirúrgico.
El chalazión es una inflamación crónica de las glándulas de Meibomio que retienen las secreciones en un nódulo indoloro dentro del párpado.

24. La respuesta correcta es la C.

La administración de gotas óticas en un niño de 2 años se realizará traccionando del pabellón auricular en dirección posteroinferior.
La administración de gotas óticas se realizará bien tirando de la oreja en dirección posterosuperior para alinear el canal auditivo en los pacientes mayores de 3 años, bien tirando hacia atrás y hacia abajo si es un niño menor de 3 años.
Se instilan las gotas a temperatura ambiente.
Hay que dejar al paciente acostado sobre el oído sano varios minutos para que las gotas se introduzcan en el interior.

25. La respuesta correcta es la B.

Provoca vértigos centrales.
La enfermedad de Menière es una enfermedad del oído interno por un desequilibrio en la dinámica de la endolinfa que provoca vértigos periféricos, náuseas y vómitos, acufenos e hipoacusia neurosensorial. Aparece en brotes, de forma cada vez más aguda, y termina por la pérdida auditiva. El tratamiento es sintomático y, si no cede, se seccionará una rama del VIII par craneal si la audición es buena y si hay cofosis, se destruirá el laberinto.

Valoración y cuidados de enfermería a personas con problemas oncológicos. Procedimientos y técnicas de enfermería. Medicamentos antineoplásicos: clasificación y efectos secundarios

1. El paciente oncológico es aquel:

A. Que tiene un diagnóstico histológico que prueba que padece un cáncer precoz, avanzado o terminal.
B. A quien el diagnóstico afecta su vida diaria.
C. A quien el tratamiento de sus necesidades psicológicas es tan importante como el tratamiento del cáncer en sí.
D. Todas las anteriores.

2. ¿A qué denominamos oncogén?

A. Es un gen anormal que procede de la mutación de un gen normal.
B. Es un gen responsable de la codificación de las proteínas.
C. Es un gen que interviene en la diferenciación celular.
D. Todas son ciertas.

3. Si nos referimos al desarrollo del cáncer, podemos afirmar que:

A. El desarrollo del cáncer no es debido a un solo oncogén.
B. Es necesaria la acumulación de varios oncogenes en una sola célula.
C. Los oncogenes no son la única causa del cáncer.
D. Todas son ciertas.

4. Entre los distintos tipos de proliferación celular, señale la respuesta incorrecta:

A. Hiperplasia.
B. Condroplasia.
C. Metaplasia.
D. Displasia.

5. La metástasis es:

A. La proliferación de células cancerosas del cáncer primario en los tejidos cercanos a éste.
B. La diseminación de células metaplásicas.
C. La diseminación de células cancerosas del tumor primerio a otros órganos.
D. El crecimiento y la proliferación irrefrenable de células sin una necesidad fisiológica.

6. Se conoce como metaplasia:

A. Incremento celular de un tejido (en el feto o en la adolescencia). Se regenera epitelio y medula ósea.
B. Crecimiento en el cual las células son de forma, tamaño y disposición diferente (como respuesta a sustancias químicas, radiaciones o inflamaciones crónicas). A veces, es reversible y, a veces, evoluciona a neoplasias irreversibles.
C. Crecimiento con células con disposición y forma irregular, desorgani-zadamente.
D. Células maduras que se trasforman en otras debido a un estímulo externo que modifica la célula madre (por déficit vitamínico o sustancias químicas), hecho que puede ser reversible o evolucionar a displasia

7. Los tratamientos más utilizados en oncología son:

A. Radioterapia y quimioterapia.
B. Cirugía, radioterapia, quimioterapia y hormonoterapia.
C. Cirugía y quimioterapia.
D. Cirugía, radioterapia y otras técnicas.

8. La valoración de enfermería del paciente oncológico, entre sus prioridades, debe tener:

A. Riesgo de infección.
B. Prevenir y vigilar hemorragias.
C. A y B son ciertas.
D. Situación económica del paciente.

9. ¿Qué entendemos por necesidades del paciente oncológico?

A. Son aquellas necesidades fisiológicas que tienen que ser mínimamente cubiertas para desarrollar una vida normal.
B. Son aquellas necesidades psicológicas que tienen que ser mínimamente cubiertas para desarrollar una vida normal.
C. A y B son ciertas.
D. Son aquellas necesidades estructurales y de convivencia necesarias para desarrollarse.

10. En el ámbito de la necesidad de eliminación, tenemos que valorar dos aspectos fundamentales: la eliminación intestinal y la eliminación urinaria. Algunos de los síntomas que presentan los pacientes oncológicos con referencia a la eliminación intestinal son:

A. Distensión abdominal, náuseas y diarrea.
B. Flatulencia, vómitos y pirosis.
C. Obstrucción intestinal.
D. Todas las anteriores.

11. Por su origen histológico, los cánceres se clasifican en:

A. Carcinomas, si derivan de la malignización de epitelios.
B. Sarcomas, si derivan de la malignización del tejido conjuntivo.
C. Malignomas, si derivan del tejido glandular.
D. Todas son verdaderas.

12. Es cierto, si hablamos de la toxicidad en radioterapia, que:

A. Se localiza en las zonas distales a la irradiada.
B. Los tejidos más afectados son los de multiplicación rápida.
C. Los síntomas no desaparecen al abandonar la terapia.
D. Los efectos tardíos son reversibles.

13. Entre algunas de las clasificaciones posibles de los agentes quimioterápicos, encontramos:

A. Dependiendo de la fase del ciclo celular en la cual actúan.
B. Según la familia a la cual pertenecen.
C. A y B son correctas.
D. Según el coste económico que conlleven.

14. Entre los efectos secundarios de la quimioterapia *no* encontramos:

A. Náuseas y vómitos.
B. Disminución de los niveles de potasio.
C. Pérdida de reflejos tendinosos.
D. Mielosupresión.

15. Los tratamientos inmunoterápicos pueden diferenciarse en:

A. Inmunoterapia pasiva, adoptiva y activa.
B. Inmunoterapia predisponente, disponente e inmunodisponente.
C. Inmunoterapia propia, intermedia y específica.
D. Todas son falsas.

16. El benceno se ha demostrado como agente productor de cáncer de... Señale la opción correcta:

A. Senos paranasales.
B. Leucemia.
C. Pulmón y pleura.
D. Ninguna de las opciones es correcta.

17. Se ha observado la aparición de algunos tipos de cáncer asociada con algunos virus. ¿Con cuál de las siguientes enfermedades se ha relacionado la aparición del VPH?

A. Cáncer de mama.
B. Leucemia de células peludas.
C. Cáncer cervical y de pene.
D. Leucosis mieloblástica aguda.

18. Sólo una de las siguientes respuestas es verdadera. El etopósido es:

A. Un agente antimetabolito.
B. Un alcaloide del podofilo.
C. Un agente misceláneo.
D. Un agente alquilante.

19. Entre los agentes antimetabolito no encontramos:

A. Metotrexato.
B. Citarabina.
C. Fluorouracilo.
D. Busulfán.

20. La mucositis es:

A. La inflamación de una membrana mucosa, como la de la boca o la de la garganta, producida secundariamente a quimio o radioterapia.
B. Es la disminución de la pared mucosa nasal.
C. Es un aumento de la secreción mucosa en procesos infecciosos.
D. Todas son ciertas.

21. De los alcaloides de la Vinca podemos señalar:

A. No se distribuyen en el líquido cefalorraquídeo.
B. No se absorben por vía oral.
C. Se eliminan por bilis y por orina.
D. Todas son ciertas.

22. En caso de producirse la extravasación de un fármaco vesicante:

A. Interrumpiremos inmediatamente la administración del fármaco.
B. No extraeremos la aguja, pero retiraremos el sistema de perfusión.
C. Inyectaremos parte del antídoto alrededor del punto de extravasación.
D. Todas son correctas.

23. En caso de tener que inyectar varios citostáticos, el citostático vesicante se inyectará en el orden siguiente:

A. En último lugar.
B. En primer lugar.
C. No importa el orden.
D. No se inyectará.

24. La radiodermitis se manifiesta mediante la forma de:

A. Reacciones cutáneas inflamatoria.
B. Reacciones cutáneas necróticas.
C. Reacciones cutáneas degenerativas.
D. Todas son ciertas.

25. La clasificación de las zonas radiológicas se resume en:

A. Zona vigilada (gris), zona controlada (verde), zona de permanencia limitada (amarilla) y zona de acceso prohibido (rojo).
B. Zona vigilada (amarilla), zona controlada (gris), zona de permanencia limitada (ámbar) y zona prohibida (rojo).
C. Zona vigilada (ámbar), zona controlada (amarilla), zona de permanencia limitada (verde) y zona prohibida (rojo).
D. Zona vigilada (gris), zona controlada (ámbar), zona de permanencia limitada (amarilla) y zona de acceso prohibido (rojo).

1. La respuesta correcta es la D.

El enfermo oncológico es aquel que tiene un diagnostico histológico que prueba que padece un cáncer precoz, avanzado o terminal. Este tipo de pacientes posee unas características especiales respecto a otras enfermedades y el diagnóstico afecta su vida diaria, pues cáncer y muerte suelen estar asociados en el imaginario colectivo. Los tratamientos pueden ser difíciles de tolerar y el pronóstico es complicado.
El enfermo, al recibir el diagnostico, se puede sentir desplazado, excluido de su trabajo, de las relaciones sociales e, incluso, de su familia, por lo que el aspecto psicológico del enfermo resulta tan importante de ser atendido como la propia enfermedad que debe tratarse y estas necesidades psicosociales resultan más difíciles de cubrir.

2. La respuesta correcta es la A.

Los oncogenes son genes anormales o activados que proceden de la mutación o activación de un gen normal llamado protooncogén (responsable de la codificación de las proteínas nucleares, citoplasmáticas y de membrana que intervienen en la proliferación y la diferenciación celulares). Los oncogenes son los responsables de la trasformación de una célula normal en una maligna, la cual desarrollará determinado tipo de cáncer. En el hombre se han diferenciado y secuenciado más de 70 oncogenes en los diferentes cromosomas del genoma, lo que forma un conjunto muy heterogéneo.

3. La respuesta correcta es la D.

El desarrollo del cáncer no se debe a la expresión de un solo oncogén. Es necesaria la acumulación de varios oncogenes en una sola célula (teoría clonal) o un número determinado de oncogenes iguales en varias células para que se manifieste el cáncer. Es importante saber que los oncogenes no son la única causa del cáncer ya que el sistema inmunitario también es uno de los factores reguladores al eliminar células cancerosas (que manifiestan oncogenes) o, por el contrario, al no reconocer a las células malignas y permitir su supervivencia y proliferación.

4. La respuesta correcta es la B.

Los tipos de proliferación celular son: hiperplasia, metaplasia, displasia, anaplasia y neoplasia. Es necesario recordar que, en la vida de todo ser humano, los tejidos pasan por períodos normales de proliferación o crecimiento celular rápido que conviene diferenciar de la actividad cancerosa.

5. La respuesta correcta es la C.

La metástasis es la diseminación de células cancerosas del tumor primario a otros órganos a través de la circulación linfática y sanguínea. Los tumores siembran en la superficie de otros órganos. Se calcula que el 0,01% de células cancerosas consigue producir metástasis, pero son los suficientemente hábiles para preservarse debido a su virulencia y capacidad de adaptación.

6. La respuesta correcta es la D.

En las proliferaciones metaplásicas nos encontramos con células maduras que se trasforman en otras debido a un estímulo externo que modifica la célula madre, ya sea por déficit vitamínicos, ya sea por la agresión de sustancias químicas. Pueden ser reversibles o evolucionar a displasia.
La definición A corresponde a la hiperplasia. La definición B corresponde a la displasia y la definición C corresponde a la anaplasia. Nos queda por definir la neoplasia, que es un crecimiento y una proliferación irrefrenables de células sin ninguna necesidad fisiológica. Puede ser benigna o maligna según el origen del tejido afectado.

7. La respuesta correcta es la B.

Los tratamientos habitualmente utilizados en oncología, dependiendo de la enfermedad que debe tratarse, presentan tres visiones fundamentales: la de la cura, la del control y la de la actuación paliativa. Los más utilizados son la cirugía, tanto profiláctica como reparadora; la radioterapia, curativa, profiláctica y paliativa; la quimioterapia, y otros tratamientos, entre los cuales se encuentran la hormonoterapia y la inmunoterapia.

8. La respuesta correcta es la C.

La valoración de enfermería en el paciente oncológico debe hacer especial hincapié en los síntomas de infección, mediante la revisión de analíticas (recuento diario de leucocitos si estamos en fase de tratamiento), inspección de las zonas con más riesgo, como la boca, la faringe, las vías respiratoria y urinaria, la zona perianal, las heridas y otras alteraciones de la piel.
Otro punto que debe tenerse en cuenta son las hemorragias, por si disminuyen las plaquetas o existe alteración de los factores de coagulación. Se vigila la piel (petequias), las mucosas (gingivitis), las vías respiratorias (hemoptisis), las digestivas (hematemesis), las urinarias (hematuria) y las intestinales (melenas).
En otro orden de cosas, también se observará el estado mental y neurológico del paciente, los problemas cutáneos –hay que vigilar la continuidad en la piel– y también otros factores concomitantes (incontinencia, inmovilidad, lesiones, UPP y úlceras debidas al tumor).
Se valorará la historia nutricional del paciente y los factores de la enfermedad que puedan influir en el posible deterioro de su estado. Valoraremos igualmente los componentes del dolor, la fatiga y su estado emocional.

9. La respuesta correcta es la C.

Cuando hablamos de necesidades en un paciente oncológico, nos estamos refiriendo a dos grupos de necesidades fundamentales:

- Necesidades fisiológicas y/o de supervivencia, como la respiración, la nutrición, la higiene, la regulación térmica, la movilidad, la eliminación, el reposo y el sueño, la sexualidad, el dolor, etc.

- Necesidades psicosociales, como la seguridad y la protección, el afecto y la pertenencia, la autoestima, la autorrealización y la comunicación.

10. La respuesta correcta es la D.

Los procesos intestinales más frecuentes en el enfermo oncológico son el estreñimiento y la diarrea. El estreñimiento produce muchas molestias al paciente y es uno de los problemas que más le preocupa. Puede deberse al propio proceso neoplásico o al tratamiento. Los síntomas son: distensión abdominal, flatulencia, náuseas, vómitos y pirosis. Es importante prevenirlo con dietas ricas en líquidos, zumos y alimentos con abundantes residuos. También está indicado el uso de laxantes o enemas. Si el estreñimiento es muy pertinaz, incluso puede llegar a la obstrucción total o parcial y debe resolverse con cirugía. Los pacientes oncológicos también pueden presentar crisis diarreicas por radioterapia y/o quimioterapia, o por su propia enfermedad. El tratamiento es dieta astringente y fármacos.

11. La respuesta correcta es la A.

Las neoplasias, de manera general, pueden clasificarse en benignas y malignas. Lo que diferencia una neoplasia benigna de una maligna o cáncer es el hecho de que en la primera la formación tumoral está delimitada por una pared o cápsula que la separa del tejido circundante y así permanece casi siempre de forma inefinida. Cuando la neoplasia se maligniza, se habla de cáncer y esto sucede cuando las células tumorales no están formando una estructura bien circunscrita y local, sino que, por el contrario, pueden migrar, atravesar la membrana basal del tejido original y trasladarse mediante el torrente sanguíneo o linfático a órganos remotos que pueden colonizar o invadir.
Por su origen histológico, los cánceres se clasifican en carcinomas (los más frecuentes) si derivan de malignización de epitelios; sarcomas si lo son de células de tejido conectivo o de sostén, y leucemias o linfomas si son malignizaciones de células hematopoyéticas.

12. La respuesta correcta es la B.

La toxicidad en el tratamiento por radioterapia se suele localizar en la zona irradiada y los tejidos más afectados son los de multiplicación rápida. Aparecen síntomas variados que suelen desaparecer al interrumpir la terapia: eritema, alopecia, descamación cutánea, disfagia, dolor torácico, irritación de la mucosa gástrica, vómitos y diarrea. Sin embargo, algunos efectos tardíos, originados por cambios fibróticos, son irreversibles.

13. La respuesta correcta es la C.

Aunque algunos fármacos tienen especificidad para destruir células durante la división celular o fase *M*, la mayoría actúa en la fase *S* o de síntesis de ARN y ADN.
Los denominados «fármacos sin especificidad por el ciclo tumoral» actúan fuera del ciclo de división celular y lo hacen sobre las células con una multiplicación más rápida. Dependiendo de la fase del ciclo celular en que actúen se clasifican en: «cicloespecíficos», que actúan en células en replicación (fase-específicos –citarabina–, y fase-inespecíficos –agentes alquilantes–), y «no cicloespecíficos», que actúan en cualquier fase (nitrosiureas).
Según la familia a la cual pertenecen se clasifican en: agentes alquilantes (busulfán), antimetabolitos (5-fluorouracilo), antibióticos antitumorales (actinomicina), alcaloides de origen vegetal (vindesina), taxanos (paclitaxel) y otros (amsacrina).

14. La respuesta correcta es la B.

Los efectos secundarios de la quimioterapia son, entre otros, los que siguen: en el aparato digestivo, náuseas y vómitos, estomatitis, anorexia, mucositis y diarrea; en el sistema hematopoyético, mielosupresión (leucopenia, anemia, etc.); en el sistema renal, nefrotoxicidad directa, aumento de los niveles de potasio, fosfato extracelular y ácido úrico; en el sistema cardiopulmonar, toxicidad acumulativa y reversible en el corazón de los antibióticos antitumorales; en el sistema reproductor puede llegarse a la esterilidad, y en el sistema neurológico, neuropatías periféricas, pérdida de reflejos tendinosos, íleo paralítico. Suelen ser efectos reversibles.

15. La respuesta correcta es la A.

La inmunoterapia puede clasificarse como pasiva o adoptiva. En la adoptiva se extraen células inmunocompetentes del paciente que se activan *in vitro* y luego se vuelven a administrar al paciente y en la activa, con la estimulación de la respuesta inmunitaria del paciente con citocinas o con vacunas si las hubiere.
Las células que se reproducen más aceleradamente son más sensibles a los efectos de los agentes quimioterápicos y son las menos sensibles, y las más peligrosas no se encuentran en proceso de división.

16. La respuesta correcta es la B.

Se entiende por sustancia cancerígena cualquier agente físico, químico o biológico que es capaz de originar un cáncer en el organismo. El benceno es un líquido incoloro con olor dulce. Se evapora en el aire rápidamente y es poco soluble en agua. Es altamente inflamable y se forma tanto por procesos naturales como a raíz de actividades humanas. El benceno es una sustancia química extensamente usada que se origina tanto de procesos naturales como de actividades humanas. La inhalación de benceno puede producir somnolencia, mareo y pérdida del conocimiento. La exposición prolongada produce efectos sobre la médula de los huesos y puede causar anemia y leucemia mieloidea aguda. Hay niveles bajos de benceno en el aire libre producidos por el humo de tabaco, estaciones de servicio, el tubo de escape de vehículos motorizados y emisiones industriales.

17. La respuesta correcta es la C.

Los virus del papiloma humano (VPH) son un grupo de más de 100 tipos de virus. Las infecciones genitales de VPH son muy comunes y se transmiten sexualmente. La mayoría de estas infecciones no tienen síntomas y desaparecen por sí solas sin tratamiento después de unos años. Sin embargo, las infecciones de VPH, a veces, duran muchos años. Estas infecciones son la causa principal de cáncer cervical. Los VPH también pueden desempeñar un papel en los cánceres de ano, vulva, vagina, pene y algunos cánceres de orofaringe, parte central de la garganta que incluye el paladar blando, la base de la lengua y las amígdalas. Algunos tipos de virus del papiloma humano se conocen como virus de «bajo riesgo» porque rara vez causan lesiones que se vuelvan cancerosas. Los VPH que tienen más probabilidades de llevar a la formación de cáncer se conocen como virus de «alto riesgo». Tanto los virus de alto riesgo como los de bajo riesgo pueden causar el crecimiento de células anormales, pero sólo los tipos de VPH de alto riesgo pueden convertirse en cáncer.

18. La respuesta correcta es la B.

El etopósido es derivado de la planta *Podophyllum* (mandrágora). Se suele utilizar en cáncer de células pequeñas de pulmón y en leucemias mielocíticas agudas, entre otros.

19. La respuesta correcta es la D.

Metotrexato, citarabina y fluorouracilo son agentes antimetabolitos, similares a ciertas estructuras de los ácidos nucleicos. El busulfán, junto con la ciclofosfamida, la mecloretamida, el melfalán, la carmustina, la estreptozocina, la dacarbazina y la tiotepa, pertenece al grupo de los agentes alquilantes.

20. La respuesta correcta es la A.

Mucositis es la inflamación de una membrana mucosa, producida por una infección o lesión secundaria a radioterapia, quimioterapia, carencias nutricionales, etc. La *mucositis oral* es una inflamación del tejido oral que puede ser provocada por la quimioterapia o la radioterapia. Suele aparecer como una lesión roja que provoca sensación de quemazón o en forma de úlceras en toda la boca. Aparece comúnmente a los 7 o 10 días del inicio del tratamiento y, aun cuando no haya infección asociada, suele persistir al menos entre 2 y 4 semanas tras la finalización del tratamiento. Tanto la radioterapia como la quimioterapia afectan la capacidad de las células para dividirse, lo que dificulta la habilidad de los tejidos normales para repararse a sí mismos. No obstante, la lesión que provoca la radioterapia aparece únicamente en el sitio irradiado y depende de la dosis total administrada, del tamaño y la ocalización de la zona irradiada, y del tipo de la radiación utilizada.
Muchos pacientes que reciben quimioterapia sufren mucositis ulcerada (llagas) en la boca y alrededor de la mitad de ellos tiene lesiones que requieren tratamiento médico e, incluso, la disminución de la dosis o el cambio de los medicamentos. Estas lesiones suelen aparecer alrededor de 2 semanas después del comienzo del tratamiento y su resolución puede alargarse hasta la recuperación de las defensas del paciente.

21. La respuesta correcta es la D.

Los alcaloides de la Vinca (*vincristina:* leucemias, linfomas y cáncer de pulmón, y *vinblastina:* linfoma y cáncer testicular) son alcaloides procedentes de plantas *(Vinca rosacea).* Son fase-específicos y se administran por vía intravenosa directa (la más frecuente) y en perfusiones. No se absorben por vía oral y no se distribuyen en el líquido cefalorraquídeo. Existe metabolización hepática y se eliminan por bilis y por orina.

22. La respuesta correcta es la D.

Si se sospecha extravasación, se suspenderá de inmediato la perfusión, pero no se extraerá la cánula hasta que se haya intentado aspirar la zona a través de ésta para eliminar así la mayor parte posible del fármaco. La aspiración se facilita, en ocasiones, si la extravasación se manifiesta por una vesícula o ampolla elevada en el lugar de inyección, rodeada de tejido endurecido, pero en muchos casos resulta inútil si se trata de tejido blando o esponjoso. En general, se aplican corticosteroides para combatir la inflamación aunque hay muy pocos datos que respalden su utilidad en la extravasación. Se puede administrar hidrocortisona o dexametasona por vía tópica, en inyección subcutánea o intravenosa en una zona alejada de la lesión. Para aliviar los síntomas se precisan, a veces, antihistamínicos y analgésicos.
El tratamiento individual de la extravasación depende de la naturaleza de la sustancia nociva; una posibilidad consiste en localizar y neutralizar la sustancia, y otra, dispersarla y diluirla. El primer método puede resultar útil después de la extravasación de fármacos vesicantes y consiste en administrar un antídoto (si existe) y aplicar compresas frías, 3-4 veces al día. La propagación y dilución de la sustancia nociva se basa en infiltrar la zona con una solución salina fisiológica y aplicar compresas calientes, elevar el miembro afectado y administrar hialuronidasa. La técnica del lavado salino (consistente en lavar el tejido subcutáneo con suero salino fisiológico) puede ser efectiva. La hialuronidasa no se administrará después de la extravasación de fármacos vesicantes salvo que esté indicado específicamente o se utilice con la técnica del lavado salino.
Como actividades generales, se detendrá inmediatamente la perfusión. No se retirará la vía de administración. Se colocarán guantes y se retirará el sistema para conectar a la vía una jeringa de 5 ml. Se aspirará a través de la vía 5-10 ml de sangre y/o líquido con la finalidad de extraer la máxima cantidad posible de fármaco extravasado. Únicamente en caso de formación de una ampolla subcutánea con fármaco extravasado, se extraerá su contenido con una aguja de insulina. La aspiración del tejido subcutáneo es un procedimiento doloroso y no suele ser efectivo. Se

localizará el botiquín de extravasación y se leerán tanto las medidas iniciales como las instrucciones que afecten al fármaco extravasado. Se avisará al médico responsable del paciente o, en su ausencia, al médico de guardia. También se contactará con el farmacéutico responsable del protocolo de extravasación.

23. La respuesta correcta es la A.

Se aplicará en último lugar ya que los fármacos vesicantes tienen capacidad de producir necrosis y ulceración de los tejidos.

24. La respuesta correcta es la D.

Se trata de una lesión cutánea originada por una exposición excesiva a las radiaciones ionizantes. La radiodermitis se manifiesta mediante la forma de reacciones cutáneas, bien inflamatorias, bien necróticas o bien degenerativas, causadas por radiaciones ionizantes, que se presentan casi siempre de manera accidental, por ejemplo, en enfermos sometidos a tratamiento prolongado o en personal sanitario mal protegido contra la radiación. Los factores que influyen en el grado de evolución de la radiodermitis son: el tipo de radiación, la dosis de ésta –con mayor tolerancia de los tejidos cuanto menor sea la dosis– y la sensibilidad de la piel. Las pieles más sensibles son las de los jóvenes, las de color claro y las que presentan algún tipo de lesión, como inflamación, irritación o infección.

25. La respuesta correcta es la A.

Estas zonas radiológicas estarán debidamente señalizadas con dibujos de tréboles de diferentes colores:

- Zona vigilada (gris): pasillos y accesos a zonas de medicación. Es de acceso libre a todo el personal sin necesidad de llevar dosímetro.
- Zona controlada (verde): controles y salas de espera de las unidades de tratamiento. De acceso sólo a personal autorizado.
- Zona de permanencia limitada (amarilla): unidades de tratamiento, habitaciones blindadas y gammateca de acceso sólo a profesionales y pacientes. Para los profesionales es obligatorio el uso de dosimetría personal.
- Zona de acceso prohibido (rojo): aquellas en que existe el riesgo de recibir, de una sola exposición, dosis superiores al límite de dosis autorizadas.

Valoración y cuidados de enfermería en pacientes con procesos infectocontagiosos. Procedimientos y técnicas de enfermería. Medidas de prevención y control

1. Si hablamos del concepto de invasión y multiplicación de un agente infeccioso en un huésped humano o animal, nos estamos refiriendo a:

A. Enfermedad transmisible.
B. Infección.
C. Enfermedad infecciosa.
D. Contagio.

2. Por período de transmisibilidad entendemos:

A. Es el intervalo comprendido entre el comienzo de la exposición y el inicio de la transmisibilidad.
B. Es el intervalo comprendido entre la entrada del microorganismo y la apar ición de los primeros síntomas.
C. Es el intervalo de tiempo en que el individuo tiene capacidad para transmitir la infección.
D. Todas son falsas.

3. Son características de la cadena epidemiológica… Señale la respuesta incorrecta:

A. Secuencia de elementos independientes que favorecen la trasmisión de un agente contagioso.
B. El agente causal es uno de esos elementos.
C. Los mecanismos de trasmisión y el huésped intervienen.
D. El medio ambiente es fundamental.

4. Algunas de las propiedades del agente etiológico son:

A. Infectividad.
B. Patogenicidad.
C. Contagiosidad.
D. Todas las anteriores

5. Entre los siguientes mecanismos de transmisión, señale el incorrecto:

A. Directo.
B. Bifurcado.
C. Indirecto.
D. Insectos.

6. Entre las enfermedades de trasmisión por vía aérea, no se encuentra:

A. Sarampión.
B. Parotiditis.
C. Tosferina.
D. Dengue.

7. Del VIH podemos afirmar:

A. El VIH tiene afinidad por células con determinados receptores en la superficie (CD_4) y presenta gran variabilidad genética.
B. Tiene como células diana a los linfocitos T *helper* y a los monocitos-macrófagos.
C. A y B son ciertas.
D. El VIH produce un deterioro grave y rápido, pero reversible del sistema inmunitario competente y del sistema nervioso.

8. La trasmisión del VIH se realiza:

A. Por contacto con sangre infectada.
B. Coito homosexual.
C. Coito heterosexual.
D. Todas son correctas.

9. Según el Center for Diseases Control, la infección por VIH se clasifica en:

A. Infección, adenopatías y otros.
B. De grado primario, secundario y terciario.
C. Infección aguda, infección asintomática, linfadenopatía y otras enfermedades.
D. Todas son falsas.

10. Una de las siguientes repuestas *no es cierta* respecto a la tuberculosis:

A. Se trasmite de persona a persona por contacto sexual.
B. La TB es una enfermedad infecciosa causada por una bacteria llamada *Mycobacterium tuberculosis* o bacilo de Koch.
C. La mayoría de las personas infectadas expulsa sólo unos pocos bacilos al respirar.
D. El contagio de la TB ocurre sólo después de uno o más meses de exposición a una persona con TB activa.

11. Denominamos tubérculos o granulomas:

A. Nódulos blanquecinos que se forman tras presentarse la infección por TB.
B. Nódulos duros y grisáceos formados por restos de macrófagos infectados.
C. Pequeñas infiltraciones serosas en tejido conectivo del paciente afecto de TB.
D. Todas son falsas.

12. Hablamos de tuberculosis activa si:

A. Los bacilos pueden salir de los tubérculos en los alvéolos y extenderse a los pulmones y a otras partes del cuerpo a través del torrente sanguíneo.
B. El paciente presenta todos los síntomas.
C. Si hemos estado expuestos a contagio.
D. Todas son falsas.

13. El diagnóstico de la tuberculosis se establecerá en función de:

A. Los síntomas físicos.
B. La intradermorreacción de Mantoux.
C. Los riesgos por exposición en puesto laboral.
D. El tiempo de exposición al bacilo.

14. La prueba de Mantoux se realiza:

A. Administrando la tuberculina i.m.
B. Administrando tuberculina oral.
C. Administrando tuberculina subdérmica.
D. Todas son verdaderas.

15. La finalidad del aislamiento hospitalario es:

A. Prevención y control de brotes.
B. Disminución del riesgo de infección para el paciente.
C. Disminución de la incidencia de infecciones.
D. Todas las anteriores.

16. Entre las condiciones requeridas para un aislamiento estricto no aparece:

A. Señalización del aislamiento.
B. Puede haber dos pacientes en la habitación.
C. Habitación individual.
D. Restricción de visitas.

17. El aislamiento inverso se aplica para:

A. Proteger al paciente inmunodeprimido.
B. Evitar que el paciente infecte a otros pacientes.
C. Evitar que el paciente infecte al personal sanitario.
D. Todas son falsas.

18. Para casos de gangrena gaseosa, se implantará un aislamiento:

A. Entérico.
B. Respiratorio.
C. De contacto.
D. Todas son falsas.

19. En referencia a la hepatitis A podemos indicar que *no es cierto:*

A. Es un virus ARN.
B. Pertenece a los Picornavirus.
C. Es un virus ADN.
D. Se aísla en las heces.

20. Respecto a la epidemiologia de la hepatitis B es cierto que:

A. Se aísla en sangre.
B. Se aísla en saliva.
C. Se aísla en semen.
D. Todas las anteriores.

21. Las posibles vías de transmisión de la hepatitis B no incluyen:

A. Vía inhalatoria.
B. Actividad sexual.
C. Contacto íntimo.
D. Inoculación accidental.

22. La endocarditis infecciosa se produce por la llegada de microorganismos circulantes (bacterias u hongos) al torrente sanguíneo y a la superficie de las válvulas anómalas. La puerta de entrada de estos microorganismos puede ser:

A. Adenoidectomías.
B. Procedimientos dentales que implican sangrado.
C. Esclerosis de varices esofágicas.
D. Todas las anteriores.

23. ¿Cómo se contagia la sarna?

A. Contacto sexual.
B. Contacto directo piel con piel y contacto indirecto a través de ropas contaminadas.
C. A y B son ciertas.
D. Todas son falsas.

24. Se puede adquirir una infección por *Salmonella:*

A. Por vía alimentaria.
B. Al manipular reptiles.
C. A y B son ciertas.
D. Por vía respiratoria.

25. ¿Qué es TARGA?

A. Tratamiento antirretroviral de gran actividad.
B. Es un tipo de medicamento contra el sida.
C. Es el parámetro que mide el grado de transmisibilidad del VIH.
D. Todas son ciertas.

1. La respuesta correcta es la B.

Infección es la invasión y la multiplicación de un agente infeccioso en un huésped humano o animal.
Enfermedad infecciosa es el conjunto de manifestaciones clínicas producidas por una infección.
Enfermedad transmisible es cualquier enfermedad causada por un agente infeccioso o por sus productos tóxicos, que se produce por la transmisión de ese agente o sus productos desde un huésped infectado o un reservorio inanimado hacia un huésped susceptible.
El contagio o transmisión directa de la enfermedad infecciosa exige contacto físico.

2. La respuesta correcta es la C.

El período de incubación es el intervalo comprendido entre la entrada del microorganismo y la aparición de los primeros síntomas.
El período de latencia es el intervalo comprendido entre el comienzo de la exposición y el inicio de la transmisibilidad.
El período de transmisibilidad es el intervalo de tiempo en que el individuo tiene capacidad para transmitir la infección.

3. La respuesta correcta es la A.

La cadena epidemiológica es una secuencia de elementos que se articulan en la transmisión de un agente desde una fuente infectiva hasta un huésped susceptible. Estos elementos son: agente causal, mecanismos de transmisión, huésped y medio ambiente.
El agente causal es un organismo vivo capaz de multiplicarse y que requiere un mecanismo de transmisión y un huésped para producir la enfermedad; es el primer eslabón de la cadena epidemiológica y puede ser, entre otros, virus, bacteria, hongo, protozoo, helminto, etc. Un agente causal puede producir más de una enfermedad: el estreptococo β-hemolítico puede causar faringitis, impétigo, endocarditis reumática y otras.

4. La respuesta correcta es la D.

Algunas propiedades del agente etiológico son: la contagiosidad, que es la capacidad de propagarse y se mide en «tasa de…»; la infectividad, que es la capacidad de instalarse y multiplicarse; la patogenicidad, que es la capacidad de provocar enfermedad en los infectados y se mide en «tasa de…», y la virulencia, que es la capacidad de un agente para causar la enfermedad.

5. La respuesta correcta es la B.

El mecanismo de transmisión directa es el contacto de una persona con otra.
El mecanismo de transmisión indirecta tiene diferentes vías de transmisión: fómites, las manos del personal de enfermería, el aire (respirar, toser, cantar o hablar), el agua (heces), los alimentos (por su manipulación), los animales (mecánica) o los insectos (propagación).

6. La respuesta correcta es la D.

Entre las enfermedades de trasmisión por vía aérea se encuentran: la tosferina, la difteria, la legionelosis, la TB pulmonar, la gripe, el sarampión, la rubéola, la parotiditis y la varicela.
El dengue es una enfermedad de transmisión por vectores.

7. La respuesta correcta es la C.

Los afectados por VIH cursan con disminución de los linfocitos T_4, que son responsables de la inmunidad celular (en su momento se relacionó con la inhalación de nitrito de amilo, que se usa

para la angina de pecho). Además, presentan infecciones por otros virus (hepatitis B o mononucleosis infecciosa). En 1983, Luc Montagnier descubrió el LAV (virus asociado con la linfadenopatía) y en 1984 R. Gallo aisló el HTLV-III; en 1985 se consolidó la denominación de VIH-1 (revista *Nature*). También existe el VIH-2 (más parecido al virus de la inmunodeficiencia en simios o «monos verdes»). Estos virus pertenecen a los *Lentivirus*, subfamilia de los *Retrovirus*.
El VIH tiene afinidad por células con determinados receptores en la superficie (CD_4) y presenta gran variabilidad genética y produce un deterioro grave, progresivo e irreversible del sistema inmunitario competente y del sistema nervioso. Tiene como células diana a los linfocitos T *helper* y a los monocitos-macrófagos.

8. La respuesta correcta es la D.

La transmisión del VIH se realiza por contacto con sangre o líquidos contaminados, mediante coito homo o heterosexual, utilización de agujas y jeringuillas contaminadas, trasplante de órganos y transmisión materno-fetal.

9. La respuesta correcta es la C.

Ésta es la clasificación de la infección por VIH según los Centers for Disease Control:
- Grupo I. *Infección aguda.* Síndrome similar a la mononucleosis infecciosa:
  - El virus puede aparecer en plasma a las 2 semanas del contagio.
  - Los anticuerpos pueden aparecer en 1 o 2 meses.
  - Buena respuesta a la terapia.
  - Estudios realizados han confirmado que siempre existe virus infeccioso circulante por el plasma, por lo que no podemos hablar de período de latencia.
- Grupo II. *Infección asintomática.* No existen manifestaciones clínicas de infección por VIH aunque pueden aparecer anomalías analíticas, como linfopenia y trombopenia.
- Grupo III. *Linfadenopatía* generalizada persistente. Se define como aparición de adenopatías de más de 1 cm de diámetro en dos cadenas ganglionares extrainguinales o más, que persisten durante más de 3 meses.
- Grupo IV. *Otras enfermedades:*
  - Síndrome constitucional: fiebre, diarrea de más de 1 mes y pérdida de peso involuntaria.
  - Enfermedad neurológica: demencia, mielopatía y neuropatía periférica.
  - Enfermedades infecciosas secundarias: toxoplasma, *Pneumocystis carinii,* candidiasis esofágica y herpes.
  - Tumores secundarios: sarcoma de Kaposi, linfomas no hodgkinianos y linfoma cerebral primario.

10. La respuesta correcta es la A.

La TB es una enfermedad infecciosa causada por una bacteria llamada *Mycobacterium tuberculosis* o bacilo de Koch.
Se trasmite de persona a persona por medio del aire cuando una persona con tuberculosis activa estornuda, tose o exhala aire. Cuando una persona se contagia y su sistema inmunitario controla la bacteria de la tuberculosis, la infección se torna latente o limitada. Cuando la bacteria se extiende sin control, la infección se vuelve activa.
Puesto que la mayoría de las personas infectadas expulsan sólo unos pocos bacilos al respirar, el contagio de la TB ocurre sólo después de 1 mes o más de exposición a una persona con TB activa.

11. La respuesta correcta es la B.

Los bacilos de Koch infectan los alvéolos y el sistema inmunitario de nuestro cuerpo los combate. Este sistema inmunitario contiene glóbulos especiales que identifican y destruyen agentes extraños, incluyendo los virus y las bacterias. Éstos son los glóbulos blancos, también llamados *macrófagos,* y atacan al bacilo de la TB. La bacteria de la TB tiene una pared celular compuesta con un material complejo que parece de cera. Esta pared protege a algunos de los bacilos dentro del macrófago.
Los glóbulos blancos rodean y separan los macrófagos infectados. La masa resultante de los macrófagos infectados forma unos nódulos duros y grisáceos llamados tubérculos o granulomas.

12. La respuesta correcta es la A.

Si una persona infectada no se encuentra en buen estado de salud o tiene el sistema inmunitario débil, los bacilos pueden salir de los tubérculos en los alvéolos y extenderse a los pulmones y a otras partes del cuerpo a través del torrente sanguíneo. Esto se llama TB activa Si la persona se encuentra en buen estado de salud, el sistema inmunitario controla la infección inicial de la TB. Los bacilos de Koch pueden quedar aislados dentro de los *tubérculos* por años. Esto se llama TB latente, durmiente o inactiva.

13. La respuesta correcta es la B.

El diagnóstico de la infección tuberculosa se basa en el resultado de la prueba de la tuberculina (PT) o intradermorreacción de Mantoux. Ésta pone de manifiesto un estado de hipersensibilidad del organismo frente a las proteínas del bacilo tuberculoso, que se adquiere después de una infección.

14. La respuesta correcta es la C.

La prueba de la tuberculina o intradermorreacción de Mantoux permite diagnosticar si la persona ha sido infectada con el bacilo tuberculoso. Con una aguja muy fina se inyecta debajo de la piel del antebrazo una sustancia inofensiva llamada tuberculina. No produce dolor y, puesto que para cada prueba se utilizan agujas nuevas y esterilizadas, no hay riesgo de contagiar enfermedades.
A las 48-72 h se debe evaluar el resultado por personal sanitario experto. Utilizaremos 2 U de PPD RT 23 o 5 U de PPD CT-68, e introduciremos 0,1 ml de tuberculina intradérmica (no subcutánea) en la cara anterior del antebrazo. La inyección causará una discreta elevación de la piel con un habón de 6 a 10 mm de diámetro. Instruiremos al paciente para que no se frote, se rasque o coloque tiritas o esparadrapo.
Como curiosidad, debemos saber que las vacunas de sarampión, paperas y rubéola administradas el mismo día o en las 6 semanas anteriores a la PT pueden ocasionar falsos negativos de ésta.

15. La respuesta correcta es la D.

La finalidad de estos aislamientos es:
- Disminución del riesgo de infección para el paciente, el personal sanitario y los visitantes gracias a la interrupción de la cadena de transmisión.
- Disminución de la incidencia de infecciones nosocomiales.
- Prevención y control de brotes.
- Prestar una alta calidad de atención.

16. La respuesta correcta es la B

Las condiciones de un aislamiento estricto son:
- Habitación individual.

- Señalización del aislamiento.
- Puerta cerrada y restricción de visitas.
- Antes de entrar en la habitación y después de realizar cualquier maniobra al paciente, realizar lavado de manos.
- Es obligatorio el uso de mascarilla, bata, guantes y calzas mientras se esté dentro de la habitación (tanto personal sanitario como visitas).
- El material necesario para vestirse se debe encontrar preparado dentro de la habitación, excepto la mascarilla que se deberá colocar antes de entrar a la habitación.
- Al salir de la habitación, las prendas contaminadas se depositarán en un contenedor específico, excepto las mascarillas que se tirarán al salir de la habitación.

17. La respuesta correcta es la A.

El aislamiento inverso se practica como protección hacia el paciente inmunodeprimido –quemados en más del 25%, trasplantados, etc.–.

18. La respuesta correcta es la C.

El aislamiento de contacto se aplica como prevención de enfermedades infecciosas que se propagan por contacto directo –gangrena gaseosa, herpes simple diseminado, heridas abiertas, quemaduras de menos del 25% y piodermas–.

19. La respuesta correcta es la C.

Es un virus ARN que se clasifica como miembro del grupo de los *Picornavirus enterovirus* de 27 nm con cápsula. Se aísla en las heces hasta 3 semanas después de haberse iniciado la enfermedad y 1 semana antes que se eleven las transaminasas. La persona es contagiosa hasta 3 semanas después de haberse iniciado la enfermedad. El mecanismo de transmisión es de persona a persona por vía fecal-oral (alimentos y bebidas contaminadas).
El período de incubación es de 15 a 50 días, con un promedio de 25 a 30 días.
Predomina en guarderías y en clases de preescolar. La mayoría de los contagios ocurre a través de alimentos y aguas contaminadas, además de viajeros a zonas endémicas.
Las manifestaciones clínicas que presenta son: anorexia y malestar general, dolor abdominal en el flanco derecho con hepatomegalia, náuseas o vómitos, intolerancia a los alimentos, fiebre que cede cuando aparece la ictericia, coluria y acolia y elevación de las transaminasas.

20. La respuesta correcta es la D.

La hepatitis B se aísla en sangre, saliva, semen, secreciones cervicales o vaginales y en exudado de heridas.
La mayor incidencia se presenta en los trabajadores del banco de sangre, médicos, enfermeras, síndrome de Down, hemofílicos, pacientes en hemodiálisis, homosexuales, drogadictosy pacientes inmunodeprimidos.
Tiene un período de incubación de 45 a 160 días, con un promedio de 120 días.
No se transmite por vía fecal-oral o por agua.
Es de distribución mundial y causa hepatitis no sólo aguda, sino también crónica, cirrosis y carcinoma hepatocelular primario.
Presenta mayor mortalidad y mayor tendencia a la forma crónica que la producida por VHA.

21. La respuesta correcta es la A.

Las vías más comunes de transmisión de la hepatitis B son:
- Actividad sexual.
- Vía parenteral.

- Contacto íntimo: cárceles, manicomios y hospitales.
- Inoculación accidental con agujas contaminadas, navajas o cuchillos e ingestión de material contaminado.
- Transmisión madre-hijo perinatal: microtransfusiones entre madre e hijo durante el parto, contacto con secreciones infectadas en el canal del parto o bien ingeridas y a través de la lactancia materna.

22. La respuesta correcta es la D.

Los microorganismos pueden entrar por diferentes puertas, entre las cuales destacan:
- Procedimientos dentales que implican sangrado.
- Procedimientos sobre las vías respiratorias (adenoidectomía o amigdalectomía).
- Procedimientos sobre el aparato gastrointestinal (esclerosis de varices esofágicas, dilatación esofágica, operaciones quirúrgicas que involucran mucosa intestinal y otros).
- Procedimientos sobre las vías genitourinarias (citoscopias, sondaje uretral si existe infección urinaria, cirugía uretral si existe infección urinaria, cirugía prostática, histerectomía vaginal, parto vía vaginal con infección, etc.).
- Lesiones producidas sin la suficiente asepsia, como acupuntura, tatuajes o implantación de *piercings*.
- También es frecuente la endocarditis de las válvulas derechas del corazón (tricúspide y pulmonar) en adictos a drogas por vía parenteral, como consecuencia de la lesión directa que causan a sus válvulas las sustancias que se inyectan.

23. La respuesta correcta es la C.

La sarna o escabiosis es una enfermedad infecciosa de la piel causada por un ácaro que excava la piel y produce irritaciones similares a granos. El ácaro de la sarna se transmite por el contacto directo de piel con piel. El contacto indirecto a través de ropa interior o de cama se produce si dichas prendas han sido contaminadas por personas infectadas que las hayan usado inmediatamente antes. La sarna también puede transmitirse durante el contacto sexual.

24. La respuesta correcta es la C.

Salmonella es el nombre de un grupo de bacterias. La *Salmonella* se encuentra en las aves crudas, los huevos, la carne vacuna y, algunas veces, en las frutas y vegetales sin lavar. También se puede adquirir una infección por *Salmonella* después de manipular mascotas, especialmente reptiles, como las serpientes, tortugas y lagartos. La fiebre tifoidea, una enfermedad más seria causada por *Salmonella,* ocurre frecuentemente en países en vías de desarrollo.

Los síntomas incluyen fiebre, diarrea, cólicos abdominales y dolor de cabeza. Los síntomas suelen durar entre 4 y 7 días. La mayoría de las personas mejora sin tratamiento. Puede ser más grave entre los ancianos, niños pequeños y personas con enfermedades crónicas. Si la *Salmonella* penetra en el torrente sanguíneo, puede desarrollarse un cuadro serio y hasta riesgos para la vida. El tratamiento habitual es a base de antibióticos.

25. La respuesta correcta es la A.

Se ha descubierto que, para que el tratamiento antirretroviral sea efectivo durante largo tiempo, es necesario tomar más de un medicamento antirretroviral a la vez. Esto se conoce como terapia combinada. El término tratamiento antirretroviral de gran actividad (TARGA) alude a una combinación de tres o más medicamentos anti-VIH.

Área temática 8

Enfermería quirúrgica

Tema 34

Higiene en centros sanitarios. Antisépticos. Desinfectantes. Esterilización. Métodos de esterilización. Infección nosocomial. Medidas preventivas

1. Definimos higiene como:

A. Aspecto individual del ser humano.
B. Ciencia que pretende la conservación y mejora de la salud individual y colectiva.
C. Mecanismo por el cual eliminamos la suciedad del cuerpo y los objetos que nos rodean.
D. Ninguna de las anteriores.

2. La epidemiología hospitalaria estudia:

A. Los objetos.
B. Las personas.
C. Las enfermedades.
D. Todas las anteriores.

3. Denominamos infección nosocomial a:

A. La que se adquiere antes de entrar en el hospital.
B. La que se detecta en el hospital.
C. La que se adquiere durante el ingreso en un hospital y que no tiene nada que ver con el motivo del ingreso.
D. La que produce el fallecimiento del paciente.

4. Las medidas de prevención sobre la fuente de infección estarán encaminadas a:

A. Diagnóstico precoz.
B. Enfermedades de declaración obligatoria.
C. Medidas de aislamiento.
D. Todas las anteriores.

5. Entendemos por esterilización:

A. El procedimiento físico o químico que destruye la vida microbiana, incluyendo las formas de resistencia.
B. El procedimiento químico que destruye la vida microbiana.
C. El procedimiento físico que destruye la vida microbiana.
D. Todas son falsas.

6. ¿Qué características debería tener el agente esterilizante ideal? Señale la opción incorrecta:

A. Alta eficacia germicida.
B. Actividad lenta y precisa.
C. Gran capacidad de difusión.
D. Alta compatibilidad.

7. Entre los procedimientos químicos para esterilización destacan:

A. Calor húmedo.
B. Calor seco.
C. Glutaraldehído y formaldehido.
D. Filtración y radiaciones.

8. De menor a mayor resistencia podemos clasificar los siguientes microorganismos:

A. Virus lipídicos de tamaño intermedio, bacterias vegetativas, hongos, virus pequeños no lipídicos, micobacterias y esporas bacterianas.
B. Esporas bacterianas, micobacterias, virus pequeños, hongos, bacterias vegetativas y virus lipídicos de tamaño intermedio.
C. Micobacterias, hongos, virus pequeños, bacterias vegetativas, virus lipídicos de tamaño intermedio y esporas bacterianas.
D. Todas son falsas.

9. El calor húmedo produce:

A. Desecación de la célula.
B. Desnaturalización y coagulación de las proteínas.
C. Permite la esterilización de sustancias en polvo y no acuosas, y de sustancias viscosas no volátiles.
D. Todas las anteriores.

10. La tindalización consiste en:

A. Esterilización por calor regulado.
B. Envasar el material estéril en paquetes compactos.
C. Esterilización por acción discontinua del vapor de agua.
D. Ordenar por pesos los agentes esterilizadores.

11. Entre los antisépticos más utilizados no se encuentran:

A. Alcoholes.
B. Yodo.
C. Cloro y compuestos clorados.
D. Organomercuriales.

12. De los rayos ultravioleta podemos afirmar:

A. Su empleo está basado en los conocimientos sobre energía atómica.
B. Se utilizan para superficies, para esterilización en quirófanos.
C. Tienen gran penetrabilidad y se utilizan para esterilizar materiales termolábiles.
D. Todas son ciertas.

13. Con calor húmedo podemos esterilizar:

A. Gasas.
B. Plásticos.
C. Ropas.
D. Todas las anteriores.

14. Actualmente, el problema de las infecciones nosocomiales se ha visto aumentado, entre otros aspectos, por:

A. Mayor frecuencia de manipulaciones y procedimientos agresivos.
B. Incremento de pacientes inmunodeprimidos.
C. A y B son ciertas.
D. Escasa detección de brotes epidémicos.

15. Entre las infecciones nosocomiales más frecuentes destacan:

A. Las que afectan a heridas quirúrgicas.
B. Las que afectan a las vías respiratorias inferiores.
C. Las que afectan a las vías urinarias.
D. Todas las anteriores.

16. Hay varios factores que deben tenerse en cuenta si hablamos de prevención de infecciones hospitalarias:

A. Prevención de la trasmisión por el medio ambiente.
B. Estratificación del riesgo.
C. Reducción de la transmisión de una persona a otra.
D. Todas las anteriores.

17. Según la OMS, frente a la infección nosocomial, el personal de enfermería tiene la responsabilidad de... Señale la incorrecta:

A. Solucionar de manera individualizada las situaciones que se presenten al respecto.
B. Participar en el Comité de Control de Infecciones.
C. Promover la formulación y mejora de las técnicas de atención de enfermería.
D. Crear programas de capacitación para los miembros del personal de enfermería.

18. Si hablamos de la infección urinaria nosocomial, todas las respuestas son ciertas, menos una:

A. Casi siempre son ocasionadas por el uso de sonda vesical permanente.
B. Causan menos morbidad que otras infecciones nosocomiales.
C. Es la infección nosocomial menos común.
D. Las infecciones suelen definirse según criterios microbiológicos.

19. Entre las fases para la gestión de un residuo no se encuentra:

A. Identificación.
B. Mezcla.
C. Depósito.
D. Traslado.

20. En la recogida y traslado interno de residuos nos plantearemos:

A. Los envases permanecerán cerrados.
B. Los envases serán los autorizados.
C. No se arrastrarán los contenedores.
D. Todas las anteriores.

21. Los residuos generados por actividades sanitarias se pueden clasificar:

A. Tipo I, tipo II, tipo III y tipo IV.
B. A, B, C y D.
C. Primarios, secundarios, terciarios y cuaternarios.
D. Todas son ciertas.

22. Entre los residuos sanitarios específicos de riesgo o de tipo III no se encuentran:

A. Residuos anatómicos.
B. Residuos sanitarios o infecciosos.
C. Ropa y material de un solo uso contaminado con sangre.
D. Agujas y material punzante y cortante.

23. Según la escala de Fulkerson, el nivel de riesgo medio dentro de las actividades de enfermería en el hospital, entre otras, afectaría a:

A. Administración de O_2 y nebulizadores.
B. Cambio de camas que no están sucias.
C. Quitarse los guantes.
D. Todas las anteriores.

24. ¿Qué es un antiséptico?

A. Son sustancias antimicrobianas de aplicación universal sobre todos los materiales.
B. Son sustancias antimicrobianas que se aplican a un tejido vivo o sobre la piel para reducir la posibilidad de infección.
C. A y B son verdaderas.
D. Todas son falsas.

25. ¿Qué es un desinfectante?

A. Es un producto que destruye gérmenes.
B. Se puede utilizar en superficies y/u objetos.
C. Son bactericidas.
D. Todas las anteriores.

1. La respuesta correcta es la B.

Se puede definir el término higiene como la ciencia que pretende la conservación y mejora de la salud individual y colectiva, ya sea actuando sobre los hábitos personales, sociales y laborales, ya sea sobre los aspectos medioambientales.

2. La respuesta correcta es la D.

En el hospital, muchas de las medidas de higiene recomendadas tratan de evitar la aparición de las infecciones nosocomiales u hospitalarias ya que la posibilidad de transmisión de enfermedades infecciosas se incrementa notablemente *por la afluencia masiva de personas* y su interacción (pacientes, visitas y trabajadores); *por la propia enfermedad de los pacientes y por las superficies y objetos contaminados*. El estudio de todos estos factores se denomina epidemiología intrahospitalaria y las conclusiones de ese estudio permiten adoptar las medidas de higiene y los protocolos de actuación que eviten la aparición de las infecciones.

3. La respuesta correcta es la C.

La infección nosocomial es la infección contraída en el hospital por un paciente internado por una razón distinta a dicha infección. Es, por tanto, una infección que se presenta en un paciente internado en un hospital o en otro establecimiento sanitario y en el cual la infección no se había manifestado ni estaba en período de incubación en el momento del ingreso. El concepto engloba las infecciones contraídas en el hospital, pero puestas de manifiesto después del alta hospitalaria y también las infecciones ocupacionales del personal del establecimiento. El período de incubación puede ser corto (2 o 3 días) o muy largo (varios meses en el caso de una hepatitis B).

4. La respuesta correcta es la D.

Las medidas de prevención se desarrollarán en varias direcciones: *sobre la fuente de infección* (diagnóstico precoz, enfermedades de declaración obligatoria, medidas de aislamiento, quimioterapia, desparasitación, etc.), *sobre los vehículos de infección* (medidas, p. ej., de saneamiento, como el control de alimentos, abastecimiento de agua potable, etc.) o *sobre el huésped susceptible,* actuando, sobre todo, en vacunación, seroprevención y quimioprofilaxis.

5. La respuesta correcta es la A.

La esterilización comprende todos los procedimientos físicos, mecánicos y químicos que se emplean para destruir, inactivar o retener gérmenes en general y agentes patógenos en particular. Gracias a ella, los materiales de laboratorio para determinados diagnósticos y los elementos quirúrgicos, así como la piel del enfermo alcanzan un estado de desinfección que evita la contaminación. Es, por tanto, el procedimiento físico o químico que destruye la vida microbiana, incluyendo las formas de resistencia y es una medida de eficacia probada frente a la infección nosocomial. Para su correcta realización, precisa tecnología adecuada, personal debidamente formado, organización específica y control de calidad, lo que implica, además, una gran carga de trabajo.

6. La respuesta correcta es la B.

El esterilizante ideal debería tener alta eficacia germicida, rápida actividad, gran capacidad de difusión, alta compatibilidad, ausencia de toxicidad, ausencia de residuos en el material, ser activo ante materia orgánica, disponer de adecuada monitorización y tener un coste razonable.

7. La respuesta correcta es la C.

Los procedimientos químicos para la esterilización son, entre otros, el óxido de etileno puro, el óxido de etileno en mezcla, el glutaraldehído, el formaldehído, el ácido peracético a 55 °C y el peróxido de hidrógeno con gas plasma.

8. La respuesta correcta es la A.

De menor a mayor resistencia para su esterilización, podemos clasificar a los microorganismos como sigue:

- Virus lipídicos de tamaño intermedio (herpes, VHB y VIH.).
- Bacterias vegetativas.
- Hongos.
- Virus pequeños no lipídicos (como el virus de la polio y el VHA).
- Micobacterias.
- Esporas bacterianas.

9. La respuesta correcta es la B.

El *calor húmedo* produce desnaturalización y coagulación de proteínas. Estos efectos principalmente se deben a dos razones: el agua es una especie química muy reactiva y muchas estructuras biológicas son producidas por reacciones que eliminan agua. El vapor de agua posee un coeficiente de transferencia de calor mucho más elevado que el aire. El *calor seco* produce desecación de la célula. Esto es tóxico porque aparecen niveles elevados de electrólitos y fusión de membranas, residuos que quedan adheridos al objeto estéril, pero tiene la ventaja de no ser corrosivo para metales e instrumentos. Permite la esterilización de sustancias en polvo y no acuosas, y de sustancias viscosas no volátiles.

10. La respuesta correcta es la C.

Tindalización es la esterilización por acción discontinua del vapor de agua y se basa en el principio de Tyndall. Las bacterias que resisten una sesión de calefacción, llevada a cabo en determinadas condiciones, pueden ser destruidas cuando la misma operación se repite a intervalos separados y en varias sesiones. Se efectúa con el autoclave de Chamberland, dejando abierta la válvula de escape, o sea, funcionando a la presión normal.

11. La respuesta correcta es la C.

Entre los antisépticos más valorados están los alcoholes, el yodo, los agentes catiónicos, aniónicos y anfóteros, así como los organomercuriales y los colorantes.
El cloro y los compuestos clorados son desinfectantes y/o esterilizantes.

12. La respuesta correcta es la B.

Las *radiaciones ionizantes* producen iones y radicales libres que alteran las bases de los ácidos nucleicos, estructuras proteicas y lipídicas, y componentes esenciales para la viabilidad de los microorganismos. Tienen gran penetrabilidad y se las utiliza para esterilizar materiales termolábiles (termosensibles), como jeringas desechables, sondas, etc. Se utilizan a escala industrial por su elevado costo.
Los *rayos ultravioleta* afectan a las moléculas de ADN de los microorganismos. Son escasamente penetrantes y se utilizan para superficies. También se utilizan para la esterilización en quirófanos.
El empleo de los *rayos gamma* está basado en los conocimientos sobre la energía atómica. Este tipo de esterilización se aplica a productos o materiales termolábiles y de gran importancia en el campo industrial. Puede esterilizar antibióticos, vacunas, alimentos, etc.

13. La respuesta correcta es la D.

Materiales que pueden esterilizarse por calor húmedo: textiles secos (ropas, vestidos, paños, gasas y algodones) y materiales duros (envases, bateas, contenedores, etc.).
Materiales que no pueden esterilizarse por calor húmedo: todos los que contengan sustancias grasas (gasas furanizadas) y materiales termosensibles, como gomas y plásticos.

14. La respuesta correcta es la C.

En los últimos tiempos, el problema de las infecciones nosocomiales se ha visto aumentado debido a los nuevos avances en la medicina: mayor porcentaje de pacientes inmunodeprimidos, mayor frecuencia de manipulaciones y procedimientos agresivos, aumento del consumo de antimicrobianos de amplio espectro con la aparición de bacterias multirresistentes y detección frecuente de brotes epidémicos.

15. La respuesta correcta es la D.

Las infecciones nosocomiales más frecuentes afectan las heridas quirúrgicas, las vías urinarias y las vías respiratorias inferiores. En el estudio de la OMS y en otros se ha demostrado también que la máxima prevalencia de infecciones nosocomiales ocurre en unidades de cuidados intensivos y en pabellones quirúrgicos y ortopédicos de atención de enfermedades agudas. Las tasas de prevalencia de infección son mayores en pacientes con mayor vulnerabilidad por causa de edad avanzada, enfermedad subyacente o quimioterapia.

16. La respuesta correcta es la D.

Según la OMS, podemos esquematizar la prevención de las infecciones nosocomiales de la forma que sigue:
- Estratificación del riesgo.
- Reducción de la transmisión de una persona a otra: descontaminación de las manos, higiene personal, ropa protectora, mascarillas, guantes y prácticas inocuas de inyección.
- Protección de la transmisión por el medio ambiente: limpieza del entorno hospitalario, uso de agua caliente, desinfección del equipo empleado para el paciente y esterilización.

17. La respuesta correcta es la A.

El cumplimiento de las prácticas de atención a los pacientes para el control de infecciones es una función del personal de enfermería: participar en el Comité de Control de Infecciones; promover la formulación y mejora de las técnicas de atención de enfermería y el examen permanente de las normas de atención de enfermería aséptica, con aprobación del Comité de Control de Infecciones; crear programas de capacitación para los miembros del personal de enfermería; supervisar la puesta en práctica de técnicas de prevención de infecciones en sitios especializados, como el quirófano, la unidad de cuidados intensivos y los pabellones de maternidad y de recién nacidos, y vigilar el cumplimiento de las normas por parte del personal de enfermería.

18. La respuesta correcta es la C.

La infección urinaria es la infección nosocomial más común. Más del 80% de las infecciones son ocasionadas por el uso de sondas vesicales permanentes. Las infecciones urinarias causan menos morbididad que otras infecciones nosocomiales, pero, a veces, pueden ocasionar bacteriemia y la muerte. Suelen definirse según criterios microbiológicos: cultivo cuantitativo de orina con resultados positivos (≥105 microorganismos/ml, con aislamiento de dos especies microbianas, como máximo). Las bacterias causantes provienen de la flora intestinal, ya sea normal *(Escherichia coli)* o contraída en el hospital (*Klebsiella* polifarmacorresistente).

19. La respuesta correcta es la B.

Las fases para la gestión de residuos comprenden: identificar cada tipo de residuo, no mezclar residuos de diferente clase, depositar en los lugares adecuados, trasladar y almacenar en las condiciones precias y eliminar de forma correcta.

20. La respuesta correcta es la D.

La recogida se realizará en envases autorizados y por medio de carros destinados sólo a ese fin. Los envases permanecerán cerrados de forma que los residuos no queden al descubierto. Nunca se compactarán las bolsas en los envases. Queda prohibido arrastrar los contenedores y la utilización de bajantes o ascensores destinados al personal –se deben trasladar por circuitos distintos al paso de pacientes o de personas–. Cada categoría se trasladará por separado, salvo cuando el destino final sea el mismo. Se deben establecer protocolos de actuación en caso de pérdida o derrame.

21. La respuesta correcta es la A.

Los residuos generados por actividades sanitarias se pueden clasificar en:
- Residuos sanitarios asimilables a residuos municipales o de tipo I.
- Residuos sanitarios no específicos o de tipo II.
- Residuos sanitarios específicos de riesgo o de tipo III.
- Residuos tipificados en normativas singulares o de tipo IV.

22. La respuesta correcta es la C.

La ropa y el material de un solo uso contaminado con sangre pertenecen al grupo de residuos sanitarios no específicos o de tipo II. Entre los residuos sanitarios específicos de riesgo o de tipo III se encuentran los residuos sanitarios o infecciosos capaces de transmitir enfermedades infecciosas y residuos anatómicos (cualquier resto anatómico humano que pueda reconocerse como tal), la sangre y hemoderivados en forma líquida (se trata siempre de líquidos, en ningún caso de materiales cerrados o que hayan absorbido estos líquidos), vacunas vivas y atenuadas, agujas y material punzante y cortante.

23. La respuesta correcta es la D.

Entre las actividades con un nivel medio de riesgo para Fulkerson se encuentran: el cambio de camas que no están sucias, el contacto con el paciente (como darse las manos), limpiar el mobiliario (camas), administración de O_2 y nebulizadores, administración medicación i.v., inyecciones, quitarse los guantes y el baño y lavado de los pacientes.

24. La respuesta correcta es la B.

Son sustancias que ayudan a combatir o prevenir los padecimientos infecciosos, inhibiendo el crecimiento y la reproducción de bacterias, hongos y virus que los ocasionan. Se aplican, principalmente, sobre la piel para atender heridas, quemaduras y picaduras aunque también se utilizan en mucosas (boca, garganta y fosas nasales). Los antisépticos pueden ser de origen natural, como la saliva, que elimina microorganismos alojados en la cavidad bucal y que son responsables de caries dental, u obtenerse en el laboratorio, donde se preparan en concentraciones ideales para combatir enfermedades sin afectar al paciente.

25. La respuesta correcta es la D.

Un desinfectante es un producto que destruye gérmenes localizados en superficies (piso, muebles, baño o sala de operaciones) u objetos (utensilios de limpieza e instrumental empleado en intervenciones quirúrgicas, p. ej.). Los desinfectantes son preparaciones con propiedades germicidas y bactericidas, es decir, eliminan microorganismos patógenos y deben su acción a los ingredientes activos que contienen. Entre los principales se cuenta con fenol, aceite de pino, alcohol isopropílico, etc.

Valoración y cuidados de enfermería del paciente quirúrgico. Preoperatorio, intraoperatorio y postquirúrgico

1. La realización de una laparotomía diagnóstica en una cirugía es:

A. Paliativa.
B. Exploradora.
C. Curativa.
D. Todas son falsas.

2. El perioperatorio incluye:

A. La fase de preoperatorio.
B. La fase de postoperatorio.
C. La fase de intraoperatorio.
D. A, B y C son correctas.

3. Indique qué afirmación es la correcta habitualmente en la valoración psíquica del paciente preoperatorio:

A. Miedo a la destrucción corporal.
B. Miedo a las perspectivas de futuro.
C. Miedo a la anestesia.
D. Todas son correctas.

4. La posición ginecológica se denomina:

A. Posición de Kraske.
B. Litotomía.
C. Posición genupectoral.
D. Ninguna.

5. Consideramos campo estéril:

A. La mesa de material quirúrgico en su totalidad.
B. Las batas del personal estéril por el frente, desde los hombros hasta la cintura, y las mangas hasta los codos.
C. Los bordes de los envases de material estéril.
D. A y B son correctas.

6. Dentro de la preparación general común a casi todos los procedimientos quirúrgicos no se encuentra:

A. Determinaciones analíticas, exámenes completos de sangre y orina.
B. Medicación preoperatoria.
C. Transfusión de sangre.
D. Preparación de la piel.

7. La enfermera circulante estará encargada de lo siguiente:

A. Colaborar en la inducción de la anestesia si no hay enfermera anestesista.
B. Ser la responsable de que no falte ningún material en el quirófano.
C. Acompañar al paciente en su traslado a reanimación.
D. Todas son actividades de la enfermera circulante.

8. La enfermera instrumentista se encargará de:

A. Preparar la mesa del instrumental con todo el material.
B. Mantener la esterilidad en el quirófano.
C. Ayudar a vestirse a los cirujanos.
D. Todas son correctas.

9. Un paciente podrá ser dado de alta en reanimación cuando cumpla, entre otros, los siguientes requisitos. Señale la opción falsa:

A. Estar consciente y orientado.
B. Eliminación urinaria de mínimo 5 ml/h.
C. Ser capaz de realizar aspiraciones profundas y poder toser a voluntad propia.
D. Mantener la vía aérea permeable.

10. Una herida quirúrgica que penetra en las vías respiratorias se considera:

A. Herida limpia.
B. Herida contaminada.
C. Herida infectada.
D. Herida limpia-contaminada.

11. Dentro de los drenajes por capilaridad se encuentra:

A. Tejadillo.
B. Penrose.
C. Redon.
D. A y B son correctas.

12. ¿Qué sistema de drenaje debe llevar siempre un sello de agua?

A. Redon.
B. Penrose.
C. Pleur-Evac.
D. A y C son correctas.

13. Los elementos básicos y óptimos de la anestesia general son:

A. La analgesia y la sedación.
B. La sedación y la relajación muscular.
C. La amnesia, la analgesia y la sedación.
D. La sedación, la analgesia y la relajación muscular.

14. La extirpación de un quiste sebáceo es:

A. Cirugía menor.
B. Cirugía mayor.
C. De bajo riesgo.
D. A y C son correctas.

15. En la valoración preoperatoria, la obesidad representa… Indique la opción incorrecta:

A. Problemas respiratorios en el intraoperatorio.
B. Problemas técnicos de la intervención.
C. Probabilidades de infección en el postoperatorio.
D. Posibilidad de trastorno hepático.

16. Indique cuál es la afirmación cierta respecto al preoperatorio en los pacientes con EPOC:

A. Tienen tajantemente prohibido fumar.
B. Es necesario una higiene bucal estricta.
C. Puede ser necesario aerosolterapia y antibióticos.
D. Todas son correctas.

17. Indique cuál no es un drenaje abierto:

A. Drenaje en cigarrillo.
B. Drenaje en tejadillo.
C. Drenaje Redon.
D. Todas son correctas.

18. Se considera preoperatorio:

A. Desde la decisión de intervenir hasta que el paciente accede al área quirúrgica.
B. Desde la ubicación del paciente en el hospital.
C. Desde que es valorado por el anestesista hasta que llega al área quirúrgica.
D. Desde la llegada del paciente a reanimación.

19. El departamento quirúrgico está obligado en diseño a:

A. Tener un tamaño estándar de 50 m.
B. Que se pueda pasar de un quirófano a otro libremente.
C. Áreas ambivalentes séptico/aséptico.
D. Todas son falsas.

20. Se considera herida limpia:

A. Mecanismo de producción limpio.
B. Cuando no haya presencia de tejido necrótico.
C. Buena vascularización.
D. Todas son correctas.

21. En las zonas semilimitadas de quirófano:

A. Se requiere atuendo quirúrgico.
B. Se permite la ropa de calle para cambiarse en ellas.
C. Hay zonas de descanso de los familiares.
D. B y C son ciertas.

22. Las fases de la preparación de la piel en el preoperatorio quirúrgico son:

A. Lavado mecánico.
B. Eliminación del pelo total corporal.
C. Aplicación de un antiséptico en sentido radial.
D. Todas son correctas.

23. Los criterios para la posición quirúrgica son:

A. Satisfacer las necesidades del individuo.
B. Accesibilidad para la administración de la anestesia.
C. A y B son ciertas.
D. A y B son falsas.

24. Para ayudar al paciente a conservar la función respiratoria óptima tras la intervención:

A. Pondremos la cabeza en hiperextensión (si no hay contraindicación).
B. Utilizaremos el tubo de Guedell, aspiración.
C. Procederemos a fisioterapia respiratoria.
D. Todas son correctas.

25. Para propiciar el mejor estado del paciente postquirúrgico:

A. Medición del drenado.
B. Vigilancia de ruidos intestinales.
C. Pronta deambulación.
D. Todas son correctas.

1. La respuesta correcta es la B.

Se trata de exploradora. A continuación se detalla la utilización de los diferentes tipos de cirugía:

- *Cirugía exploratoria:* cuando su finalidad es valorar el estado de los órganos internos.
- *Cirugía curativa o ablativa:* cuando, tras la cirugía, no hay que aplicar otros tratamientos.
- *Cirugía paliativa:* se utiliza para mejorar la situación del paciente, pero no logra solventar su problema.
- *Cirugía diagnóstica:* biopsia.
- *Cirugía reparadora:* cuando se interviene para restaurar funciones o el aspecto de un órgano.

2. La respuesta correcta es la D.

A, B y C son correctas.
El perioperatorio incluye el preoperatorio, el intraoperatorio y el postoperatorio:

- *Preoperatorio:* desde la decisión de intervenir hasta que el paciente llega al área quirúrgica. Este período corresponde a la valoración y la planificación de actividades y cuidados que debe realizar la enfermería quirúrgica.
- *Intraoperatorio:* desde la ubicación del paciente en el área quirúrgica hasta que ha finalizado la intervención y el paciente comienza a recuperarse de la técnica anestésica y/o se decide su traslado a la unidad de reanimación. Este período corresponde a la realización de cuidados y actividades de la enfermería.
- *Postoperatorio:* desde la llegada del paciente a reanimación y comprende el postoperatorio inmediato y el postoperatorio general que, en condiciones normales, abarca desde que el paciente abandona la unidad de reanimación hasta que completa el proceso en la unidad de cirugía correspondiente. Comprende la evaluación desde la inmediata hasta la posterior recuperación y adaptación a la consecuencia quirúrgica.

3. La respuesta correcta es la D.

Todas son correctas.
El paciente siempre reacciona emocionalmente ante una intervención. Por ello, la enfermera debe descubrir qué tipo de temores generan ansiedad y su etiología, registrar el diagnóstico de enfermería y utilizar una acción terapéutica para contrarrestarlos:

- Miedo a la anestesia.
- Miedo a lo desconocido.
- Miedo a dejar su entorno social, sus actividades, su familia, etc.
- Miedo a la destrucción de su imagen corporal.
- Miedo a las perspectivas de futuro.
- Miedo a la muerte.

4. La respuesta correcta es la B.

La posición se denomina litotomía.
La enferma se encuentra en decúbito supino, con la pelvis al borde de la mesa. Las extremidades inferiores están separadas, con los muslos y piernas flexionadas. Para sostener estas extremidades, existen unos soportes o estribos en los cuales se pueden colocar las rodillas o los pies.
Las indicaciones son las siguientes:

- Exámenes ginecológicos (vaginal), rectales y vesicales.
- Partos.
- Intervenciones ginecológicas.
- Lavado genital.
- Sondaje vesical en la mujer.

- Examen manual o instrumental de la pelvis.
- Exploración de las embarazadas.

5. La respuesta correcta es la B.

Las batas del personal por el frente, desde los hombros hasta la cintura y desde las mangas hasta los codos son consideradas campo estéril.
Al respecto deben cumplirse con las siguientes indicciones:
- Dentro del campo estéril sólo se empleará material estéril.
- Sólo ciertas zonas de la bata se consideran estériles: zona delantera desde los hombros hasta la cintura y desde las mangas hasta 5cm del codo.
- La mesa de operaciones es estéril sólo en su parte superior.
- Los bordes de las envolturas y las cajas no se consideran estériles.
- Los envoltorios en un margen de 2,5 cm alrededor no se consideran estériles.
- Los tapones de los frascos, en cuanto se abren, dejan de ser estériles.
- El campo estéril debe montarse los más próximo posible en el tiempo al comienzo de la intervención.

6. La respuesta correcta es la C.

No se encuentra la transfusión de sangre.
La preparación quirúrgica normalmente está protocolizada según cada centro, pero podrían es tablecerse unos criterios con carácter general sobre la base de lo siguiente:
- *Preparación general:* común a casi todos los procedimientos.
- *Preparación específica:* concreta a cada pro cedimiento o enfermedad.

Respecto a la preparación general, estas órdenes habitualmente deberán incluir lo siguiente:
- *Determinaciones analíticas:* los pacientes sometidos a cirugía mayor, aunque parezca que tienen una salud excelente, independientemente de su padecimiento quirúrgico, deberán someterse a exámenes completos de sangre y orina con el fin de conocer su estado y descubrir enferme dades asintomáticas que puedan afectar el resul tado quirúrgico: anemia insospechada, diabetes, hepatitis, insuficiencia renal asintomática laten te o alteraciones de la coagulación.
- *Examen radiológico:* radiografías anteroposterior y lateral del tórax.
- *Electrocardiograma:* sistemático en perso nas mayores de 40 años.
- *Dieta:* omitir alimentos sólidos durante 12 h y líquidos durante 8 h antes de la intervención.
- *Enemas:* aquellos pacientes con hábitos in testinales bien regulados no requieren enema pre operatorio, exceptuando el caso de operaciones sobre colon, recto y región anal y operaciones (principalmente, abdominales) que pudieran ir se guidas de íleo paralítico y función intestinal retrasada.
- *Premedicación preanestésica.*
- *Preparación de la piel.*

7. La respuesta correcta es la D.

Todas son actividades de la enfermera circulante.
Las actividades de la enfermera circulante son las siguientes:
- Canalizar vías venosas.
- Toma de tensión arterial y monitorización.
- Preparar tubo intratraqueal (comprobar neumo) y laringoscopio.
- Ayudar en la intubación, fijación del tubo y conexión correcta al respirador.
- Realizar técnicas de enfermería si son precisas (sonda vesical, sonda nasogástrica, vías venosas de mayor calibre, etc.).

- Poner placa de bisturí al paciente, asegu rando su correcta colocación.
- Aprovisionar a la enfermera instrumentis ta de todo lo necesario para la intervención (tex til, sutura, suero, guantes, abrir caja de instru mental, bisturí eléctrico, gomas y terminal de as piración, etc.).
- Conectar aspirador y comprobar su fun cionamiento.
- Abrir hoja de circulante.
- Ir aprovisionando a la instrumentista y anes tesista paulatinamente de todo aquello que vayan necesitando o agotando.
- Recoger piezas de anatomía patológica o cual quier otro tipo de muestra o prueba y asegurar se de recoger los datos correctamente, así como de que llega a su destino. Anotarlo en la hoja de circulante y libro correspondiente.
- Coordinar con los servicios de anatomía patológica, en caso de biopsias intraoperatorias, hematología y banco de sangre en caso de tener que transfundir, comprobando siempre la identidad del paciente, el grupo Rh y el número de pulsera.
- Hacer seguimiento y recuento de gasas y compresas, así como de todo el material textil, o no, que quede alojado momentáneamente en el campo quirúrgico.
- Cerrar recuento e informar a instrumentista y cirujanos del resultado.
- En colaboración con la instrumentista, po ner apósitos, conectar drenajes, sondas, bolsas colectoras, etc.
- Realizar limpieza y aseo del paciente in tervenido.
- Ayudar a la extubación y reanimación postanestésica.
- Supervisar y colaborar en el traslado co rrecto del enfermo a la cama desde la mesa de intervenciones.
- Coordinar con auxiliares de enfermería, ce ladores y servicio de limpieza para que el quiró fano quede listo para volver a utilizarse en el menor tiempo posible.
- Acompañar al paciente en su traslado a re animación, vigilando su estado de conciencia y estimularle a respirar si fuera necesario.
- Entregar el enfermo a la enfermera de re animación correspondiente, informándole sobre el tipo de intervención, estado del paciente y da tos de especial interés (sondas, drenajes, etc.).
- Reposición del quirófano para la siguiente intervención. Al finalizar la jornada quirúrgica, supervisar la limpieza exhaustiva de superficies y aparatos, y reposición del quirófano para a que pueda ser utilizado en cualquier momen to.

8. La respuesta correcta es la D.

Todas son correctas.

Las actividades de la enfermera instrumentista consisten en:

- Preparación del equipo textil, instrumental específico y cajas de material necesario para la intervención según protocolo.
- Realizar lavado quirúrgico de manos, se gún técnica y protocolo establecidos.
- Preparación de mesa de instrumental con todo el material, al menos, para los primeros mo mentos de la intervención.
- Comprobar que todo aquello que recibe está en condiciones idóneas de limpieza y este rilidad, rechazando todo aquello que no cumpla estas condiciones.
- Ayudar a vestirse a cirujanos y ayudantes.
- Ayudar a preparar el campo quirúrgico.
- Vigilar que se cumplan las normas de asep sia y esterilidad durante toda la intervención.
- Procurar mantener limpio y seco el cam po quirúrgico, así como la mesa de instrumental para evitar un exceso de exposición innecesario.
- Seguir atentamente los pasos de la inter vención para prever las necesidades, co laborando de esta forma en los acortamientos de los tiempos quirúrgicos.

- A1 finalizar la intervención, revisará y con tará el instrumental usado.
- Tanto la enfermera circulante como la ins trumentista serán responsables de la limpieza y conservación de todo el material quirúrgico (ins trumental, óptico, etc.), así como de la prepa ración de cajas quirúrgicas según listados exis tentes.
- Cerrará y firmará la caja de enfermera ins trumentista y será responsable de su correcto envío a esterilización.

9. La respuesta correcta es la B.

Podrá ser dado de alta cuando la eliminación urinaria sea, como mínimo, 10 ml/h.
Tan pronto como se haya colocado en la sala de reanimación, el profesional de enfermería realizará una rápida valoración de la situación del paciente en cuanto a:
- Registrar las constantes vitales.
- Valorar la permeabilidad de las vías respiratorias y la necesidad de aspiración.
- Valorar el estado respiratorio general: profundidad, ritmo y características.
- Observar el estado de la piel en cuanto a temperatura y color.
- Valorar el apósito quirúrgico y los drenajes si los hay.
- Valorar pérdidas hemáticas si las hay.
- Realizar una valoración neurológica cada 15 min para comprobar las repuestas sensoriales y motoras y el nivel de conciencia.
- Controlar todos los catéteres, apósitos y vendajes.
- Controlar las pérdidas de líquidos por cualquiera de las vías de salida, apósitos, drenajes y sondas.
- Controlar la diuresis, al menos, cada media hora.
- Valorar la necesidad de sondar al paciente si la vejiga está distendida y si no orina en las 6-8 h posteriores a la cirugía.
- Valorar y paliar la existencia de dolor, náuseas y vómitos.
- Controlar los efectos de la medicación administrada.
- Colocar al paciente en una posición cómoda que facilite la ventilación.
- Mantener informada a la familia.
- Valorar las directrices postoperatorias del cirujano y del anestesista. Después de llevar a cabo la valoración inicial completa del paciente y satisfacer las necesidades más inmediatas, el profesional de enfermería autorizará la visita de los familiares para explicarles cómo se encuentra el enfermo, si los signos vitales son estables y los objetivos y la observación de los diferentes drenajes.

10. La respuesta correcta es la D.

Se considera una herida limpia-contaminada.
De acuerdo con la clasificación, el riesgo de contaminación-infección puede ser:
- *Limpia.* No se penetró en las vías diges tivas, respiratoria, genitourinaria o en la cavidad bucofaríngea; no hay inflamación. Se realiza la herida en condiciones quirúrgicas ideales. Ejem plo: herniorrafia.
- *Limpias contaminadas.* Se penetró en las vías digestiva, respiratoria, genitourinaria o bucofa ríngea en condiciones controladas y sin que hu biera derrame importante o contaminación fue ra de lo común. Ejemplo: histerectomía o cole cistectomía.
- *Contaminadas* si hubo derrame y contaminación burdos a partir de las vías gastrointestinales o un im portante fallo en la realización de la técnica. Se penetró en las vías genitourinarias o biliar, al ha ber orina o bilis infectadas. Ejemplo: procedi miento quirúrgico en vesícula inflamada.
- *Sucias e infectadas* si hay infección clíni ca; se descubre inflamación o sin ella; con absceso; con la víscera perforada; si son heridas traumáticas antiguas o de más de 4 h de duración a partir de un ori gen sucio o con retención de tejido necrótico en el cuerpo extraño o

contaminación fecal, o si hay microbios en el campo quirúrgico antes del procedimiento. Ejemplo: herida abdominal por arma de fuego con víscera perforada.

11. La respuesta correcta es la D.

A y B son correctas.
Por capilaridad, son los destinados a evacuar colecciones serosanguinolentas de escaso volumen. No pueden evacuar coágulos ni restos de tejidos. No sirven para lavado. No sirven en cavidades profundas. Existen los siguientes tipos:

- *Gasa en mecha:* gasa estirada y enrollada sobre sí misma que servirá de capilar comunicador entre cavidad y el exterior.
- *Tubo en cigarrillo:* tubo de goma de látex blando, de una sola luz, que contiene gasas. Puede incorporar banda opaca para control radiográfico. Está disponible en varios tamaños. Las indicaciones son las siguientes: pacientes con heridas que drenan, de tamaño moderado y sin complicaciones. Este drenaje soslaya la necesidad de aspiración al utilizar una gasa que evacua el drenaje por acción capilar.
- *Tejadillo:* Banda de caucho, látex, silicona, etc. con ondulaciones como un tejado.
- *Penrose:* tubo de látex blando, de una sola luz. Está disponible en varios tamaños. Puede suturarse para fijarlo. Está marcado con rayas numeradas que orientan sobre la longitud en centímetros que queda dentro de la cavidad.

Las indicaciones son las siguientes: cirugía de cavidades y heridas que drenan, de tamaño moderado y sin complicaciones.

12. La respuesta correcta es la C.

El sistema de drenaje es Pleur-Evac.
Pleur-Evac es un sistema compacto de drenaje con sello hidráulico conectado al catéter torácico.
Redon es un catéter circular de plástico conectado al final a un trocar-pincho que permite, en una sola maniobra, atravesar la pared abdominal y sacar el final del catéter desde dentro de la cavidad. Se separa el trocar, cortando el catéter en bisel para facilitar su conexión al sistema de aspiración por vacío (suministrado con el catéter).
Penrose es un tubo de látex blando, de una sola luz. Está disponible en varios tamaños. Puede suturarse para fijarlo. Está marcado con rayas numeradas que orientan sobre la longitud en centímetros que queda dentro de la cavidad.

13. La respuesta correcta es la D.

Se trata de la sedación, la analgesia y la relajación muscular.
En la anestesia general, el dolor se controla con la insensibilidad general. Los elementos bá sicos y óptimos de la anestesia general son:

- Sedación (hipnosis, sueño y pérdida de co nocimiento).
- Analgesia (falta de dolor).
- Relajación (muscular).

De esta manera se logra una anestesia equilibrada y balanceada.

14. La respuesta correcta es la D.

A y C son correctas.
La cirugía se puede clasificar:

- *Según su complejidad:*
  - *Cirugía menor:* intervenciones cortas, zonas muy limitadas del cuerpo y, generalmente, sencillas, como quiste, absceso, etc.
  - *Cirugía mayor:* intervenciones largas, complejas y, generalmente, sobre órganos y cavidades, como instaurar una válvula cardíaca o una perforación gástrica.

- *Según su riesgo:*
  - *Cirugía de alto riesgo:* cuando la suma de las variables (edad, estado físico y evolución de la enfermedad) pueden llevar a un resultado no deseado y perjudicial.
  - *Cirugía de bajo riesgo:* cuando, por el contrario, la suma de variables es favorable al paciente.

15. La respuesta correcta es la A.

La obesidad representa problemas respiratorios en el intraoperatorio.
La obesidad influye negativamente desde distintas perspectivas:
- Complica los aspectos técnicos de la intervención (peligro de dehiscencia de la herida).
- Complica la movilidad y colocación, sobre todo en el postoperatorio, con riesgo de hipoventilación y neumonías.
- Posibilidad de infección, por la abundante existencia de grasas y disminución de la resistencia.
- Posibilidad de trastornos renales, hepáticos y endocrinos.
- El corazón aumenta sus demandas, con el consiguiente riesgo de trastornos cardiovasculares.

16. La respuesta correcta es la D.

Todas son correctas.
Los pacientes con problemas pulmonares crónicos (EPOC) son malos candidatos para anestesia.
Se precisa un seguimiento y un control estricto de éstos:
- Prohibición tajante de fumar.
- Drenaje postural, aerosolterapia y antibióticos.
- Higiene bucal estricta.

17. La respuesta correcta es la C.

El drenaje Redon no es un tipo de drenaje abierto.
Según el circuito de drenaje pueden ser:
- *Drenaje abierto o libre:* el tubo proximal es abocado a la piel. Suelen ser de gasa o tejadillo. No es un drenaje aséptico. Está indicado en heridas contaminadas.
- *Drenaje cerrado:* el tubo proximal es abocado a un recipiente estéril, con o sin vacío o aspiración. Es un drenaje estéril. Permite cuantificar las pérdidas y realizar equilibrio hídrico.

18. La respuesta correcta es la A.

Desde la decisión de intervenir hasta que el paciente accede al área quirúrgica se considera preoperatorio.
Este período corresponde a la valoración y la planificación de actividades y cuidados que debe realizar enfermería quirúrgica.
Hace años se refería el preoperatorio cuando ingresaba para intervenir, pero actualmente es desde que se decide operarle y, por tanto, se plantean las primeras posibles líneas de intervención enfermera.

19. La respuesta correcta es la D.

Todas son falsas.
E1 tamaño de cada una de las salas quirúr gicas varía aunque se recomienda que todos los quirófanos sean del mismo tamaño para que pue dan practicarse indistintamente operaciones pro gramadas o de urgencia, así como de diferentes especialidades. Debe permitir al personal de sempeñar su trabajo con eficiencia. Debe tener el tamaño suficiente para permitir efectuar

una técnica adecuada y, al mismo tiempo, llevar al mí nimo el movimiento del personal y del material quirúrgico. Se sugiere como el tamaño adecuado del quirófano para usos múltiples entre 37 y 40 m de superficie.
No se debe pasar libremente de un quirófano a otro para evitar transmisión de microorganismos. Lo ideal es que se utilicen puertas correde ras, pues eliminan corrientes de aire causadas por las puertas que giran sobre bisagras laterales. En la actualidad, las puertas que más se utilizan son las de vaivén.
Tienen que estar diferenciadas las áreas sépticas de las asépticas.

20. La respuesta correcta es la D.

Todas son correctas.
Se denomina herida limpia cuando no se penetró en las vías diges tivas, respiratoria, genitourinaria o en la cavidad bucofaríngea y, por tanto, no hay inflamación. Se realiza la herida en condiciones quirúrgicas ideales.
Los bordes están bien alineados, con el fondo sangrante, sin cuerpos extraños, ni tejido necrótico.

21. La respuesta correcta es la A.

Se requiere atuendo quirúrgico en las zonas semilimitadas del quirófano.
Esta zona incluye dos corredores (tanto de «limpio» como de «sucio) de acceso a los quirófanos y un espacio de clasificación prequirúrgica o espera preoperatoria, también llamado «esclusa». Este espacio existe normalmente a pesar de que se disponga, además, de antequiró fanos contiguos a cada quirófano. Esta esclusa de espera preoperatoria debería contar con cubículos individuales o diferentes separaciones que permitan la protección de los enfermos contra espectáculos y ruidos desagradables. Debe ga rantizar la intimidad para realizar cuidados o técnicas, como rasurado de la piel, cana lización de vías venosas, sondaje vesical, sonda je nasogástrico, etc.
En este espacio, al paciente se le pondrá gorro y calzas y se le pasará a una cama, camilla o silla, «con ruedas limpias e internas», exclusiva del departamento quirúrgico antes de avanzar hacia zonas limita das.
La zona de intercambio son los vestuarios y las salas de descanso. Debe haber vestuarios y zonas de espera de en fermos ambulantes. Asimismo, existen vestuarios y salas de descanso del personal. Se tiene acce so a estas zonas desde zonas sin limitaciones para cambiar la ropa de calle por el atuendo quirúr gico correspondiente necesario para en trar en la zona semilimitada.
E1 atuendo quirúrgico es:

- Un pijama de trabajo de dos piezas (cami sa y pantalón), diferenciado en color del resto de uniformes que se utilizan en el hospital.
- Calzado específico y de uso exclusivo para quirófano. En su defecto, hay que cubrir con calzas de plástico el que se esté usando.
- Gorro para cubrir el cabello lo máximo posible.
- Mascarilla, para cubrir la nariz y la boca, que debe utilizarse, sobre todo, en zonas limitadas.

22. La respuesta correcta es la A.

Se trata del lavado mecánico.
Con la preparación de la piel se intenta conseguir que la zona quirúrgica que haya que intervenir esté to talmente libre de microorganismos, de suciedad y de grasa dérmica de tal manera que la incisión pueda llevarse a cabo con el mínimo peligro de infec ción cruzada.
En cuanto al lavado mecánico, el baño elimina mu chos microorganismos de la piel. Todos los en fermos al ingreso en la unidad de hospitalización deben bañarse con el jabón antiséptico utilizado en el hospital y averiguar posibles alergias al pro ducto. El día de la intervención, tras

comprobar que no existe alergia, irritación anormal, infección o abrasión de la zona que debe intervenirse, volverá a bañarse en el momento más próximo al traslado al bloque quirúrgico. Sobre la eliminación del pelo o rasurado, ésta puede lesionar la piel y originar la penetración y colonización por mi croorganismos, que son una causa potencial de infección. Sin embargo, puede ser necesario eli minar el pelo de la piel alrededor del sitio que debe in tervenirse para impedir que la herida se infecte con él. E1 tiempo transcurrido entre el rasurado y la intervención aumenta el riesgo de infección pos toperatoria, por lo que debe realizarse tan cerca como sea posible del momento de la incisión. Actualmente, sólo se rasura si es imprescindible y se recomiendan rasuradoras eléctricas. Hay que aplicar antiséptico sobre la piel ya rasu rada, con torunda en pinceladas en sentido cen trífugo desde el centro de la zona preparada.
Hay que cubrir con paños estériles.

23. La respuesta correcta es la C.

A y B son ciertas.
Es importante la alineación corporal apropiada. Hay que cumplir los criterios sobre posiciones fisiológicas:
- Ningún obstáculo a la respiración.
- Ningún obstáculo a la circulación.
- Ninguna presión sobre nervio alguno.
- Presión mínima sobre la piel.
- Accesibilidad del sitio quirúrgico.
- Accesibilidad para la administración de la anestesia.
- No originar incomodidad postoperatoria indebida.
- Satisfacer las necesidades del individuo.

24. La respuesta correcta es la D.

Todas son correctas.
Tras la intervención, hay que ayudar al paciente a conservar la función respiratoria óptima. La anoxia es uno de los principales riesgos postoperatorios. Las causas más comunes de pro blemas respiratorios son:
- Por relajación de la musculatura de la len gua, que oprime la pared posterior de la faringe.
- Existencia de cuerpo extraño en cavidad bucal: sangre o vómito.
- Laringoespasmos.

Las actividades de enfermería son las siguientes:
- Poner la cabeza en hiperextensión (si no está contraindicado).
- Tubo de Guedell para la aspiración.
- Fisioterapia respiratoria.

25. La respuesta correcta es la D.

Todas son correctas.
Hay que propiciar el mejor estado del paciente mediante nutrición y eliminación apropiadas y conservación del equilibrio de líquidos y electrólitos.
Las actividades de enfermería son las siguientes:
- Medición de drenado a través de cualquier lu gar, como sonda nasogástrica, drenajes torácicos, colostomías, Penrose, etc.
- Dieta. Vigilancia de ruidos intestinales. Pron ta deambulación para evitar estreñimiento.
- Micción. Controlar diuresis que debe ser, en un adulto, entre 40 y 60 ml/h. No hay que utilizar sondas vesicales si no es absolutamente necesa rio.

Valoración y cuidados de enfermería en las úlceras por presión: concepto, factores de riesgo y localización. Medidas de prevención y tratamiento

1. Definimos úlcera por presión (UPP) como:

A. La solución de continuidad sin pérdida de sustancia en la zona sacra.
B. Lesión cutánea de origen isquémico producida por el aplastamiento tisular entre dos planos duros, durante un tiempo determinado.
C. Lesión cutánea de condicionantes estéticos que afecta el estado emocional del paciente.
D. Todas son incorrectas

2. ¿Qué entendemos por presión tangencial?

A. Es la ejercida de forma perpendicular al paciente.
B. Es la ejercida sobre varios puntos en la anatomía del paciente.
C. Es la ejercida en sentido contrario al del desplazamiento del paciente.
D. Es la ejercida en el sentido del desplazamiento del paciente.

3. Entendemos por efecto «iceberg»:

A. Es muy fenómeno importante relacionado con las presiones ya que éstas se distribuyen en forma de cono y toman como vértice la piel, y provocan posibles errores en la posterior valoración de la UPP.
B. Es un efecto relacionado con la temperatura en los alrededores de la UPP.
C. Es un fenómeno relacionado con los bordes de la UPP.
D. Todas son falsas.

4. Las localizaciones más frecuentes de las UPP son:

A. Rodillas, trocánteres y talones.
B. Región sacra, trocánteres y talones.
C. Nuca, región sacra y talones.
D. Rodillas, nariz y sacro.

5. Podemos clasificar los factores de riesgo de padecer UPP en:

A. Fisiopatológicos, derivados del tratamiento y motivacionales.
B. Psicológicos, alimenticios y sociales.
C. Fisiopatológicos, derivados del tratamiento y situaciones especiales.
D. Todas son correctas.

6. Entre las escalas de valoración del riesgo de UPP más utilizadas no se encuentra:

A. Escala de Norton.
B. Escala de Braden.
C. Escala de Cattell.
D. Escala de Knoll.

7. Las escalas de valoración deben acercarse a los siguientes criterios de calidad:

A. Sensibilidad y especificidad.
B. Con criterios claros y definidos y aplicables a diferentes contextos asistenciales.
C. A y B son ciertas.
D. Economía y universalidad.

8. La escala de Norton:

A. Es una de las más utilizadas para medir el riesgo individual de padecer una úlcera por presión.
B. Es de rápida cumplimentación y fácil aplicación.
C. No incorpora definiciones ni contempla algunos factores de riesgo.
D. Todas son ciertas.

9. El parámetro de longitud y anchura nos permite clasificar la lesión de pequeña, mediana o grande, y para medirlo:

A. Utilizaremos el diámetro mayor que encontremos en la úlcera.
B. Utilizaremos apósitos trasparentes de poliuretano.
C. A y B son ciertas.
D. A y B son falsas.

10. La NANDA recoge varios diagnósticos con referencia a las UPP:

A. (1.6.2.1.) Deterioro de la integridad tisular.
B. (1.6.2.1.2.2.) Alto riesgo de la integridad cutánea.
C. (1.6.2.) Alteración de la protección.
D. Todas son correctas.

11. Dentro de una planificación de cuidados de enfermería, no sería un objetivo específico:

A. El paciente mantendrá la integridad cutánea.
B. El paciente conseguirá el máximo grado de movilidad autónoma acorde a sus posibilidades.
C. El paciente mantendrá la piel seca e hidratada siempre o el máximo tiempo posible.
D. El paciente mantendrá el máximo grado de oxigenación tisular que le permita su situación fisiológica y/o patológica.

12. Entre las medidas de prevención para las UPP, no se encuentra:

A. Identificar a los pacientes de riesgo.
B. Utilizar ropa tratada con suavizante.
C. Evitar los cambios posturales y el rozamiento que conllevan.
D. Evitar el arrastre en el traslado del paciente.

13. En la clasificación clásica de las UPP, las de grado 1 presentan:

A. Placa eritematosa poco definida, de color rojo.
B. Placa eritematosa bien delimitada de color rojo.
C. Formación de ampolla.
D. Hiperemia que no blanquea.

14. Si en una UPP aparece la formación de ampolla y escara gruesa negruzca, si hay lesión que llegue hasta el tejido interno subcutáneo y existe riesgo de infección, estamos ante una UPP:

A. De grado 2.
B. De grado 4.
C. De grado 3.
D. Todas son correctas.

15. Ante el uso de protecciones, dispositivos locales y vendajes, debemos saber que... Señale la respuesta incorrecta:

A. Las protecciones se usan frecuentemente en talones y codos.
B. Los anillos de caucho (flotadores) son los métodos más eficaces.
C. Con protecciones y vendajes, hay que respetar la posición anatómica. Así se hará en los miembros inferiores, por ejemplo, para no provocar el pie equino.
D. Hay que tener precaución con el uso de vendas compresivas.

16. Podemos hablar de dos tipos fundamentales de curas para las UPP:

A. Secas y húmedas.
B. Abiertas y cerradas.
C. Completas e incompletas.
D. Granuladas y no granuladas.

17. Las fases de toda cura de UPP deberían ser:

A. Limpiar, evitar y tratar infecciones y estimular el tejido de granulación.
B. Limpiar, desbridar y evitar infecciones.
C. Vigilar y controlar las zonas eritematosas.
D. Todas son incorrectas.

18. Si hablamos del desbridamiento quirúrgico, es cierto que:

A. La extracción debe ser pequeña en extensión para que no aparezca tejido sangrante.
B. Hay que valorar la existencia de coagulopatías.
C. El material esfacelado es fácil de retirar.
D. No pueden usarse pomadas enzimáticas.

19. Entre los distintos tipos de colchones antipresión, no encontramos:

A. Colchón de aire.
B. Colchón de espuma.
C. Cama fluidificada.
D. Colchón plástico.

20. Entre las complicaciones más importantes de las UPP están:

A. Dolor.
B. Anemia.
C. Osteomielitis
D. Todas son ciertas.

21. En el momento de valorar y describir una lesión cutánea, debemos tener en cuenta:

A. Los parámetros utilizados.
B. Los tiempos de registro.
C. La reevaluación del plan de tratamiento.
D. Todas son correctas.

22. Hablando de educación sanitaria, un programa de educación para prevenir UPP debe ser... Señale la respuesta correcta:

A. Organizado y comprensible.
B. Que incluya mecanismos de evaluación.
C. Dirigido a la familia del paciente.
D. Todas son ciertas.

23. Aliviar la presión sobre los tejidos comporta:

A. Evitar la isquemia tisular.
B. Incrementar la viabilidad de tejidos blandos.
C. A y B son correctas.
D. A y B son incorrectas

24. ¿Qué requisitos debe reunir una buena superficie de apoyo? Señale la opción incorrecta:

A. Que retenga la humedad para favorecer el desarrollo celular.
B. Que provoque poco calor al paciente.
C. Que disminuya las fuerzas de cizallamiento.
D. Buena relación entre coste y beneficio.

25. Respecto a la nutrición en pacientes con UUP, conviene saber que:

A. Desempeña un papel de gran importancia en el proceso de cicatrización de las heridas.
B. Las necesidades nutricionales de una persona con UPP están aumentadas.
C. En caso de que la dieta habitual del paciente no cubra una serie de necesidades mínimas, se debe recurrir a complementos hiperproteicos.
D. Todas son correctas.

1. La respuesta correcta es la B.

Definimos úlcera por presión como una lesión cutánea, de origen isquémico, producida por el aplastamiento tisular entre dos planos duros (hueso-colchón/sillón) durante un tiempo determinado. El tiempo es un factor fundamental ya que presiones pequeñas (alrededor de 70 mmHg) durante un espacio de 2 h podría originar lesiones isquémicas.

2. La respuesta correcta es la C.

La presión tangencial es la ejercida en sentido contrario al del desplazamiento del paciente. Genera unas fuerzas denominadas de cizallamiento, que se producen, por ejemplo, cuando subimos a un paciente hacia la cabecera de la cama sin levantar su superficie corporal.

3. La respuesta correcta es la A.

Un fenómeno importante dentro de la distribución de presiones es el denominado «efecto iceberg»: las presiones se distribuyen en forma de cono, tomando como vértice la piel. Por ello, la lesión puede ser de mayor extensión, de los cuales podríamos pensar observando la superficie de la piel.

4. La respuesta correcta es la B.

Las UPP normalmente se localizan en las prominencias óseas, que son los puntos de apoyo que más presión soportan. Los estudios descriptivos refieren que las localizaciones más frecuentes son la región sacra, los trocánteres y los talones.

5. La respuesta correcta es la C.

Los factores de riesgo de padecer UPP los podemos dividir en tres tipos, a saber: *fisiopatológicos* (estado de la piel, trastornos en la oxigenación tisular, alteraciones en el patrón nutricional, trastornos inmunológicos, deficiencias sensoriales y motoras, etc.), *factores de riesgo derivados del tratamiento* (inmovilidad prescrita, fármacos y sondajes) y *factores de riesgo derivados de situaciones específicas y especiales* (inmovilismo por dolor y/o por fatiga, arrugas en la ropa de cama, roce con objetos, etc.). De alguna manera, también podríamos añadir la *edad* ya que las modificaciones en la piel del anciano hacen que se incremente el riesgo de padecer UPP ante determinados factores externos y/o internos.

6. La respuesta correcta es la C.

La escala de Norton (1962), la escala de Knoll (1982) y la escala de Braden (1987) son escalas de valoración que buscan obtener un alto rendimiento en la detección y clasificación de pacientes de riesgo. Cattell desarrolló un cuestionario de personalidad (16 PF), a través del cual podía establecerse un perfil que describiera al individuo.

7. La respuesta correcta es la C.

Las escalas de valoración han de acercarse a ciertos criterios de calidad, entre los cuales destacan: *sensibilidad* (indica el número de pacientes en riesgo de padecer UPP que las han desarrollado); *especificidad* (indica el número de pacientes que no han desarrollado UPP que no fueron calificados de pacientes de riesgo); *con criterios claros y definidos* (que impidan la interpretación diferente por parte de distintos observadores), y *aplicables a distintos contextos asistenciales.*

8. La respuesta correcta es la D.

En 1962, Doreen Norton presenta su escala de valoración de riesgo de UPP, muy utilizada a nivel mundial, aunque recientes estudios referentes a su sensibilidad y especificidad la presentan como poco fiable y específica, por lo que algunos autores apuntan a que este hecho puede condicionar una sobrevaloración del riesgo y, por tanto, un mal uso de los recursos. Es de fácil aplicación y rápida cumplimentación, pero no incorpora definiciones y no contempla algunos factores de riesgo de padecer UPP. Existen muchas modificaciones de la original.

9. La respuesta correcta es la C.

Para realizar la medición de longitud y anchura, tomaremos el diámetro mayor que encontremos en la úlcera. Para realizar esta medición, podemos utilizar apósitos transparentes de poliuretano, marcaremos el contorno de la úlcera con un rotulador resistente y, posteriormente, lo copiaremos en un papel para medir y conservar en el registro de evolución de la lesión (algunos de estos apósitos llevan incorporada una lámina para trazar el contorno y se puede archivar directamente, controlando estos datos mediante sistemas informáticos).

10. La respuesta correcta es la D.

(1.6.2.1.) Deterioro de la integridad tisular: estado en que la piel de un individuo está adversamente alterada. Se caracteriza por solución de continuidad en la piel y destrucción de sus capas.
(1.6.2.1.2.2.) Alto riesgo de deterioro de la integridad cutánea: estado en que la piel de un individuo corre el riesgo de ser alterada. Los factores de riesgo son externos o ambientales (hipotermia o hipertermia, sustancias químicas, radiación, inmovilidad física, secreciones y excreciones), e internos o somáticos (alteración del estado nutricional, prominencias esqueléticas, factores de desarrollo, déficit inmunológicos, etc.).
(1.6.2.) Alteración de la protección: estado en que el individuo experimenta una disminución de su capacidad para protegerse de amenazas externas, como el exceso de presión en determinadas zonas de su cuerpo.

11. La respuesta correcta es la A.

En el ámbito de la planificación de cuidados de enfermería, *«el paciente mantendrá la integridad cutánea»* es un objetivo general. Objetivos específicos serían: el paciente conseguirá el máximo grado de movilidad autónoma acorde a sus posibilidades. El paciente mantendrá la piel seca e hidratada siempre o el máximo tiempo posible. El paciente mantendrá el máximo grado de oxigenación tisular que le permita su situación fisiológica y/o patológica. El paciente mantendrá un patrón nutricional dentro de la normalidad. Las prominencias óseas se mantendrán en presiones por debajo de 32 mmHg el mayor tiempo posible, etc.

12. La respuesta correcta es la C.

Entre las medidas de prevención para UPP está identificar a los pacientes de riesgo, garantizar el aporte hídrico adecuado, examinar la piel del paciente a diario, mantener la piel del paciente en cualquier momento limpia y seca, evitar la presencia de arrugas y migas en la cama, utilizar ropa tratada con suavizante, evitar el uso de alcoholes sobre la piel, evitar el arrastre en el traslado del paciente, realizar en pacientes encamados cambios posturales con una frecuencia según riesgo, el uso de colchones antiescaras, tener en cuenta el alineamiento corporal, etc.

13. La respuesta correcta es la B.

En las UPP de grado1 encontramos hiperemia que blanquea. Aparece una placa eritematosa bien delimitada de color rojo: afecta la epidermis y deja libre la dermis. Es reversible si se retira la presión externa.

14. La respuesta correcta es la C.

En las UPP de grado 3 aparece la formación de ampolla y escara gruesa y negruzca. Es una lesión que llega hasta el tejido subcutáneo y presenta riesgo importante de infección.

15. La respuesta correcta es la B.

El uso de piel de cordero o gamuza, así como los anillos de caucho, han demostrado su ineficacia para el tratamiento de las UPP. El resto de medidas, desde las protecciones de talones y codos con algodón o complementos de silicona, hasta los protectores en forma de polainas, es aceptado internacionalmente para el tratamiento de este tipo de úlceras

16. La respuesta correcta es la A.

Existen dos tipos de curas:

- La *cura seca,* que consiste en dejar la herida limpia y seca para prevenir las infecciones aunque se retrase la cicatrización. Va a ser la responsable de que las lesiones pierdan temperatura, retrasándose la actividad generadora de las células, pero también es responsable de que las células epidérmicas busquen en el interior la ausencia de humedad, por lo que se retrasa la cicatrización. Las células sanas se secan y mueren. La costra reseca se fija al fondo de la herida mediante colágeno e impide la aparición de tejido epitelial.
- La *cura húmeda,* que avala la idea de que el medio húmedo favorece la migración celular necesaria para la reparación de los tejidos, conlleva, por tanto, una curación más rápida y no lesiona las células en las manipulaciones que se realicen.

17. La respuesta correcta es la A.

Podemos dividir las fases de una cura de UPP en tres grandes apartados:

- *Limpieza:* Primeramente eliminamos restos de curas anteriores. Si no existe necrosis ni signos de infección, se realiza con suero fisiológico directamente o en gasas. Si existe tejido necrótico, hay que eliminarlo dado que favorece la infección. Efectuamos un desbridamiento, que puede ser quirúrgico, enzimático, autolítico o hidroterápico.
- *Evitar las infecciones* mediante técnicas de cura escrupulosamente asépticas. Ante signos de infección, se realizará un cultivo con su correspondiente antibiograma para proceder al *tratamiento* con posterioridad.
- *Estimulación del tejido de granulación:* mediante el uso de pomadas cicatrizantes, apósitos hidrocoloides oclusivos y semioclusivos, con rayos ultravioleta, oxígeno a baja presión, etc.

18. La respuesta correcta es la B.

Ante cualquier desbridamiento quirúrgico, es importante valorar la existencia de coagulopatías. El material necrótico deberá ser extraído con tijeras o bisturí, nunca arrancado, y la extracción deberá ser amplia hasta el lugar en que aparezca tejido sangrante. Es sabido que el material esfacelado es difícil de retirar, por lo que suele ser recomendable el uso de pomadas enzimáticas.

19. La respuesta correcta es la D.

El colchón de espuma está formado por tres módulos de espuma que permiten que el cuerpo penetre en ellos y reparta el peso del enfermo sobre una superficie mayor.
Con el colchón de aire se consigue que se desplacen los puntos de presión. Los colchones de aire alternante permiten espaciar más los cambios posturales, sobre todo en la noche.
La cama fluidificada es una especie de cuba llena de microesferas de cerámica siliconada puestas en fluidificación por una corriente de aire caliente. Este tipo de cama reduce los puntos de presión al mínimo y mantiene al paciente en una especie de estado de ingravidez.

20. La respuesta correcta es la D.

Las complicaciones primarias más frecuentes son dolor, anemia e infección, ya sea local o sistémica. Las UPP pueden llegar a ser muy dolorosas, sobre todo en la realización de las curas o de la movilización del paciente en general, por lo que es conveniente una terapia antiálgica, que mejora el estado del paciente y favorece su colaboración.
La anemia suele ser de origen multifactorial, desde hemorragias frecuentes en los desbridamientos hasta anemias debidas a trastornos crónicos.
La infección es una complicación bastante usual y que puede llevar a cuadros de extrema gravedad, como bacteriemias, celulitis, osteomielitis y otros.
Existen también las llamadas complicaciones secundarias, entre las cuales se encuentran la pérdida de calidad de vida y aumento de la morbimortalidad derivada de mayor estancia hospitalaria, retraso en la recuperación, etc.

21. La respuesta correcta es la D.

Cuando valoramos una UPP, deberíamos hacerlo mediante parámetros unificados que faciliten la comunicación entre los distintos profesionales y permitan verificar su evolución (localización de la lesión, estadificación, dimensiones, tipo de tejido, estado de la piel en los bordes de la lesión, dolor, secreción, antigüedad de la lesión, etc.). Es fundamental valorar y registrar lo valorado en intervalos de tiempo concretos (cada 3 días o cada semana) y siempre que exista deterioro del paciente o la herida no mejore y/o empeore, hay que plantearse reevaluar el plan de tratamiento.

22. La respuesta correcta es la C.

En educación sanitaria para la prevención debemos tener muy en cuenta la capacidad de los pacientes para participar en los programas que a cada caso corresponda.
Un programa para prevenir UPP tiene que ser estructurado, organizado y comprensible. Tiene que estar dirigido a todos los niveles, pacientes, familia, profesionales sanitarios, cuidadores y gestores y debe incluir mecanismos de evaluación.

23. La respuesta correcta es la C.

Aliviar la presión sobre los tejidos implica evitar la isquemia tisular e incrementar así la viabilidad de nuevos tejidos blandos y situar la lesión en condiciones óptimas para su curación. Cada actuación que realicemos está encaminada a disminuir el grado de presión, rozamiento y cizallamiento, y esto se puede obtener utilizando técnicas de posición y eligiendo una correcta superficie de apoyo.

24. La respuesta correcta es la A.

Entre otros muchos, reconocemos nueve requisitos que debe reunir una buena superficie de apoyo, a saber: que aumente la superficie de apoyo, que facilite la evaporación de la humedad, que sea eficaz reduciendo la presión sobre los tejidos, que provoque poco calor al paciente, que disminuya las fuerzas de cizallamiento, que tenga buena relación coste/beneficio, que sea fácil de manejar y de mantener, que sea compatible con los protocolos de control de infecciones y que sea compatible con las necesidades para la reanimación cardiopulmonar.

25. La respuesta correcta es la D.

El estado nutricional del paciente es de gran importancia ya que el adelgazamiento elimina el cojín adiposo, además de favorecer unos tejidos frágiles, poco nutridos y con tendencia a la desestructuración, pero, además, la obesidad produce áreas de tejido subcutáneo poco vascularizado, lo que unido al exceso de presión, facilita la aparición de UPP. Por todo esto, la nutrición desempeña un papel relevante en la evolución de las UPP ya que un buen soporte nutricional favorece la cicatrización de éstas y puede evitar la aparición de otras nuevas. Se conoce que las necesidades nutricionales de un paciente con UPP están aumentadas, por lo que la dieta de estos pacientes debe garantizar el aporte proteico, calórico, de minerales (cinc, cobre y hierro), de vitaminas (A, complejo B y C), e hídrico suficiente para un adecuado mantenimiento.

Si la dieta habitual del paciente no cubriera estas necesidades mínimas, se debe recurrir a suplementos hiperproteicos para evitar carencias nutricionales.

Área temática 9

Enfermería pediátrica

Tema 37

Valoración y cuidados de enfermería del niño sano desde su nacimiento hasta los 14 años. Medidas de fomento de la salud en las diferentes etapas

1. Indique cuál de estas opciones no corresponde con un cambio hormonal en el adolescente:

A. Aumenta la estatura.
B. Cambia la voz.
C. Aparece el vello sólo en el pubis.
D Crecen los genitales internos.

2. Indique la función del surfactante:

A. Es una sustancia tensoactiva.
B. Evita el colapso de los alveolos.
C. Disminuye la tensión superficial del alveolo.
D Todas son correctas.

3. La actividad respiratoria del neonato se inicia:

A. Hipoxia fetal al parto.
B. Cambio en la temperatura del medio ambiente.
C. El oxígeno del medio ambiente externo inicia el cierre del *ductus*.
D Todas son correctas.

4. Se denomina recién nacido pretérmino a aquel niño que nace con... Señale la respuesta correcta:

A. Menos de 37 semanas de gestación.
B. Peso inferior a 1.500 g.
C. Peso inferior a 1.000 g.
D Menos de 38 semanas de gestación.

5. Cómo se denomina el reflejo que nos hace pensar en enfermedad grave del sistema nervioso cuando éste está ausente:

A. Reflejo de los puntos cardinales.
B. Reflejo dorso-espinal.
C. Reflejo tónico-flexor del pie.
D Reflejo de Moro.

6. Señale cuál de los siguientes parámetros no valora el test de Apgar en el recién nacido:

A. La temperatura.
B. La frecuencia cardíaca.
C. La frecuencia respiratoria.
D La irritabilidad.

7. Cuál de los siguientes parámetros valora el test de Silverman en el niño:

A. Los reflejos.
B. La elasticidad.
C. La frecuencia cardíaca.
D La respiración.

8. El hecho de que un niño nazca con un valor 5 en el test de Apgar nos indica una dificultad:

A. Grave.
B. Moderada.
C. No hay dificultad.
D Leve.

9. ¿Cuál de los siguientes enunciados no es una contraindicación de la vía intraósea?

A. Ante fracturas óseas.
B. Infecciones de la piel en el lugar de acceso.
C. Tener canalización venosa.
D Paro cardiorrespiratorio superior a 1,5 min, sin acceso venoso.

10. El método más satisfactorio para extraer una muestra de sangre periférica en los recién nacidos para metabolopatías es:

A. Lóbulo de la oreja.
B. Talón.
C. Venas de miembros inferiores.
D Venas de miembros superiores.

11. El reflejo que hace girar la cabeza al recién nacido buscando un objeto, al estimularle la mejilla, se llama:

A. Succión.
B. Presión.
C. De búsqueda.
D De Pierrot.

12. ¿Qué consideraciones hay que tener al realizar las metabolopatías al recién nacido?

A. No se utilicen antisépticos yodados.
B. Primera extracción siempre antes de las primeras 24 h.
C. Segunda extracción a las 72 h.
D Ninguna es correcta.

13. El programa del niño sano comprende:

A. Programa de vacunaciones.
B. Diagnóstico precoz de metabolopatías.
C. Programa de salud escolar.
D Todas son correctas.

14. Es correcto afirmar que el recién nacido es:

A. Visceromegálico.
B. Microcéfalo.
C. Hidrocéfalo.
D Macrotipo.

15. La fontanela bregmática:

A. Se cierra en el primer trimestre.
B. Es pequeña.
C. Une hueso frontal y parietal.
D Todas son correctas.

16. El *millium* es:

A. Áreas de pigmentación azul.
B. Pequeño vello en la sien.
C. Glándulas sebáceas atascadas.
D Todas son incorrectas.

17. Se considera ictericia fisiológica:

A. Suele aparecer entre el segundo y el tercer día de vida.
B. Desaparece hacia el 15.º día.
C. Coloración sólo amarilla en la piel.
D Cifras de bilirrubina superiores a 15 mg/100 ml.

18. Se consideran reflejos arcaicos:

A. Estímulos dirigidos conscientemente por el cerebro.
B. Permiten verificar su estado neurológico.
C. Desaparecen todos antes de los 6 meses de vida.
D El reflejo de búsqueda es uno de los primeros en desaparecer.

19. La infancia se puede dividir en diversos períodos:

A. Preadolescencia: 6-10 años.
B. Adolescencia: 12-14 años.
C. Lactancia: 0-1 años.
D Preescolar: 2-4 años.

20. Los primeros dientes en aparecer son:

A. Caninos.
B. Incisivos.
C. Premolares.
D Molares.

21. El recién nacido tiende a presentar en el momento de nacer:

A. Hipertermia.
B. Hipotermia.
C. Homotermia.
D Todas son ciertas.

22. Entre los siguientes, un signo de madurez del recién nacido es la ausencia de:

A. Pliegues plantares.
B. Vérmix caseoso.
C. Pelo.
D Lanugo.

23. Cuál de las siguientes sustancias está indicada en un recién nacido como antiséptico:

A. Povidona yodada.
B. Mercurocromos.
C. Formaldehído.
D Clorhexidina

24. En la exploración de los 15 meses, dentro del programa del niño sano, es correcto:

A. Bebe del vaso.
B. Sube escaleras agarrado.
C. Usa bien la cuchara.
D Puede tirar de un objeto mientras anda.

25. La valoración de la circunferencia de la cabeza se realiza comparándola con:

A. Nacimiento: circunferencia del tórax, 2,5 cm menos que la circunferencia de la cabeza.
B. Nacimiento: circunferencia del tórax, 2,5 cm más que la circunferencia de la cabeza.
C. Nacimiento: circunferencia del tórax igual que la de la cabeza.
D. Todas son falsas.

1. La respuesta correcta es la C.

Aparece el vello sólo en el pubis.
Aparecen las transformaciones de las marcas sexuales (crecimiento de los genitales internos y externos).
Aparecen también los caracteres sexuales secundarios:
- La muda: el cambio de voz se debe a la testosterona. La forma de la laringe se altera y avanza un poco.
- La barba: el mentón se oscurece y el bigote se marca un poco.
- Los vellos: primero se extiende en el niño por el estómago hacia el ombligo; más tarde, en la parte inferior de las piernas y por encima de los testículos y el pene.

2. La respuesta correcta es la D.

Todas son correctas.
El pulmón fetal no es activo en cuanto al intercambio de gases se refiere y únicamente sirve como almacén de glucógeno, pues la madre es la encargada de proporcionar al feto la sangre oxigenada. A lo largo de la vida fetal, el pulmón va madurando y preparándose para el momento del nacimiento, en el cual se van a cerrar el *ductus* y el *foramen* oval, por lo cual el niño pasará a una dinámica respiratoria autónoma con su propio pulmón.
A partir de la semana 24 de gestación se inicia el desarrollo alveolar, así como la síntesis de la sustancia tensoactiva o surfactante, encargada de evitar que el alveolo se colapse en la respiración al disminuir su tensión superficial.
La sustancia tensoactiva esta formada por lecitinas y fosfatidilglicerol, fundamentales para la maduración pulmonar.

3. La respuesta correcta es la D.

Todas son correctas.
El feto realiza movimientos respiratorios que nutren el pulmón. Los pulmones están llenos de glucosa en el útero.
En el expulsivo se reabsorbe por vía linfática y se reemplaza por aíre, se cierra el *ductus* y el *foramen* oval, y el niño pasa a una dinámica respiratoria autónoma con su propio pulmón.
La actividad respiratoria se inicia en el neonato por varios estímulos:
- Hipoxia fetal al parto.
- Estimulo táctil.
- El oxígeno del medio ambiente externo inicia el cierre del *ductus*.
- Cambio en la temperatura del medio ambiente.
- Interrupción de la circulación placentaria.
- Paso de medio líquido a medio ambiente aéreo.

4. La respuesta correcta es la A.

Es un recién nacido pretérmino aquel que nace con menos de 37 semanas de gestación.
Según las semanas de gestación, los recién nacidos se clasifican en:
- Pretérmino: menos de 37 semanas de gestación.
- A término: entre 37 y 42 semanas.
- Postérmino: más de 42 semanas.

En cuanto a madurez, se considera inmaduro el que pesa al nacer menos de 2.500 g y maduro si pesa entre 2.500 y 4.000 g.

5. La respuesta correcta es la D.

Se trata del reflejo de Moro.
Éstos son los diferentes reflejos del recién nacido:

- *Reflejo de deglución.* Puede observarse cuando el bebé traga líquido de la succión.
- *Reflejo de Moro* (reflejo del sobresalto). Se valora a menudo para estimar la madurez del sistema nervioso central. Un sonido fuerte, un cambio de postura repentino o un chirrido abrupto de la cuna provocan este reflejo. El bebé reacciona extendiendo ambos brazos y piernas hacia fuera con los dedos extendidos y retrayendo súbitamente los miembros.
- *Reflejo tónico del cuello* o reflejo de esgrima o reflejo postural. Es un reflejo postural. Cuando un bebé que está tumbado sobre su espalda vuelve la cabeza hacia el lado derecho, por ejemplo, el lado izquierdo del cuerpo muestra una flexión del brazo y la pierna izquierda.
- *Reflejo de colocación.* Se ve cuando un bebé se sujeta verticalmente con las piernas separadas. Cuando un pie se mueve para tocar el borde de una mesa, el bebé automáticamente flexiona la rodilla y la cadera de la misma pierna e intenta colocar el pie sobre la superficie de la mesa.
- *Reflejo de pasos* (reflejo de caminar o de danza). Puede provocarse manteniendo derecho al niño para que los pies toquen una superficie lisa. Las piernas, entonces, se mueven hacia arriba y hacia abajo como si el niño estuviera andando.
- *Reflejo de Babinski.* Un bebé recién nacido tiene un reflejo de Babinski positivo. Cuando las palmas de los pies se golpean, el dedo grande se levanta y los otros se extienden. Después de 1 año, el niño muestra un reflejo de Babinski negativo, esto es, los dedos se curvan hacia abajo; el reflejo de Babinski positivo después de 1 año indica lesión cerebral.

6. La respuesta correcta es la A.

Se trata de la temperatura.
Proporciona una valoración rápida de la adaptación inmediata del lactante a la vida extrauterina. Se realiza al minuto y a los 5 min después del nacimiento y se valora: frecuencia cardíaca, frecuencia respiratoria, tono muscular, reflejos y color, y cada uno de estos parámetros se valora con una puntuación de 0, 1 o 2.

7. La respuesta correcta es la D.

Se trata de la respiración.
Valora la respuesta respiratoria basándose en varios parámetros:

- Movimientos toracoabdominales.
- Tiraje intercostal, es decir, hundimiento de los espacios intercostales.
- Retracción xifoidea, es decir, a punta de esternón.
- Aleteo nasal.
- Quejido espiratorio a la auscultación.

Cada parámetro se valora con una puntuación de 0 a 2, que indica lo siguiente:

- 1-2 puntos: normal o leve dificultad.
- 3-5 puntos: dificultad respiratoria moderada.
- Más de 5 puntos: importante dificultad respiratoria.

8. La respuesta correcta es la B.

Es moderada.
El test de Apgar se realiza en el primer y en el quinto minutos. Según los resultados se afirmará lo siguiente:

- 0-3: importante dificultad para adaptarse a la vida extrauterina.
- 4-6: dificultad moderada para adaptarse a la vida extrauterina.
- 7-10: situación óptima.

9. La respuesta correcta es la D.

No es una contraindicación para la vía intraósea el paro cardiorrespiratorio superior a 1,5 min, sin acceso venoso.
Es una técnica que está indicada en situación de emergencia, cuando no tengamos acceso venoso.
No se debe realizar en zonas con callo de fractura o piel infectada.

10. La respuesta correcta es la B.

Se trata del talón.
Existe una serie de enfermedades de tipo metabólico, como el hipotiroidismo y la fenilcetonuria, que, si no se tratan a tiempo, pueden desencadenar retraso mental.
Estas enfermedades no se pueden detectar en el recién nacido por el aspecto externo, por lo que resulta imprescindible realizar la prueba de detección de estas metabolopatías mediante una punción del talón y extensión sobre un papel secante. Debe realizarse en todo recién nacido a partir de las 48 h y en el quinto día de vida tras la introducción del alimento.
Para realizar la punción, elegiremos el talón porque en el lóbulo le podemos propiciar una necrosis.
Para elegir el punto de punción, utilizaremos la técnica de Blumenfeld. Hay que acordarse de calentar previamente el talón.

11. La respuesta correcta es la C.

Es un reflejo de búsqueda.
Éstos son los diferentes reflejos en un recién nacido que se citan:
- *Reflejos de búsqueda y succión.* Se utilizan ambos en la alimentación. El primero se provoca al tocar la mejilla del niño, haciendo que el niño vuelva la cabeza hacia el lado que se ha tocado. El reflejo de succión se produce cuando se tocan los labios del niño.
- *Reflejo de agarre palmar.* Se produce cuando se coloca un objeto pequeño contra la palma de la mano, por lo que los dedos se cierran alrededor de él.
- *Reflejo plantar.* Es similar al reflejo de agarre palmar en el cual el objeto colocado justo debajo de los dedos de los pies hace que se cierren alrededor de él.
- El *reflejo de Pierrot* no existe.

12. La respuesta correcta es la D.

Ninguna es correcta.
Al realizar las pruebas metabólicas, no podemos utilizar ningún antiséptico porque interfiere en los resultados. Se debe lavar y secar la zona.
La primera de las pruebas metabólicas se realiza a partir de las 48 h (hipotiroidismo e hiperplasia suprarrenal) y la segunda, a partir del quinto día (fenilcetonuria).
La fenilcetonuria es una alteración del aminoácido fenilalanina que, por un defecto bioquímico, no se convierte en tiroxina y provoca deficiencia mental. El tratamiento debe consistir en una dieta pobre en proteínas.
En el hipotiroidismo congénito hay lesiones cerebrales invalidantes y en la hiperplasia suprarrenal, un alto índice de mortalidad.

13. La respuesta correcta es la D.

Todas son correctas.
Dentro del programa de atención infantil se encuentran los siguientes subprogramas:
- Control del niño sano. El seguimiento del niño sano pretende el control y la potenciación del desarrollo madurativo, la detección precoz de las posibles alteraciones físicas, psíquicas y

motoras ya en su etapa presintomática, así como la introducción de consejos adecuados para conseguir un crecimiento armónico y evitar problemas posteriores (accidentes, etc.).
- Programa de vacunaciones sistemáticas.
- Salud bucodental.

14. La respuesta correcta es la A.

El recién nacido es visceromegálico:
- *Peso corporal.* El peso promedio es de unos 3,300 kg con sus variaciones conocidas entre 2,500 y 4,000 kg.
- *Talla.* La longitud media de cabeza-talón en un recién nacido está entre los 48 y los 52 cm.
- *Perímetro cefálico.* Se obtiene con una cinta métrica. El perímetro cefálico de un recién nacido a término comprende entre 32 y 36 cm.
- *Perímetro torácico.* Los valores normales están entre 31 y 35 cm. Se obtiene a la altura de las mamilas. Las relación normal entre perímetro cefálico y torácico consiste en una diferencia de 1 a 2 cm y siempre es menor el torácico.
- Al recién nacido se le considera también visceromegálico y braquitipo.

15. La respuesta correcta es la C.

Une hueso frontal y parietal.
En la cabeza, los huesos del cráneo no están fusionados, lo que favorece el amoldamiento y permite la superposición de sus bordes para ajustarse al calibre del canal del parto durante la expulsión.
El cráneo tiene seis huesos: frontal, occipital, dos parietales y dos temporales. Las uniones entre ellos consisten en bandas de tejido conectivo llamada suturas y en los puntos en que se juntan se observan áreas más anchas de tejido membranoso, las fontanelas:
- Posterior o lamboidea: es pequeña y mide 0,5-1 cm. Se encuentra entre el occipital y los parietales. Se cierra en el período neonatal o durante el primer trimestre.
- Anterior o bregmática: mide 2,5-4 cm. Une el frontal y los parietales. Tiene forma romboide. Se cierra entre los 9 y los 18 meses.

16. La respuesta correcta es la C.

El *millium* son las glándulas sebáceas atascadas.
El color del lactante debe ser sonrosado, con excepción de manos y pies. Las características de la piel del recién nacido son:
- *Vérmix caseoso.* Es una capa de grasa que recubre al niño y se reabsorbe rápidamente al nacer. Es la primera hidratación que recibe el niño.
- *Lanugo.* Es un vello fino que se presenta principalmente en hombros en el recién nacido a término y por todo el cuerpo en prematuros.
- *Cianosis.* Color azulado de la piel que se considera acrocianosis cuando ésta es distal. La cianosis generalizada no es fisiológica.
- *Angiomas planos o «picotazos de cigüeña».* Son unas manchas que aparecen en la nuca.
- *Eritema fisiológico.* Es un color rojizo en forma de manchas grandes.
- Millium *facial.* Son manchas blancas y muy pequeñas que aparecen en las alas de la nariz y mejillas. Las abuelas lo llaman «engordaderas».
- *Mancha mongólica.* Es una mancha de color lila, por lo general, en la región sacra y glútea.
- *Exantema toxoalérgico.* Son machas rojas en el pecho, nalgas, espalda y abdomen, por el paso hormonal de la madre al recién nacido. Son fisiológicas y desaparecen solas.
- Cutis marmorata. Son zonas del cuerpo con un color amarmolado y aparecen cuando se expone al lactante a bajas temperaturas.
- *Arlequín.* El recién nacido presenta un color rojizo en una parte del cuerpo sólo.

17. La respuesta correcta es la A.

Suele aparecer entre el segundo y el tercer día de vida.
La ictericia fisiológica es la coloración de la piel y de la esclerótica del ojo.
Se debe a un exceso de bilirrubina en sangre y tejidos a causa de una descompensación de la hemoglobina al reducirse el número de glóbulos rojos con dificultad para eliminarlos.
Se manejan cifras de 6-8 mg/100 ml a 12 mg/100ml, que en prematuros son de 10-12 mg/100 ml. Son cifras de los primeros 5 días.
La ictericia fisiológica suele aparecer entre el segundo y el tercer días de vida y desaparece hacia el séptimo día.

18. La respuesta correcta es la B.

Permiten verificar su estado neurológico.
Los reflejos del recién nacido son respuestas inconscientes e involuntarias. Ni se aprenden ni se llevan a cabo de forma consciente. Son reflejos del sistema nervioso como respuesta a una serie de estímulos. El grado de estimulación que se requiere para producir un reflejo, por ejemplo, el reflejo de succión, varía considerablemente entre los recién nacidos. Algunos recién nacidos responden con vigor a los estímulos más leves mientras que otros responden más lentamente.
Normalmente se presentan al nacimiento diez reflejos principales:

- Búsqueda (desaparece sobre los 6 meses).
- Succión (desaparece sobre los 6-8 meses).
- Deglución (no desaparece).
- Moro (desaparece sobre los 2 meses).
- Agarre palmar (desaparece sobre los 2 meses).
- Plantar (desaparece sobre los 2 meses).
- Tónico del cuello.
- Colocación.
- Marcha (desaparece sobre los 2 meses).
- Babinski (cambia).

19. La respuesta correcta es la C.

La lactancia de 0-1 año es un período de la infancia.
La infancia se puede dividir de múltiples maneras, siguiendo diversos criterios, pero uno de los más habituales es:

- Lactancia, 0-1 año.
- Primera infancia, 1-3 años.
- Preescolar, 3-6 años.
- Escolar, 6-12 años.
- Adolescencia, 12-20 años.

20. La respuesta correcta es la B.

Los primeros dientes en aparecer son los incisivos.
Éstas son las diferentes fases de la dentición:

- *Dentición temporal/de leche/deciduos:*
  - Alrededor de los 6-7 meses aparecen los incisivos medios inferiores.
  - De los 7 a los 8 meses aparecen los incisivos medios superiores.
  - De los 8 a los 12 meses aparecen los incisivos laterales superiores e inferiores.
  - De los 12 a los 16 meses aparecen los primeros molares.
  - De los 16 a los 18 meses aparecen los caninos.
  - De los 20 a los 30 meses aparecen los segundos molares.

Esta dentición, de 20 piezas dentales, se mantendrá hasta los 6-7 años.

- *Dentición mixta:*
  Entre los 6-7 y los 12-14 años, la dentición temporal es sustituida poco a poco por la definitiva y durante este período coexisten piezas temporales con piezas definitivas.
  Los primeros molares definitivos entre los 6 y los 7 años, dos en cada arcada, en torno a estas piezas van a alinear la dentición permanente.
- *Dentición permanente:*
  Un total de 28 piezas dentales, a excepción de las muelas del juicio. Suele estar completa a partir de los 12 años.

21. La respuesta correcta es la B.

El recién nacido a término tiende a presentar hipotermia al nacer.
Pasan de una temperatura intrauterina de, aproximadamente, 37 ° C a una ambiente de, aproximadamente, 25 °C.
Por ello, nada más salir por el canal hay que mantenerlos secos y calientes, a través de piel-piel o cunas térmicas según el estado del niño.
Conviene recordar que pierden mucho calor a través de la cabeza; por eso, desde el primer momento hay que taparla. A este efecto es necesario conocer las causas de las pérdidas de calor. La atención de enfermería se basa en evitar que ocurra cualquiera de estos fenómenos:

- *Evaporación*. El líquido amniótico que cubre la piel del recién nacido favorece este fenómeno. Para evitar la evaporación, se debe secar rápidamente la piel y colocar al recién nacido en un ambiente cálido.
- *Radiación*. Se transfiere calor a objetos sólidos más fríos presentes en el ambiente aunque no estén en contacto directo con el recién nacido. Hay que evitar colocar la cuna o la incubadora cerca de una ventana o del aparato de aire acondicionado.
- *Conducción*. La pérdida de calor se produce por contacto directo con un objeto más frío. Para minimizar esto, se debe colocar al lactante sobre el abdomen de la madre o en superficie acolchada y cubrirle con ropa.
- *Convección*. Es parecido a la conducción, pero ahora la pérdida de calor se facilita por las corrientes de aire.

Si un recién nacido presentase hipotermia, es una situación muy grave porque para compensar gastan mucha energía y pueden poner en peligro su supervivencia.

22. La respuesta correcta es la D.

Se trata de lanugo.
El vérmix caseoso es una capa de grasa que recubre al niño, que se reabsorbe rápidamente al nacer. Es la primera hidratación que recibe el niño.
El lanugo es un tipo de vello fino que se presenta principalmente en hombros en el recién nacido a término y por todo el cuerpo en prematuros.
Cuando pierden el lanugo, lógicamente están madurando.

23. La respuesta correcta es la D.

Es la clorhexidina.
Los recién nacidos tienen muy poco tejido subcutáneo y por ello, gran absorción por la piel. Puesto que nacen con cierto hipertiroidismo fisiológico, si aplicamos yodo, se puede propiciar una descompensación del tiroides. Por ello, no hay que aplicar povidona yodada.
Los mercurocromos tiñen la piel y no permiten valorar su evolución.
El formaldehído es un producto para esterilización de objetos.

24. La respuesta correcta es la A.

Bebe del vaso.

El desarrollo psicomotor a los 15 meses consiste en:
- Pronuncia palabras con significado.
- Camina correctamente.
- Da patadas a la pelota.
- Bebe del vaso.
- Hace torres de tres o cuatro cubos.
- Señala partes del cuerpo.

El desarrollo psicomotor a los 18 meses consiste en:
- Sube escaleras agarrado.
- Chuta balones.
- Usa de cuatro a diez palabras.
- Usa bien la cuchara.
- Ayuda a desnudarse.
- Puede tirar de un objeto mientras anda.

25. La respuesta correcta es la A.

Al nacer, la circunferencia del tórax tiene 2,5 cm menos que la de la cabeza.

La valoración de la circunferencia de la cabeza es de especial importancia en los bebés y en los niños para determinar el índice de crecimiento del cráneo y del cerebro. La cabeza de un niño debe medirse en cada visita hasta que el niño tiene 2 años. La medida de la cabeza del niño de 3 años o más normalmente no se tiene que determinar habitualmente; sin embargo, esta medida se debe llevar a cabo durante los exámenes iniciales del niño. La circunferencia normal de la cabeza (normocefalia) a menudo se relaciona con la circunferencia del tórax. En el nacimiento, la circunferencia media de la cabeza es de 35 cm y, generalmente, varía sólo 1 o 2 cm. La circunferencia del tórax de un recién nacido es normalmente menor que la de la circunferencia de la cabeza en unos 2,5 cm. A medida que crece el niño, la circunferencia del tórax se vuelve más grande que la circunferencia de la cabeza. A los 9 o 10 meses, las circunferencias de la cabeza y el tórax son casi lo mismo y después de 1 año de edad la circunferencia del tórax es mayor. Las anormalidades en las circunferencias de la cabeza se denominan:
- Macrocefalia (una cabeza grande).
- Microcefalia (una cabeza pequeña).

Valoración y cuidados de enfermería del niño enfermo. Recién nacido de bajo peso y prematuro. Procedimientos y técnicas de enfermería

1. Un neonato con lesión del plexo braquial no puede:

A. Elevar la cabeza.
B. Girar la cabeza.
C. Elevar los miembros superiores.
D Elevar los miembros inferiores.

2. ¿Cómo se denomina la crisis convulsiva que se prolonga?

A. Catatonia.
B. Crisis catártica.
C. Crisis epiléptica.
D Estatus epiléptico.

3. Señale, entre las opciones siguientes, cuál es la franja de edad en que las convulsiones febriles son más frecuentes en niños:

A. Entre 2 y 5 años.
B. Entre 6 meses y 3 años.
C. Entre 2 y 6 años.
D Entre 6 meses y 5 años.

4. Entre las siguientes opciones de respuesta, señale cuál es la correcta al referirnos a alguna de las causas de insuficiencia respiratoria aguda en el niño:

A. Asma.
B. Neumotórax.
C. Volet costal.
D Todas son ciertas.

5. Señale mediante cuál de las siguientes pruebas se realiza la monitorización incruenta de gases sanguíneos:

A. Mediante pulsioximetría.
B. Mediante capnografía.
C. Mediante medición transcutánea.
D Todas las respuestas son correctas.

6. Señale cuál de los siguientes parámetros nos aporta la pulsioximetría:

A. Nos informa del índice de saturación de O_2.
B. Detecta la frecuencia cardíaca.
C. A y B son correctas.
D A y B son falsas.

7. Señale cuál de las siguientes afirmaciones es incorrecta respecto a la insuficiencia respiratoria:

A. Es una enfermedad grave.
B. Es una situación clínica.
C. Se clasifica en aguda y crónica.
D Aparece un aumento del trabajo respiratorio.

8. En los niños con insuficiencia respiratoria, para llevar a cabo una correcta terapia ventilatoria y oxigenación, debemos:

A. Administrar O_2 húmedo y caliente.
B. Fisioterapia respiratoria.
C. Vigilar la aparición de apnea y bradicardia.
D Todas las respuestas son correctas.

9. La causa más frecuente de la aparición de diarrea en el lactante es:

A. Infección.
B. Intoxicación alimentaria.
C. A y B son correctas.
D Todas son falsas.

10. Entre los siguientes, señale cuál no es un síntoma de gastroenteritis:

A. Diarrea.
B. Vómitos.
C. Fiebre.
D Aumento de la TA.

11. Cuando se pierde la misma cantidad de agua que de electrólitos en un caso de deshidratación, nos referimos a:

A. Deshidratación hipertónica.
B. Deshidratación hipotónica.
C. Deshidratación isotónica.
D Deshidratación hipernatrémica.

12. Una de las siguientes es la causa de deshidratación aguda:

A. Gastroenteritis.
B. Diarreas agudas.
C. Vómitos de repetición.
D Todas son ciertas.

13. Señale, entre las opciones siguientes, qué tipo de deshidratación suelen causar los vómitos de repetición:

A. Isotónica.
B. Hipertónica.
C. Hipernatrémica.
D Hipotónica.

14. ¿Cuál de las siguientes actuaciones no estaría indicado realizar en la sala de partos habitualmente?

A. Test de Apgar.
B. Profilaxis de Crede.
C. Administrar vitamina K.
D Pruebas de metabolopatías.

15. La etiología de la insuficiencia respiratoria aguda en el lactante suele ser:

A. Membrana hialina.
B. Síndrome de aspiración.
C. Atelectasia.
D Neumonías.

16. Los cuadros de bronquiolitis son más frecuentes a la edad de:

A. De 2 a 5 años.
B. Lactantes.
C. A partir de los 6 años.
D Su frecuencia es igual a cualquiera edad.

17. La *Bordetella pertussis* es la bacteria causante de:

A. La varicela.
B. La rubéola.
C. El sarampión.
D La tos ferina.

18. El niño con bajo peso presenta respecto a las vías respiratorias:

A. Inmadurez de la musculatura torácica solamente.
B. Si tiene más de 24 semanas, no hay problemas con el surfactante.
C. Los bronquios son siempre de adecuado calibre.
D Todas son falsas.

19. ¿Cómo se definirá un niño que nace en la 38 semana de gestación y está en el percentil 20?

A. A término, normosoma.
B. A término, microsoma.
C. Pretérmino, normosoma.
D Pretérmino, macrosoma.

20. El test más aceptado universalmente para comprobar la evolución del desarrollo psicomotor se denomina:

A. Llevant.
B. Ortolani.
C. Denver.
D Barlow.

21. ¿Qué carencia habitual puede presentar un niño alimentado inadecuadamente con leches artificiales?

A. Vitamina B_{12}.
B. Hierro.
C. Magnesio.
D Potasio.

22. Indique cuál no es un cereal con gluten:

A. Cebada.
B. Avena.
C. Tapioca.
D Trigo.

23. La vacuna pentavalente esta conformada por:

A. Poliomielitis, difteria, tétanos, tos ferina y *Haemophilus* β.
B. Poliomielitis, difteria, tétanos, tos ferina y sarampión.
C. Poliomielitis, difteria, tétanos, tos ferina y varicela.
D Poliomielitis, difteria, tétanos, tos ferina y meningitis.

24. Indique lo incorrecto en relación con la administración de oxígeno:

A. Administrar húmedo y caliente.
B. Potenciar hipertermia para que consuma menos oxígeno.
C. Valorar posibilidad de realizar sondaje nasogástrico.
D Realizar drenaje postural.

25. Es característico de una invaginación intestinal… Señale lo incorrecto:

A. Dolor cólico abdominal intermitente.
B. Apatía.
C. Frecuente en lactantes.
D Distensión sin vómitos.

1. La respuesta correcta es la C.

No puede elevar los miembros superiores.
El neonato puede presentar una lesión del plexo braquial porque presentará un reflejo de Moro negativo o asimétrico.
El reflejo de Moro (reflejo del sobresalto) se valora a menudo para estimar la madurez del sistema nervioso central. Un sonido fuerte, un cambio de postura repentino o un chirrido abrupto de la cuna provoca este reflejo. El bebé reacciona extendiendo ambos brazos y piernas hacia fuera con los dedos extendidos y retrayendo súbitamente los miembros.

2. La respuesta correcta es la D.

La crisis convulsiva que se prolonga es el estatus epiléptico.
Es una crisis continua con una duración superior a 30 min o crisis sucesivas durante más de 30 min sin recuperación total de la conciencia entre ellas. Cualquier tipo de crisis puede evolucionar a un estatus epiléptico.
El período de tiempo en que se producen lesiones neuronales irreversibles ha sido estimado en 60 min. Un estatus convulsivo que supere este tiempo pasará a ser un SC refractario, siempre de muy mala evolución y pronóstico. Las secuelas neurológicas más frecuentes son la hemiplejía y el retraso mental.
Mientras convulsiona y hasta que se estabilice, el niño debe estar:
- En observación constante.
- Evitando luces muy directas.
- Manipulaciones excesivas.
- En decúbito lateral.
- Dieta absoluta hasta un buen control de las convulsiones.

3. La respuesta correcta es la A.

La franja de edad es entre los 6 meses y los 5 años.
Una convulsión febril (CF) es una crisis epiléptica ocasional que depende de la edad, precipitada por un proceso febril, en un niño con una predisposición convulsiva constitucional. En el concepto se excluyen los cuadros convulsivos debidos a una infección intracraneal, otra causa neurológica definida, las crisis que aparecen en el curso de un trastorno metabólico o deshidratación hipernatrémica (puede cursar con fiebre).
Las convulsiones se presentan entre los 6 meses y los 3 años. Se propone una herencia poligénica o autosómica dominante con penetrancia incompleta. Son más frecuentes en hombres.
Como factores precipitantes aparece cualquier proceso febril: habitualmente, infecciones de las vías respiratorias altas. La fiebre habitualmente es superior a 38 °C, generalmente, en las primeras 24 h del proceso febril. Es frecuente la coincidencia de la CF con la elevación o el descenso brusco de la temperatura.
Se clasifican en:
- *Crisis febriles simples o típicas* (85-90%):
  - Breves, menos de 15 min.
  - Únicas (sólo una en el mismo proceso febril).
  - Generalizada, tónico-clónica, tónica, clónica o atónica.
  - Tienen un período postcrítico corto.
  - No recurren en las primeras 24 h.
- *Crisis febriles complejas, complicadas o atípicas* (10-15%):
  - Duración superior a 15 min.
  - Son múltiples (más de 1 en 24 h).
  - Son focales (parciales) o unilaterales.
  - Tienen un período postcrítico prolongado.
  - Están acompañadas de alteraciones neurológicas transitorias o permanentes.

4. La respuesta correcta es la A.

El asma es una causa de insuficiencia respiratoria en el niño.
La etiología de la insuficiencia respiratoria aguda es:
- En el recién nacido suele ser por membrana hialina; síndrome de aspiración; atelectasia; malformaciones como fístula traqueoesofágica, hernia diafragmática y cardiopatía congénita; hipoxia, o hemorragia cerebral.
- En lactantes, suele ser por bronconeumonía, neumonía, bronqueolitis, laringitis, aspiración

de cuerpo extraño, mucosidades, fibrosis quística, intoxicaciones, sepsis o encefalitis.
- En los niños hasta 12 años suelen deberse a crisis asmática, inmersión en agua y traumatismos.

5. La respuesta correcta es la D.

Todas las respuestas son correctas.
La pulsioximetría mide la saturación de oxígeno y la frecuencia cardíaca mediante un sensor posicionado sobre dedos o el borde lateral del antepié.
La capnografía mide la concentración de dióxido de carbono en los gases exhalados.
La medición transcutánea nos proporciona datos de la concentración de oxígeno y anhídrido carbónico mediante un electrodo colocado en la piel.

6. La respuesta correcta es la C.

A y B son correctas.
Es la medición no invasiva del oxígeno transportado por la hemoglobina en el interior de los vasos sanguíneos. Se realiza con un aparato llamado pulsioxímetro o saturómetro.
El dispositivo emite luz con dos longitudes de onda de 660 nm (roja) y 940 nm (infrarroja) que son características, respectivamente, de la oxihemoglobina y la hemoglobina reducida.
La mayor parte de la luz es absorbida por el tejido conectivo, piel, hueso y sangre venosa en una cantidad constante, que produce un pequeño incremento de esta absorción en la sangre arterial con cada latido, lo que significa que es necesaria la existencia de pulso arterial para que el aparato reconozca alguna señal. Mediante la comparación de la luz que absorbe durante la onda pulsátil respecto a la absorción basal, se calcula el porcentaje de oxihemoglobina. Sólo se mide la absorción neta durante una onda de pulso, lo que minimiza la influencia de tejidos, venas y capilares en el resultado.
El pulsioxímetro mide la saturación de oxígeno en los tejidos, tiene un transductor con dos piezas, un emisor de luz y un fotodetector, generalmente en forma de pinza y que se suele colocar en el dedo. Después se espera recibir la información en la pantalla: la saturación de oxígeno, frecuencia cardíaca y curva de pulso.

7. La respuesta correcta es la A.

Es una enfermedad grave.
La Insuficiencia respiratoria es una situación clínica que puede estar provocada por todo tipo de enfermedad de cualquier sistema o aparato y no sólo por trastornos respiratorios.
Cursa con hipoxemia e hipercapnia; requiere tratamiento de urgencia cuando es aguda por la gran afección que la hipoxia tiene en los niños.
Se valora con el test de Silverman y la puntuación de IRA.

8. La respuesta correcta es la D.

Todas las respuestas son correctas.
A continuación se indican los cuidados generales al niño con insuficiencia respiratoria:
- Mantener al niño semisentado para favorecer la respiración.
- Mantener la temperatura corporal entre 36 y 37 °C.
- Mantener el ayuno para evitar la sobredistensión abdominal y favorecer los movimientos respiratorios, pero no prolongarlo para evitar la acidosis y la hipoglucemia.
- Alimentarlo por sonda gástrica para evitar la aspiración.
- Combatir los espasmos bronquiales con el tratamiento médico.
- Despejar las vías aéreas.
- Realizar fisioterapia respiratoria para eliminar las secreciones; anteriormente, ponerle humedad y, luego, hacerle toser.

- Administrar oxígeno (caliente y húmedo), teniendo en cuenta las complicaciones que se derivan de una administración no controlada.
- Usar humidificadores y nebulizadores.
- Vigilar las constantes vitales.
- Realizar controles de pH y gases (ionograma, equilibrio hidroelectrolítico y hematócrito).
- Realizar equilibrio de líquidos.
- Tranquilizar al niño.
- Si se procede a intubación, tener cuidado del tubo.

9. La respuesta correcta es la A.

La infección es una de las causas de aparición de diarrea en el lactante.
La causa de la gastroenteritis (GEA) más frecuente en nuestro medio es el *Rotavirus,* responsable incluso del 60 % de los episodios en menores de 2 años. Las causas bacterianas son menos frecuentes y los principales gérmenes responsables son *Salmonella, Campylobacter, Shigella* o *Escherichia coli.*
La principal preocupación en el tratamiento de la GEA, que es puramente sintomático en la gran mayoría de los casos, es la deshidratación y será importante determinar si la rehidratación del niño puede llevarse a cabo de forma oral, que siempre será de elección, si es viable o requiere ingreso hospitalario para una corrección intravenosa. Para ello será importante determinar la gravedad de la deshidratación (leve, moderada o grave) y las posibles alteraciones hidroelectrolíticas que se presenten a la hora de corregirla.

10. La respuesta correcta es la D.

El aumento de la TA no es ningún signo de gastroenteritis.
En una gastroenteritis existirá:
- Diarrea: la pérdida de agua y electrólitos en cantidad superior a lo normal a través de las heces (en niños pequeños, el volumen fecal es de 5-10 g/kg/día y a los 3 años se considera el volumen próximo al adulto de 200 g/día). Suele ser un proceso benigno y autolimitado que se expresa clínicamente como aumento de número de deposiciones y disminución de su consistencia. Expresa una alteración a nivel intestinal del mecanismo de transporte de agua y electrólitos.
- Vómitos.
- Fiebre.
- Disminución de la TA por la pérdida de volumen de líquidos.

11. La respuesta correcta es la C.

Nos referimos a deshidratación isotónica.
En función del sodio se trata de:
- *Deshidratación isotónica:* volumen del líquido extracelular ligeramente disminuido y volumen del líquido intracelular mantenido. Se pierde agua y sodio en porcentaje similar. Las cifras de sodio están entre 130 y 150. Aproximadamente, es el 80% de los casos.
- *Deshidratación hipotónica:* el agua entra en el espacio intracelular y el volumen del espacio extracelular está muy disminuido. Se pierde más sodio que agua. Hay cifras de sodio por debajo de 130. Aproximadamente, es el 5% de los casos.
- *Deshidratación hipertónica:* el agua sale de la célula, y disminuyen tanto el volumen intra como el extracelular. Se pierde mayor cantidad de agua que de sodio; por tanto, la manifestación clínica más llamativa son los síntomas neurológicos. Hay cifras de sodio por encima de 150. Aproximadamente, representa el 15% de los casos.

12. La respuesta correcta es la D.

Todas son ciertas.
Deshidratación es el equilibrio negativo de agua y electrólitos. La causa más frecuente es la diarrea. El niño tiene mayor porcentaje de agua corporal, mayores pérdidas insensibles, mayor inmadurez renal y falta de regulación de la sed respecto al adulto.
Aunque la diarrea sea la causa fundamental, los vómitos de repetición también pueden propiciarla al igual que los golpes de calor y los síndromes de malabsorción.
El volumen de rehidratación debe cubrir el déficit calculado, el mantenimiento del niño y el volumen de pérdidas continuas. El tipo de solución de rehidratación que debe utilizarse dependerá principalmente del equilibrio ácido-base del paciente y de los niveles plasmáticos de sodio presente.

13. La respuesta correcta es la D.

Es una deshidratación hipotónica.
En la deshidratación hipotónica, el agua entra en el espacio intracelular y el volumen del espacio extracelular está muy disminuido. Se pierde más sodio que agua. Hay cifras de sodio por debajo de 130.
Se produce expulsión forzada del contenido gástrico por la boca. Se cierra el píloro, se abre el cardias y se produce una contracción coordinada del estómago, el diafragma y los músculos abdominales. Cesa la respiración, se cierra la glotis y el paladar asciende hacia arriba para impedir que el alimento pase a las fosas nasales.
Todos estos movimientos son reflejos.
En los niños, los movimientos reflejos son inmaduros, la glotis no cierra con rapidez y el paladar no se eleva, con lo cual echarán alimento por la nariz e, incluso, aspirarán alimento por las vías aéreas, con entrada de cuerpo extraño al pulmón, lo que provoca un foco infeccioso neumónico.
El centro nervioso del vómito está en el bulbo raquídeo y a éste le llegan estímulos del organismo, tanto somáticos como psíquicos.

14. La respuesta correcta es la D.

En la sala de partos no está indicado realizar pruebas de metabolopatías.
En la sala de partos se realiza:
- Filiación madre-hijo y calentamiento.
- Comprobación de la permeabilidad de la coana y del recto.
- Test de Apgar en el primer y quinto minutos.
- Profilaxis de Crepé (pomada o gotas de eritromicina para la profilaxis de *oftalmia neonatorum*).
- Administración de vitamina K para evitar la enfermedad hemorrágica del recién nacido.
- También se administra la primera dosis frente a la hepatitis B.

Las metabolopatías se realizan a partir de las 48 h.

15. La respuesta correcta es la D.

Suelen ser neumonías.
La etiología de la insuficiencia respiratoria aguda en niños consiste en:
- En el recién nacido suele ser por membrana hialina, síndrome de aspiración, atelectasia, malformaciones como fístula traqueosofágica, hernia diafragmática o cardiopatía congénita, así como hipoxia y hemorragia cerebral.
- En lactantes suele ser por bronconeumonía, neumonía, bronqueolitis, laringitis, aspiración de cuerpo extraño, mucosidades, fibrosis quística, intoxicaciones, sepsis o encefalitis.
- En los niños hasta 12 años suelen deberse a crisis asmática, inmersión en agua y traumatismos.

16. La respuesta correcta es la B.

Los cuadros de bronquiolitis son más frecuentes en el lactante.

La bronquiolitis es la infección respiratoria más frecuente del lactante. Se trata de una infección respiratoria de etiología vírica que cursa con obstrucción inflamatoria de los bronquiolos. Afecta, sobre todo, a niños a partir de los 6 meses, aparecen en invierno y primavera y muchas veces se deben al contagio de personas mayores de su alrededor.

El agente causal más frecuente es el virus respiratorio sincitial.

El tratamiento es sintomático y consiste en una adecuada hidratación y humidificación ambiental. En casos más graves puede requerir oxigenoterapia y broncodilatadores. La mayoría se recupera en 2 semanas.

17. La respuesta correcta es la D.

La *Bordetella pertussis* causa la tos ferina.

La tos ferina es una enfermedad infectocontagiosa aguda que afecta las vías respiratorias, cuyo síntoma típico es una tos en accesos o paroxismos. El contagio se realiza directamente desde la persona enferma hasta la sana por el aire (al hablar, toser, etc.), por las gotas de Pflügge.

El causante habitual de la tos ferina es un bacilo (una bacteria) del género *Bordetella,* llamado *Bordetella pertussis,* que tiene una apetencia especial por las vías respiratorias.

Se pueden distinguir los siguientes períodos:

1. *Período de incubación:* dura entre 1 y 2 semanas. Es asintomático.
2. *Período catarral o de inicio:* dura 2 semanas con síntomas catarrales inespecíficos: rinitis, estornudos, febrícula (si la hay), lagrimeo, tos leve, seca e irritativa, que se va haciendo cada vez más intensa, de predominio nocturno y que puede provocar vómitos. La tos comienza en accesos provocados por el mínimo estímulo.
3. *Período de estado, convulsivo o asfíctico:* dura unas 4-6 semanas. La tos se vuelve paroxística o convulsiva en accesos o «quintas»: el enfermo, aunque se encuentra bien, nota que va a tener un acceso, realiza una inspiración profunda y comienza con una tos a golpes, ininterrumpida, atropellada, que dificulta la respiración, por lo que el niño estira la cara y el pecho hacia delante, saca la lengua, se va poniendo colorado, cianótico y con ojos llorosos y tiene una gran sensación de angustia. Al terminar la crisis, aparece una inspiración ruidosa (al pasar el aire por una faringe muy estrecha) que se llama «gallo» de la tos ferina. La tos va cediendo, al final del acceso se expulsa un esputo mucoso blanquecino y, con mucha frecuencia, vómitos. El enfermo está agotado. El número de «quintas» diarias y su intensidad varían dependiendo de la agresividad del germen, así como del carácter del paciente (más frecuente en pacientes nerviosos e irritables). Tras unos días, la cara está abotargada, edematosa, con los párpados hinchados: *facies tosferinosa.* Debido a las «quintas» de tos pueden aparecer pequeñas hemorragias subconjuntivales, petequias en cara, epistaxis, pérdida de conciencia (si la apnea o falta de respiración es prolongada, ulceración en el frenillo de la lengua [al golpearse con los dientes], incontinencia de orina, prolapso rectal...). No hay fiebre.
4. *Período de convalecencia o remisión:* dura entre 1 y 3 semanas. Las quintas se van haciendo menos frecuentes hasta desaparecer. Pueden aparecer nuevas crisis de tos convulsiva después de varios meses de «superada la enfermedad», ante la presencia de un catarro banal.

En el recién nacido y en el lactante es más breve. No existe «gallo», y con frecuencia hay crisis de apnea y complicaciones respiratorias y neurológicas.

18. La respuesta correcta es la D.

Todas son falsas.

Respecto a las vías respiratorias presenta:

- Inmadurez del centro respiratorio, de los músculos y de los cartílagos respiratorios.
- Poco desarrollo de alveolos pulmonares y bronquios de pequeño calibre.

- Falta el reflejo tusígeno.
- Si tienen menos de 37 semanas, puede faltar el surfactante encargado de que, cuando el niño nazca, se distiendan los alveolos.
- La respiración suele ser superficial e irregular, y aparece tiraje con frecuencia. Se produce crisis de apnea durante las primeras 24 h que en el 48% de los casos suele ser de corta duración (de 6 a 7 s). Ceden con oxígeno. Pueden durar hasta 20 s e, incluso, ser mortales.
- La falta de surfactante conduce al hecho de que tengan una membrana hialina, con lo cual se presenta un síndrome disneico. También se puede producir bronquitis y neumonía.

19. La respuesta correcta es la A.

Se los denomina a término, normosoma.
Estamos utilizando dos clasificaciones: semana de gestación y peso/talla:
- Según la semana de gestación:
  - A término: entre 37 y 42 semanas.
  - Pretérmino: antes de la 37 semana.
  - Postérmino: después de la 42 semana.
  - Según el peso y la talla:

Normosoma cuando está en percentiles entre 10 y 90. Si está por debajo de 10, microsoma, y si está por encima de 90, macrosoma.

20. La respuesta correcta es la C.

El test se denomina Denver.
El test de Denver, que es un test de desarrollo psicomotor, valora:
- *Desarrollo motor o postural:* hace referencia a cuestiones de coordinación corporal y movilidad.
- *Desarrollo manual:* habilidades que requieren capacidad de concentración, coordinación y destreza.
- *Contacto con el entorno:* su evolución en cuanto a sociabilidad.
- *Desarrollo del lenguaje:* su evolución y adquisición.

Llevant también es un test de desarrollo psicomotor, pero menos utilizado.
Ortolani es una maniobra de exploración que consiste en reducir una cadera previamente luxada.
Barlow es una maniobra que consiste en luxar una cadera que es luxable para poner de manifiesto esta problemática.

21. La respuesta correcta es la B.

Puede presentar carencia de hierro.
Los minerales y las vitaminas, al igual que los macronutrientes, son estrictamente necesarios para el desarrollo y el crecimiento infantiles. Son muy graves para la salud infantil las deficiencias y alteraciones que puede provocar una ingesta inadecuada de éstos:
- *Hierro*: el período de 1 a 3 años es el más crítico para sufrir deficiencias. Hay un rápido aumento de la masa sanguínea y de la concentración de hierro. Por ello, los alimentos deben ser ricos en hierro, pero en una forma susceptible de ser absorbida por parte del intestino.
- *Calcio*: es necesaria una adecuada mineralización para que el crecimiento óseo sea óptimo. Las necesidades están marcadas por la absorción individual y por la concentración de vitamina D y fósforo que condicionarán su absorción. La leche es el alimento que es la principal fuente de calcio. Por ello se convierte en un alimento imprescindible, su limitación o exclusión de la dieta puede comportar riesgos importantes. Está indicado un aporte de 800 mg para niños de 4-6 años y de 1.200 mg para niños de 7 a 12 años.
- *Vitamina D:* es necesaria para la absorción de calcio ya que es imprescindible para que se

lleve a cabo la deposición en los huesos. Se debe asegurar un aporte de 10 μg/día cuando sea necesario por vía farmacológica.

- *Cinc*: es esencial para el crecimiento. Su deficiencia produce falta de crecimiento, disminución del apetito, etc. Es necesario asegurar un aporte de 10mg/día. La mejor fuente son las carnes y los pescados. Estos últimos no suelen ser bien aceptados por los niños. En poblaciones marginales y en situaciones sociales en que priman las dietas según los caprichos infantiles se han detectados deficiencias.

22. La respuesta correcta es la C.

La tapioca es un cereal sin gluten.
Cereales con gluten son el trigo, la avena, la cebada y el centeno. Se introducirán a partir de los 8 meses.
Entre los cereales sin gluten se encuentran el maíz, el arroz, la tapioca y la soja. Pueden introducirse entre los 4 y los 6 meses.

23. La respuesta correcta es la A.

La vacuna pentavalente está conformada por poliomielitis, difteria, tétanos, tos ferina y *Haemophilus* β.
Las vacunas son una medida de prevención primaria. Son preparados antigénicos que provocan la inmunidad adquirida frente a determinadas enfermedades infecciosas con un riesgo mínimo de reacciones adversas locales o sistémicas.

24. La respuesta correcta es la B.

Hay que potenciar la hipertermia para que consuma menos oxigeno.
El oxígeno es un gas seco y frío que a altas concentraciones o de forma incontrolada puede ser tóxico. La administración debe ser, por lo general, al 95% de humedad y a una temperatura adecuada de forma específica e individual.
Los problemas directos sobre las vías respiratorias son irritación de las mucosas y sobre el pulmón producen fibrosis pulmonar y atelectasia.
Los problemas secundarios, derivados de su incorrecta administración, son convulsiones por irritación neuronal y sobre los ojos provoca fibroplasia retrolental por vasoconstricción en la retina (ceguera).
Se recomienda la posibilidad de realizar un sondaje nasogástrico para reducir la distensión gástrica y el riesgo de aspiración.
Hay que realizar drenaje postural para facilitar el drenado de secreciones.
Hay que propiciar la normotermia (la hipertermia aumenta el consumo de oxígeno).

25. La respuesta correcta es la D.

No es característica de una invaginación intestinal la distensión sin vómitos.
La invaginación intestinal es una de las causas frecuentes de abdomen agudo en el lactante. Causada por la introducción del intestino dentro del intestino, es habitual al penetrar el íleon distal dentro del colon ascendente.
Se produce dolor abdominal intenso, intermitente, distensión abdominal por la acumulación de gases retenidos, signos neurovegetativos, como palidez y sudoración fría.
Cuando la invaginación progresa, el niño presenta decaimiento, rechazo alimentario y finalmente deposiciones alteradas sanguinolentas, clínicamente descritas como «mermelada de grosella».

Área temática 10

Enfermería maternal y obstetro-ginecológica

Tema 39

Sexualidad humana. Reproducción. Métodos anticonceptivos. Prevención de enfermedades de transmisión sexual

1. Los cambios que aparecen en la pubertad son debidos, entre otros factores, a:

A. Aparición en sangre de las gonadotropinas.
B. Aparición en sangre de estreptocinasas.
C. A y B son ciertas.
D A y B son falsas.

2. Los ovarios segregan:

A. Estrógenos y adenocorticoides.
B. Estrógenos y PTH.
C. Estrógenos y progesterona.
D Todas son falsas.

3. En el ciclo ovárico, la fase folicular se corresponde con:

A. Desde el día 15 al día 28 del ciclo.
B. Los treces primeros días del ciclo.
C. La mitad del ciclo (día 14).
D Ninguna es correcta.

4. Entre las fases de la respuesta sexual no se encuentra:

A. Meseta.
B. Excitación.
C. Llano.
D Orgasmo.

5. Si hablamos de gestación y afirmamos que nos encontramos en un período que comprende los tres primeros meses, estamos en:

A. Período embrionario.
B. Período fetal.
C. Período prodrómico.
D Período intrauterino.

6. Entre los siguientes métodos anticonceptivos, uno no es tal:

A. Preservativo femenino.
B. Preservativo masculino.
C. Lavados vaginales.
D Diafragma.

7. ¿Qué es el LGV?

A. Un tipo de leucemia.
B. Linfogranuloma venéreo.
C. Una técnica de ligadura de trompas.
D Todas son falsas.

8. Una embarazada con ETS puede:

A. Transmitir la ETS a su hijo antes del parto.
B. Puede presentar un parto antes de término.
C. Puede presentar infección uterina postparto.
D Todas las anteriores.

9. La infección por *Chlamydia*... Señale la respuesta incorrecta:

A. Es una enfermedad de transmisión sexual (ETS) frecuente, causada por la bacteria *Chlamydia trachomatis.*
B. Puede presentar complicaciones graves.
C. Presenta síntomas llamativos y dolorosos.
D Las mujeres se vuelven a infectar frecuentemente si sus parejas sexuales no reciben tratamiento.

10. La bacteria causante de la sífilis se llama:

A. *Treponema pallidum.*
B. *Neisseria.*
C. *Haemophilus ducreyi.*
D Ninguna de las anteriores.

11. Las infecciones intestinales de transmisión sexual suelen ser causadas por:

A. Virus.
B. Bacterias.
C. Parásitos.
D Todas las anteriores.

12. Para la Sociedad Española de Contracepción, los métodos anticonceptivos más eficaces serían:

A. Quirúrgicos.
B. Hormonales, DIU, métodos de barrera y esterilización voluntaria.
C. Esterilización voluntaria.
D Todas son falsas.

13. Del anillo vaginal podemos afirmar... Señale la incorrecta:

A. Se introduce en la vagina como un tampón.
B. A los 5-7 días de comenzar el ciclo.
C. Se deja dentro durante una semana.
D Tras retirarlo, se dejan 7 días de descanso.

14. Con referencia al DIU podemos afirmar:

A. Tiene una eficacia cercana al 98%.
B. No es el método de elección para mujeres nulíparas.
C. Tras su colocación, hay que realizar controles médicos periódicos.
D Todas las anteriores.

15. El método de Billings se basa en el control de:

A. Moco cervical.
B. Temperatura.
C. Calendario.
D Ninguna es correcta.

16. Respecto a las ETS, podemos afirmar... Señale la respuesta incorrecta:

A. La forma de trasmisión es siempre a través de otra persona infectada.
B. Es bastante fácil conocer el número de casos.
C. Las ETS representan un grave problema sociosanitario.
D Algunas personas tienen la enfermedad sin presentar síntomas.

17. La información sexual es una medida de:

A. Tratamiento.
B. Higiene personal.
C. Prevención.
D Todas son falsas.

18. El condiloma acuminado es una ETS causada por:

A. *Paramixovirus.*
B. *Antavirus.*
C. Virus de Lassa.
D Virus del papiloma humano.

19. El factor más importante para la transmisión del chancro blando es:

A. Falta de higiene.
B. Toma de antibióticos.
C. Embarazo.
D Todas son falsas.

20. Entre los factores de riesgo para contraer una ETS están:

A. Las relaciones sexuales con varias parejas y sin ninguna protección.
B. Mala información.
C. A y B son ciertas.
D Las relaciones sexuales con protección.

21. Entre los factores de riesgo más importantes para desarrollar una hepatitis B no se encuentra:

A. Nacer de madres con hepatitis B.
B. Las lágrimas.
C. Vivir en contacto con un enfermo sin adoptar las medidas de precaución.
D Padecer hemofilia y necesitar transfusiones constantes de sangre.

22. Los tatuajes pueden ser causa de transmisión de enfermedades... Señale la respuesta incorrecta:

A. Si los instrumentos no son esterilizados.
B. Si no se usa material desechable.
C. A y B son ciertas.
D Si los hacemos en la zona abdominal.

23. Las ladillas o piojos púbicos:

A. Pueden vivir hasta 24 h fuera del organismo huésped.
B. A simple vista parecen costras pequeñas.
C. El período de incubación de los huevos es de 6 a 8 días.
D Todas las anteriores.

24. Las minipíldoras están compuestas por:

A. Pequeñas dosis de estrógeno y progestina.
B. Pequeñas dosis de tres hormonas.
C. Pequeñas cantidades de una sola hormona.
D Todas son ciertas.

25. Definimos masturbación como:

A. Estimulación de los órganos genitales con el objeto de favorecer el embarazo.
B. Estimulación de los órganos genitales con el objeto de obtener placer sexual.
C. Estimulación de los órganos sexuales masculinos.
D Estimulación de los órganos sexuales femeninos.

1. La respuesta correcta es la A.

El inicio de la pubertad se debe a la aparición en la sangre de unas sustancias llamadas gonadotropinas, que son hormonas fabricadas por la hipófisis. Estas hormonas estimulan a los órganos sexuales para que comiencen, a su vez, la producción de las hormonas sexuales. En la mujer se producen estrógenos y progesterona y en el hombre, testosterona.

2. La respuesta correcta es la C.

El trabajo de los ovarios consiste en segregar dos clases de hormonas: estrógenos (hormona de la feminidad) y progesterona (hormona de la maternidad). Además, tienen la función de madurar los óvulos. Las mujeres nacen con unos 400.000 ovocitos (óvulos inmaduros) y llegan a madurar de 350 a 400 durante toda la vida fértil. Cada ovario madura un óvulo cada 2 meses.

3. La respuesta correcta es la B.

La fase folicular comprende los trece primeros días del ciclo. Se caracteriza por el crecimiento y la maduración de un folículo. La ovulación se produce a mitad del ciclo (día 14), el folículo ha madurado y se rompe, y el óvulo es liberado a la trompa de Falopio. Normalmente, en cada ovulación se expulsa un solo óvulo, de uno de los ovarios. En la fase de cuerpo amarillo, que va desde el día 15 hasta el día 28 del ciclo, el folículo roto se transforma en una estructura llamada cuerpo lúteo o cuerpo amarillo, que segrega hormonas. Si no hay embarazo, va degenerándose hasta desaparecer.

4. La respuesta correcta es la C.

Entre las fases de la respuesta sexual, tenemos la excitación como consecuencia de la estimulación sexual, ya sea corporal o psicológica (fantasías, sueños, etc.). Meseta es un estado de excitación más avanzado, inmediatamente anterior al orgasmo. El orgasmo implica una liberación de la tensión acumulada durante la excitación, que se traduce en una sensación de placer intenso. Esta intensidad varía en función de las circunstancias físicas y psíquicas. El orgasmo es un momento importante y placentero en las relaciones sexuales, pero no la culminación imprescindible de toda relación sexual. La resolución consiste en que todos los cambios producidos en las fases anteriores desaparecen. Disminuye el ritmo cardíaco, la presión arterial y la respiración.

5. La respuesta correcta es la A.

La gestación es un período que dura 9 meses. En su transcurso se produce la formación de todos los órganos de un nuevo ser humano. Tiene dos períodos: período embrionario, que comprende los tres primeros meses y en él se forman todos los órganos del cuerpo; período fetal, que se prolonga desde el cuarto hasta el noveno mes de embarazo, en que tiene lugar el parto. Durante este período, los órganos del cuerpo, que ya están formados, se desarrollan y maduran hasta el momento del parto, en que habrán alcanzado su madurez total.

6. La respuesta correcta es la C.

Los lavados vaginales consisten en irrigar la vagina con sustancias jabonosas justo después de la relación coital con la pretensión de destruir los espermatozoides que hay en ella. Esta práctica es inútil, pues los espermatozoides llegan muy rápidamente al cuello del útero.

7. La respuesta correcta es la B.

El LGV (linfogranuloma venéreo) es una enfermedad de transmisión sexual causada por tres cepas de la bacteria *Chlamydia trachomatis*. Los signos visuales incluyen una o más pápulas genitales y/o úlceras e inflamación de los ganglios linfáticos del área genital. El LGV también puede producir úlceras rectales, sangrado, dolor y flujo, especialmente en personas que practican relaciones sexuales anales receptivas. Las lesiones genitales causadas por el LGV se pueden confundir con otras ETS ulcerativas, como la sífilis, el herpes genital y el chancroide. Las complicaciones de un LGV no tratado pueden incluir agrandamiento y ulceración de los genitales externos y obstrucción linfática, lo cual puede llevar a una elefantiasis de los genitales.

8. La respuesta correcta es la D.

Las ETS pueden tener casi las mismas consecuencias en las mujeres embarazadas como en las que no lo están. Las ETS pueden causar cáncer del cuello uterino y otros tipos de cáncer, hepatitis crónica, enfermedad inflamatoria pélvica, infertilidad y otras complicaciones. Muchas ETS que afectan a las mujeres son silenciosas, es decir, se presentan sin síntomas o signos. Una mujer embarazada puede transmitir una ETS a su hijo antes, durante o después del nacimiento del bebé. Ciertas ETS, como la sífilis, atraviesan la placenta e infectan al bebé mientras está en el útero. Otras ETS, como la gonorrea, la clamidia, la hepatitis B o el herpes genital, pueden ser transmitidas de la madre a su bebé en el momento del nacimiento, cuando el bebé atraviesa el canal del parto. El VIH puede atravesar la placenta durante el embarazo, infectar al bebé durante el trabajo de parto y, a diferencia de casi todas las otras ETS, puede infectar al bebé a través de la lactancia materna. Una mujer embarazada que tiene una enfermedad de transmisión sexual también puede presentar un parto antes de término, rotura prematura de las membranas que rodean al bebé en el útero e infección uterina después del parto.

9. La respuesta correcta es la C.

La infección por clamidia es una enfermedad de transmisión sexual (ETS) frecuente, causada por la bacteria *Chlamydia trachomatis,* que puede afectar los órganos genitales de la mujer. Aunque generalmente la infección por clamidia no presenta síntomas o se manifiesta con síntomas leves, hay complicaciones graves que pueden ocurrir de forma silente y causar lesiones irreversibles, como la infertilidad, antes que la mujer se dé cuenta del problema. Esta infección también puede causar secreción del pene en un hombre infectado. Las mujeres se vuelven a infectar frecuentemente si sus parejas sexuales no reciben tratamiento. A la infección por clamidia se la conoce como la «enfermedad silenciosa» porque casi tres cuartas partes de las mujeres infectadas y cerca de la mitad de los hombres infectados no presentan síntomas. Cuando se manifiestan, los síntomas aparecen generalmente entre 1 y 3 semanas después del contagio.

10. La respuesta correcta es la A.

La sífilis es una enfermedad de transmisión sexual causada por la bacteria *Treponema pallidum.* Esta bacteria penetra en el organismo a través de las membranas mucosas, como las de la vagina o la boca, o bien a través de la piel. Horas después, llega cerca de los ganglios linfáticos y luego se propaga por todo el organismo a través de la sangre. La sífilis también puede infectar a un feto durante el embarazo y originar defectos congénitos u otros problemas.

11. La respuesta correcta es la D.

Diversas bacterias (*Shigella, Campylobacter* y *Salmonella*), virus (hepatitis A) y parásitos (*Giardia* y otras amebas) causantes de infecciones intestinales pueden ser transmitidas sexualmente, en particular a través de actividades en las cuales la boca entra en contacto con los genitales o el ano. Los síntomas son típicamente los del organismo específico transmitido y muchos pueden causar una combinación de diarrea, fiebre, abotargamiento, náuseas y vómitos, dolor abdominal e ictericia. Las infecciones recurren con frecuencia, especialmente entre los hombres homosexuales con muchas parejas sexuales. Algunas infecciones son asintomáticas.

12. La respuesta correcta es la B.

Entre los métodos hormonales por vía oral, se cuenta con la píldora, la minipíldora y la píldora postcoital. Por vía intravaginal y trasdérmica, se cuenta con el anillo vaginal y los parches anticonceptivos. Entre los inyectables se cuenta con la inyección mensual y la inyección trimestral. Están también los implantes subcutáneos, los DIU (de cobre o de liberación hormonal). Los métodos de barrera, como el preservativo masculino, el diafragma y el preservativo femenino, y finalmente la esterilización voluntaria, ya sea por ligadura de trompas, ya por obstrucción tubárica (método de Essure), ya por vasectomía.

13. La respuesta correcta es la C.

El anillo vaginal es un aro de un material similar al plástico, de 5 cm de diámetro y 4 mm de grosor, y contiene hormonas similares a las de la píldora anticonceptiva. A través de unos pequeños poros en el anillo se va soltando el medicamento, que es absorbido por la mucosa de la vagina. Los efectos secundarios y la eficacia son como los de la píldora. Se introduce en la vagina, como un tampón, a los 5-7 días de comenzar el ciclo, y se lo deja dentro durante 21 días. Pasado este tiempo, se retira, se deja 7 días de descanso y se inserta otro nuevo.

14. La respuesta correcta es la D.

El DIU tiene una eficacia aproximada del 98%, lo que significa que cada año de uso se pueden producir dos fallos por cada cien mujeres (el DIU hormonal presenta una eficacia superior). No es el método más aconsejable en mujeres que no tengan hijos o relaciones sexuales con varias parejas. Tras la inserción de un DIU, se debe comprobar su correcta colocación mediante una exploración o una ecografía. Deben realizarse controles médicos periódicos hasta su caducidad. El DIU de cobre puede producir un aumento de sangrado menstrual y de dolor, por lo que, aunque pueden ser tratados y tienden a disminuir con el paso del tiempo, no es aconsejable para mujeres con estos síntomas. El DIU hormonal, en cambio, tiene un efecto beneficioso sobre el sangrado menstrual abundante, por lo que está especialmente indicado para mujeres con ese síntoma.

15. La respuesta correcta es la A.

El método de Billings está basado en la observación diaria del moco cervical ya que teóricamente se pueden determinar los días fértiles mediante las variaciones que sufre el flujo vaginal a lo largo del ciclo. Se distinguen tres fases según el grado de sequedad o humedad de la vagina y los días de máximo riesgo corresponden a los días en que el moco y la humedad son mayores.

16. La respuesta correcta es la B.

La forma de trasmisión de una ETS siempre es a través de otra persona infectada (afectan, exclusivamente, a la especie humana). Las ETS representan un grave problema sociosanitario ya que es difícil conocer el número de casos existentes dado que la persona se muestra reticente a consultar su problema, lo que condiciona una automedicación que no cura la enfermedad y favorece la transmisión. Además, algunas personas tienen la enfermedad sin presentar síntomas y, aparte de ello, la mayoría de los tratamientos médicos permite la curación, pero no garantiza la inmunidad. Las personas con ETS suelen minimizar la importancia de su enfermedad, por lo que es difícil que cumplan tratamientos largos. Es necesario diagnosticar y tratar simultáneamente a las parejas sexuales para evitar reinfecciones y transmisiones de la enfermedad.

17. La respuesta correcta es la C.

La información rigurosa y objetiva, así como el desarrollo de actitudes y conductas saludables en las relaciones sexuales es la mejor medida para prevenir las enfermedades de transmisión sexual. Hay que hacer especial hincapié en los grupos más vulnerables, como pueden ser los adolescentes.

18. La respuesta correcta es la D.

El condiloma acuminado, conocido generalmente como condiloma o verrugas genitales, es una enfermedad de transmisión sexual causada por el virus del papiloma humano. Se caracteriza por el crecimiento de una lesión parecida a una verruga que es blanda y que al multiplicarse toma la forma de una «coliflor» que aparece en el pene, vagina, vulva, uretra, cuello del útero o en la región anal, lugares del cuerpo que tienen un medio húmedo propicio para su crecimiento y reproducción.

19. La respuesta correcta es la A.

Esta enfermedad de transmisión sexual también se conoce con el nombre de enfermedad de Ducrey y es ocasionada por una bacteria conocida como *Haemophylus ducreyi.* Se presenta con frecuencia en países tropicales y subtropicales, y afecta, sobre todo, a personas con deficientes condiciones de higiene. Afecta, principalmente, a los hombres ya que las mujeres sólo son portadoras de la bacteria.

20. La respuesta correcta es la C.

La mayoría de estas enfermedades se contagian únicamente por contacto sexual, a excepción de las ocasionadas por parásitos o por hongos que pueden contraerse por falta de higiene y el uso compartido de ropa interior contaminada. Los factores de riesgo sexuales son: relaciones sexuales con varias parejas y sin ninguna protección; uso incorrecto del preservativo; mala información con relación a los riesgos; falta de higiene personal o uso compartido de ropa interior, en algunas enfermedades; consumo de alcohol o drogas que impiden la toma de decisiones adecuada y responsable, etc.

21. La respuesta correcta es la B.

Entre los principales factores de riesgo se encuentran: nacer de madres que tienen hepatitis B (la enfermedad puede presentarse hasta 5 años después del nacimiento); vivir en contacto con un enfermo sin tomar las medidas preventivas adecuadas; padecer hemofilia y recibir transfusiones sanguíneas frecuentes, sin las medidas de protección establecidas; diálisis por insuficiencia renal; uso de drogas por vía intravenosa y/o el contacto homosexual o heterosexual sin protección con una persona infectada, y trabajar en contacto con sangre humana.

22. La respuesta correcta es la D.

Siempre existe un riesgo de transmisión por VIH si los instrumentos contaminados con sangre no son esterilizados, no se desinfectan o se usan inapropiadamente entre clientes. Se recomienda que los instrumentos que estén destinados a penetrar la piel se usen sólo una vez y se eliminen o se limpien a fondo y se esterilicen.

23. La respuesta correcta es la D.

Los piojos púbicos son insectos diminutos, de cuerpo plano y sin alas, que viven en la piel. Son de color marrón claro y del tamaño de una cabeza de alfiler. Los piojos púbicos se alimentan de la sangre del organismo huésped, pero pueden vivir hasta 24 h fuera de éste. Infectan, sobre todo, alrededor del vello púbico. Parecen costras pequeñas a simple vista. Sus huevos pueden verse en el pelo, cerca de la piel, en forma de pequeños puntos blancos pegados al pelo. El período de incubación de los huevos es de 6 a 8 días. Es posible tener piojos púbicos sin tener ningún síntoma. Cuando se tienen síntomas, éstos habitualmente aparecen de 5 días a varias semanas después que la persona ha estado expuesta. Se puede tener un picor intenso alrededor del vello púbico o el área genital. El picor se debe a una reacción alérgica a las mordeduras.

24. La respuesta correcta es la C.

La minipíldora contiene pequeñas cantidades de sólo una hormona de características similares a la hormona femenina progesterona. La mayoría de las minipíldoras mantiene a los ovarios funcionando, pero interfiere con el ciclo natural de modo tal que no se produzca el embarazo. También existe una minipíldora que inhibe la ovulación. La efectividad depende de su modo de uso, si es usada en forma perfecta el nivel de seguridad anticonceptiva de las tradicionales píldoras de progestina sola es alto, algo menor, eso sí, que el de la píldora combinada. Puesto que la minipíldora no posee estrógeno, tiende a presentar efectos secundarios más leves que los anticonceptivos orales combinados.

25. La respuesta correcta es la B.

La masturbación, tanto la masculina como la femenina, es la estimulación de los órganos genitales con el objeto de obtener placer sexual y poder llegar al orgasmo o no. Generalmente se entiende que se trata de una práctica sexual hacia uno mismo aunque también se admite el uso del mismo verbo para la estimulación realizada sobre los genitales de otra persona con los mismos fines placenteros (tal y como ocurre en la masturbación mutua). La masturbación se efectúa con las manos o mediante el frotamiento de los genitales contra algún objeto (juguetes eróticos).

Valoración y cuidados de enfermería en la mujer gestante. Educación maternal. Valoración y cuidados de enfermería en la puérpera. Lactancia materna

1. El cordón umbilical consta:

A. Una capa fina de amnios.
B. Una gelatina de Wharton.
C. Vasos umbilicales, dos arterias y una vena.
D. Todas son correctas.

2. Indique las características de la placenta:

A. Por su cara endometrial es de color grisáceo.
B. Por su cara fetal es de color rojo vinoso.
C. El cordón umbilical se inserta en la posición central.
D. Todas son correctas.

3. Se considera embrión:

A. Desde la tercera semana.
B. Desde la octava semana.
C. Desde la novena semana.
D. Desde la décima semana.

4. El fundus es una porción de:

A. Vagina.
B. Útero.
C. Labios mayores.
D. Próstata.

5. Indique la afirmación correcta respecto al útero en relación con el embarazo:

A. Sufre un proceso de hipertrofia.
B. Sufre un proceso de hipoplasia.
C. A y B son correctas.
D. Todas son falsas.

6. Ejemplo de la acción de la hormona estimulante del melanocito son:

A. Cloasma gravídico.
B. Línea alba.
C. Cambios en la coloración de genitales externos.
D. Todas son correctas

7. Se denomina emesis gravídica:

A. Náuseas del inicio del embarazo.
B. Vómitos del inicio del embarazo.
C. A y B son ciertas.
D. Posición del abdomen en el segundo trimestre de embarazo.

8. El sistema óseo de la embarazada... Señale la afirmación correcta:

A. Las articulaciones se vuelven más móviles por la acción hormonal.
B. Los ligamentos se contraen para traccionar mejor.
C. Se produce una cifosis lumbar.
D. Todas son correctas.

9. Se considera etapa puerperal:

A. Período postparto.
B. Puerperio clínico.
C. Puerperio tardío o biológico.
D. Todas son correctas.

10. El retorno del útero a su posición normal y características antes del embarazo se denomina:

A. Eversión.
B. Disminución.
C. Involución.
D. Todas son correctas.

11. Los loquios son:

A. Secreción de la superficie cruenta de la vagina.
B. No tiene un olor característico.
C. El mal olor se debe a infección habitualmente.
D. Todas son correctas.

12. El calostro tiene las siguientes características:

A. Mayor cantidad de proteínas.
B. Menor grasa e hidratos de carbono.
C. Mayor cantidad de inmunoglobulinas.
D. Todas son correctas.

13. Es correcto afirmar respecto a los cambios digestivos de la embarazada:

A. Presentar ptialismo o hipersialorrea.
B. Presentar siempre bulimia.
C. La pirosis existente es por contracción del cardias.
D. Todas son correctas.

14. Los bacilos de Doderlein cumplen las siguientes funciones:

A. Forman ácido láctico.
B. Preparan la situación de pH ácido.
C. Preparan una vagina aséptica.
D. Todas son correctas.

15. Respecto a la volemia de la embarazada, es correcto afirmar:

A. Los niveles de Hb están aumentados.
B. Hay una disminución de leucocitos.
C. Hay una disminución de la velocidad de sedimentación.
D. Todas son falsas.

16. El aparato urinario durante la gestación sufre:

A. Cierto reflujo vesicoureteral.
B. Dilatación de la vejiga y uréteres.
C. Cierta estasis urinaria.
D. Todas son correctas.

17. Señale cuál no corresponde a uno de los síntomas normales de la embarazada:

A. Hiperemesis gravídica
B. Lordosis lumbar.
C. Glucosuria.
D. Marcha vasculante.

18. La involución uterina se consigue por:

A. Interrupción del aporte hormonal.
B. Contracción uterina.
C. Isquemia del útero.
D. Todas son correctas.

19. En el cuidado puerperal habitual en la habitación postparto se controlará:

A. Pérdida hemática.
B. Evolución del globo vesical (que presentan habitualmente).
C. A y B son correctas.
D. Todas son incorrectas.

20. Respecto a los «entuertos», se considera correcto:

A. Ocurren a las 24-48 h tras el parto.
B. Suceden especialmente cuando el parto ha sido rápido.
C. Son contracciones rítmicas espontáneas.
D. Todas son correctas.

21. ¿Qué hormonas propician la secreción láctea en la mujer?

A. Prolactina y oxitocina.
B. Estrógenos y prolactina.
C. Progesterona y prolactina.
D. Estrógeno y progesterona.

22. Poner precozmente al pecho al bebé tras el nacimiento consigue:

A. Se favorece la involución uterina.
B. Se favorece la producción de la leche.
C. A y B son ciertas.
D. A y B son falsas.

23. Indique la afirmación incorrecta respecto a la lactación materna:

A. Lavar siempre las mamas antes de la toma.
B. Ducha diaria.
C. Uso de protectores.
D. Evitar el uso de cremas en los pechos.

24. Entre los consejos para disminuir la pirosis en la embarazada no se encuentra:

A. Tomar alimentos ácidos como patatas o pan.
B. Ingerir comidas frecuentes.
C. Evitar tumbarse después de las comidas.
D. Evitar alimentos muy condimentados.

25. Indique la afirmación incorrecta:

A. A todas las embarazadas hay que realizarles el test de O'Sullivan.
B. A todas las embarazadas hay que darles una sobrecarga de 100 g de glucosa.
C. Se considera una prueba de detección positiva una glucemia superior a 140 mg/dl.
D. Se realiza la detección sistemática entre la semana 22 y la semana 24 de gestación.

1. La respuesta correcta es la D.

Todas son correctas.
El cordón umbilical va de la zona abdominal del feto a la superficie de la placenta y se inserta en el centro. Su longitud es de unos 50 cm, su espesor es de 1,5-2,5 cm y es de aspecto opalescente blanquecino.
Consta de:

- Una capa fina del amnios.
- Zona intermedia.
- Tejido conectivo, donde se encuentra la llamada gelatina de Wharton, que servirá de soporte a los vasos umbilicales.

- Vasos umbilicales. Son tres: dos arterias y una vena.

La función del cordón umbilical es facilitar la sangre al feto y derivar la de éste a la placenta.

2. La respuesta correcta es la C.

El cordón umbilical se inserta en la posición central.
La placenta es un órgano de aspecto carnoso, de color rojo azulado con gran vascularización y forma de torta. Su diámetro es de unos 20 cm y su espesor, de unos 5 cm. El peso al final del embarazo es de unos 500 g.
La placenta, por su cara fetal, es de color grisáceo y en ella se inserta el cordón umbilical (posición central).
La cara materna o endometrial es de color rojo vinoso, brillante, con aspecto de coliflor y está formada por unos 15-20 lóbulos placentarios, cada uno con 10 cotiledones (unidad básica funcional de la placenta).

3. La respuesta correcta es la A.

Desde la tercera semana se considera embrión.
El óvulo fecundado pasará por tres estadios a lo largo de su desarrollo:

- *Huevo:* desde la fecundación hasta el desarrollo de las vellosidades coriónicas (segunda semana postovulación).
- *Embrión:* desde la tercera hasta la octava semana postovulatoria. Es el período de morfogénesis por hiperplasia celular. En este momento mide unos 4 cm.
- *Feto:* crecimiento y desarrollo de las estructuras existentes por hipertrofia celular. Dura hasta el parto.

4. La respuesta correcta es la B.

El *fundus* es una porción del útero.
El útero es un órgano impar, subperitoneal. Tiene una porción inicial llamada *fundus,* por donde se introducen las trompas de Falopio.
A continuación se encuentra el cuerpo, lugar en que se implantará el óvulo fecundado y es de forma aplanada y triangular. Después le sigue el cuello o cérvix, que es una estrechez.
La vagina se inserta en el cérvix formando el fondo de saco vaginal.

5. La respuesta correcta es la A.

Sufre un proceso de hipertrofia.
En cuanto al volumen, el cuerpo del útero sufre un proceso de hipertrofia (aumento del tamaño celular) e hiperplasia (aumento del número de células).

	Útero nuligente	*Útero grávido*
Longitud:	de 6 a 8 cm	36 cm
Peso:	de 40 a 50 g	1.000 g
Contenido en ml:	de 3 a 5 ml	de 4.000 a 5.000 ml

6. La respuesta correcta es la D.

Todas son correctas.
Las modificaciones más notables que la gestación va a modificar son:

- *Pigmentaciones:* la piel se hiperpigmenta frecuentemente, como resultado de la acción de la hormona estimulante del melanocito, en puntos muy concretos: cara (cloasma gravídico), areola mamaria, pezones, línea media infraumbilical (línea alba) y genitales externos.
- *Glándulas sebáceas y sudoríparas:* aumentan su actividad durante el embarazo.

7. La respuesta correcta es la C.

A y B son ciertas.
La emesis es fisiológica; la hiperemesis es la patológica cuando las náuseas y los vómitos se prolongan en el tiempo o son muy continuos.
La mujer se puede deshidratar y desnutrir.

8. La respuesta correcta es la A.

Las articulaciones se hacen más móviles por la acción hormonal.
De las articulaciones, una de las más móviles es la pelvis. Los ligamentos se tienen que relajar para aumentar la capacidad del canal del parto y se produce deslizamiento del centro de gravedad y aumento de lordosis lumbar.

9. La respuesta correcta es la D.

Todas son correctas. El período postparto dura las primeras 24 h. El puerperio clínico dura entre 2 y 7 días. El puerperio tardío o biológico dura de 8 días a 6 semanas. Por tanto, todas son etapa puerperal.

10. La respuesta correcta es la C.

Se denomina involución.
La involución uterina se consigue por:
- Interrupción del aporte hormonal de las gonadotropinas coriónicas, gestágenos y estrógenos.
- Contracción uterina que favorece el acortamiento de las fibras musculares.

11. La respuesta correcta es la C.

El mal olor se debe a infección habitualmente.
Son secreción del endometrio, tienen un olor soso y, cuando se infectan, tienen un olor fétido.
En su evolución presentan un color inicialmente rojo brillante, luego rojo oscuro (agua de lavar carne), por último, blanquecino y después desaparecen.

12. La respuesta correcta es la D.

Todas son correctas.
El *calostro* tiene 2,2 proteínas y la leche materna, 1,2. En cuanto a grasas e hidratos de carbono, el calostro tiene 6,4 y la leche materna, 7,2.

13. La respuesta correcta es la A.

La embarazada presentará ptialismo e hipersialorrea.
La embarazada suele presentar hipersecreción salival. A veces, presentan anorexia y, en otras ocasiones, bulimia o ninguna de las dos situaciones.
Suelen presentar pirosis debida a la relajación del cardias con regurgitación, por tanto, del jugo gástrico.
La vesícula biliar se muestra perezosa y pueden aparecer cólicos o estreñimiento.

14. La respuesta correcta es la D.

Todas son correctas.
La mucosa vaginal reacciona al estímulo de los estrógenos (hormona placentaria), cargando sus células de glucógeno y sirviendo de cultivo a los bacilos de Doderlein, que producen ácido láctico; en una situación de acidez, hay asepsia en la vagina.

15. La respuesta correcta es la D.

Todas son falsas.
La embarazada presenta una hemodilución fisiológica por debajo de un valor de 11 de Hb, es decir, anemia fisiológica.
Presenta también un aumento importante de leucocitos, habitualmente 9.000/10.000. En el momento del parto se han documentado hasta 25.000. Por ello, ante una posible infección se necesitan más datos discriminatorios (exploración, otros datos analíticos, etc.). También es frecuente hipercoagulabilidad, aumento de fibrinógeno y ligera plaquetopenia.

16. La respuesta correcta es la D.

Todas son correctas.
Suele haber reflujo por presión del útero y relajación de las fibras (músculo liso) por la progesterona. Ello va a propiciar cierta estasis urinaria que condicionará la dilatación de la vejiga y los uréteres y por presión retrógrada puede propiciar una alteración renal.
También son frecuentes las infecciones porque no debemos olvidar la premisa: «orina retenida es orina infectada».

17. La respuesta correcta es la A.

Se trata de hiperémesis gravídica.
La hiperemesis gravídica es patológica. La fisiológica es la emesis gravídica. En la hiperemesis es tan importante la pérdida de líquidos, electrólitos y nutrientes que puede posicionar a la mujer en un plano complicado.
La lordosis es fisiológica por la presión del útero. Igualmente, la glucosuria es normal por una disminución de la reabsorción tubular de la glucosa sin que este hecho implique un aumento de la glucosa en el torrente sanguíneo.
Y, por último, la marcha vasculante es para compensar el aumento de abdomen.

18. La respuesta correcta es la D.

Todas son correctas.
La interrupción de la gonadotropina coriónica, los gestágenos y los estrógenos propicia el retroceso del útero.
A este fenómeno ayuda la contracción uterina, pues favorece el acortamiento de las fibras musculares.
Para conseguir, junto con todo lo anterior, el regreso del útero a su posición inicial, tienen que desaparecer fibras, lo cual se va a conseguir con la isquemia que se produce tras el parto en este territorio.

19. La respuesta correcta es la A.

Se trata de pérdida hemática.
La pérdida hemática es un parámetro importante que hay que vigilar.
Se controla lo que se denomina «globo de seguridad», que es el globo uterino, ya que desde la salida de la placenta el útero queda contraído persistentemente y forma la mencionada bola.
Hay que controlar la eliminación (diuresis), pero *habitualmente*_la mujer no suele presentar retención urinaria y, por tanto, globo vesical.

20. La respuesta correcta es la D.

Todas son correctas.
Los conocidos coloquialmente como «entuertos» son contracciones bruscas, rítmicas y espontáneas; son muy frecuentes en multíparas, en gestaciones múltiples o con retención de coágulos.

Suelen acontecer tras partos de corta duración y la contracción ayuda al retorno de la fibra muscular a su tamaño original y, por tanto, se propicia la involución del útero.

21. La respuesta correcta es la A.

Se trata de prolactina y oxitocina.
La prolactina es una hormona secretada por la hipófisis anterior, relacionada con la producción de leche, y la succión es el estímulo más fuerte para su secreción. Comienza a secretarse durante el embarazo, pero no se produce la salida de la leche porque se encuentra inhibida su acción por hormonas placentarias (estrógenos y progesterona).
En el momento del parto y tras producirse un descenso brusco de estas hormonas placentarias, si los niveles de prolactina se ven reforzados por el reflejo de succión que estimula directamente la hipófisis, la secreción láctea estará asegurada.
La oxitocina es una hormona secretada por la hipófisis posterior que actúa contrayendo las células mioepiteliales de la mama y, por tanto, favorece la salida de la leche. Esta hormona también tiene un efecto sobre la musculatura uterina, que produce su contracción, por lo que su secreción favorece la involución uterina después del parto (éste es uno de los efectos beneficiosos de la lactancia respecto a la mujer).

22. La respuesta correcta es la C.

A y B son ciertas.
La succión origina liberaciones de oxitocina que favorecen la eyección de la leche.
La oxitocina es una hormona secretada por la hipófisis posterior que actúa contrayendo las células mioepiteliales de la mama y, por tanto, favorece la salida de la leche. Esta hormona también tiene un efecto sobre la musculatura uterina, que produce la su contracción, por lo que su secreción favorece la involución uterina después del parto (éste es uno de los efectos beneficiosos de la lactancia respecto a la mujer).

23. La respuesta correcta es la A.

Respecto a la lactación materna, hay que lavar siempre las mamas antes de la toma.
La higiene excesiva de las mamas elimina el Ph ácido y esto propicia que se pueda contaminar con microorganismos, es decir, infección o mastitis.
Se recomienda higiene normal de acuerdo con el ritmo de vida de la paciente.
No se deben utilizar productos farmacológicos o con sustancias que en el contacto con la boca del niño pueda propiciarle alergias o intolerancias.

24. La respuesta correcta es la A.

Para disminuir la pirosis en las embarazadas, no se encuentra tomar alimentos ácidos, como patatas, pan, etc.
Los plátanos, patatas cocidas, leche y pan son alcalinos; por tanto, en cantidades razonables no están restringidos.
Sin embargo, para evitar la pirosis, se recomienda aumentar el número de tomas y que éstas sean de pequeña cantidad, no tumbarse después de comer porque se alinea esófago y estómago y ello propiciaría el reflujo y, por tanto, la pirosis (dolor). Si se tienen que tumbar, siempre debe ser con el cabecero levantado.
Por último, hay que evitar grasas, fritos, ácidos, exceso de proteínas, embutidos, estimulantes y tabaco.
Pueden utilizar antiácidos según indicación médica.

25. La respuesta correcta es la B.

A todas las embarazadas hay que darles una sobrecarga de 100 g de glucosa.
El test de O'Sullivan (valoración de la glucosa plasmática 1 h después de ingerir 50 g de glucosa) se realiza por protocolo a todas las embarazadas, salvo lógicamente las ya tipificadas como diabéticas. El test de O´Sullivan es una prueba de detección sistemática.
Si es superior a 140 mg/dl, es positivo. Se realiza sobrecarga oral de glucosa (75-100 g de glucosa) para confirmar el diagnóstico.

Área temática 11

Enfermería geriátrica

Tema 41

Valoración y cuidados de enfermería en el anciano. Principales cambios en el proceso de envejecimiento: fisiológicos, psicológicos y sociales

1. Si hablamos de demografía, nos estamos refiriendo al estudio de:

A. Edad, sexo y extracto social de la población.
B. Tamaño, distribución geográfica, composición de la población, variaciones en ésta y sus causas.
C. Límites provinciales sanitarios.
D. Simulaciones del tipo de población.

2. Entendemos por envejecimiento de la población:

A. El aumento de la proporción de personas de edad avanzada respecto al total de esa población.
B. El aumento de la proporción de personas mayores de 65 años respecto al total de esa población.
C. El aumento de la proporción de personas mayores de 75 años respecto al total de esa población.
D. El aumento de la proporción de personas mayores de 95 años respecto al total de esa población.

3. Dos de las principales causas del envejecimiento son:

A. Períodos de paz y utilización de modernas técnicas quirúrgicas.
B. Mayor atención familiar y social a las personas mayores.
C. Disminución de la natalidad y de la morbimortalidad.
D. Todas son falsas.

4. El modelo asistencial en enfermería geriátrica se caracteriza por:

A. Ser integral y universal.
B. Ser interdisciplinario y flexible.
C. Ser coordinado y científico.
D. Todas son verdaderas.

5. Virginia Henderson consideró que cada persona era un ser humano único y complejo que tenía...:

A. 19 Necesidades básicas.
B. 14 Necesidades básicas.
C. 32 Necesidades básicas.
D. 7 Necesidades básicas.

6. El proceso de atención de enfermería consta de varias etapas. Señale la respuesta correcta:

A. Indagación, pronóstico, planificación, ejecución y evaluación.
B. Valoración, pronóstico, planificación, ejecución y evaluación.
C. Valoración, diagnóstico, planificación, discusión y evaluación.
D. Valoración, diagnóstico, planificación, ejecución y evaluación.

7. En la elaboración de los diagnósticos de enfermería, utilizamos el formato PES:

A. Problema, etiología y características definitorias.
B. Problema, epistemología y características definitorias.
C. Palabra, expresión y significado.
D. Problema, expresión de éste y significado.

8. Entre los instrumentos habituales de medida en geriatría encontramos... Señale la respuesta correcta:

A. Escalas multifactoriales.
B. Tests cognitivos.
C. Escalas funcionales.
D. B y C son ciertas.

9. Por síndrome de inmovilismo entendemos:

A. Descenso de la capacidad para desempeñar las actividades de la vida diaria por deterioro de las funciones motoras.
B. Descenso de la capacidad para desempeñar las actividades de la vida diaria por deterioro de las funciones cognitivas.
C. A y B son falsas.
D. Estado de postración producido tras una infección sistémica grave.

10. Entre los tipos de incontinencia urinaria (IU) encontramos... Señale la respuesta correcta:

A. IU típica e IU atípica.
B. IU aguda e IU persistente.
C. IU por esfuerzo e IU por defecto.
D. Todas son falsas.

11. Los tipos de úlceras fundamentales son... Señale la respuesta correcta:

A. Vasculares, por presión y otros.
B. Por presión, intrasacras y otros.
C. Vasculares, intrasacras y otros.
D. Todas son falsas.

12. Entre los factores de riesgo en el ACV, cabe destacar:

A. Dislipemias.
B. Tabaquismo.
C. Diabetes mellitus.
D. Todas son ciertas.

13. La agnosia es:

A. Falta de recuerdo.
B. Incapacidad para el reconocimiento de objetos.
C. Falta de coordinación en el habla.
D. Trastorno del lenguaje que tiene como características esenciales aparecer como una lesión del SNC y en un momento en que el lenguaje existía en el individuo que padeció la afección cerebral.

14. Las sibilancias... Señale la respuesta incorrecta:

A. Se pueden oír en todos los campos pulmonares.
B. Una de sus causas son las vías aéreas estrechadas.
C. Tienen como característica un ruido crujiente.
D. Tienen como característica un ruido de tipo silbido.

15. Entendemos por clinostatismo... Señale la respuesta correcta:

A. Estar acostado.
B. Estar de pie.
C. Estar sentado.
D. Todas son falsas.

16. Respecto a las unidades de media estancia, diremos... Señale la respuesta incorrecta:

A. No es imprescindible, aunque es recomendable, su ubicación en la propia estructura hospitalaria.
B. Su filosofía se sintetiza en «una razonable recuperación en un razonable espacio de tiempo».
C. Los pacientes sólo procederán del Servicio de Geriatría.
D. La estancia media oscila entre los 25 y los 30 días.

17. El síndrome postcaída se presenta con frecuencia... Señale la respuesta correcta:

A. Tras sufrir vértigos de origen cervical.
B. Tras sufrir una caída, sobre todo, si se ha producido un desenlace traumático.
C. A y B son falsas.
D. Tras sufrir una bajada de tensión.

18. Las úlceras cutáneas de etiología arterial... Señale la respuesta incorrecta:

A. Son muy dolorosas.
B. Los pulsos son débiles o están ausentes.
C. Presentan bordes indefinidos, con tejido blanquecino.
D. Se pueden localizar, entre otros sitios, entre los dedos de los pies o en la punta de éstos.

19. Siguiendo una psicotipología de la senectud, entre los ancianos adaptados encontramos... Señale la respuesta correcta:

A. Los caseros.
B. Los blindados o rígidos.
C. A y B son ciertas.
D. A y B son falsas.

20. Las condiciones que deben considerarse para implementar una dieta geriátrica son:

A. Modificaciones fisiológicas generales.
B. Condiciones del aparato digestivo.
C. Estado nutricional.
D. Todas son correctas.

21. ¿Cuál es el objeto de la Ley de Dependencia?

A. Reconocer el derecho a la promoción de la autonomía personal y atención a las personas en situación de dependencia.
B. Reconocer un nuevo derecho universal, subjetivo y perfecto de la ciudadanía en España.
C. A y B son correctas.
D. A y B son incorrectas.

22. ¿Qué entendemos por presbiopía?

A. Incapacidad progresiva para enfocar nítidamente la visión de cerca.
B. Incapacidad progresiva para enfocar nítidamente la visión de lejos.
C. Dificultad en la visión en lugares obscuros.
D. Dificultad para distinguir los colores.

23. La memoria primaria también es conocida como:

A. Memoria a corto plazo.
B. Memoria a largo plazo.
C. A y B son ciertas.
D. A y B son falsas.

24. ¿Cuándo se aplican los cuidados de prevención terciaria?

A. Cuando el problema está instaurado.
B. Cuando el problema está en período de resolución.
C. Cuando el problema tiende a cronificarse.
D. Todas son ciertas.

25. En el anciano está disminuida la sensación de sed por:

A. Hiperactividad del centro de la sed.
B. Hipofunción del centro de la sed en el hipotálamo.
C. Toma de medicamentos.
D. No está disminuida.

1. La respuesta correcta es la B.

Definimos la demografía como la ciencia que estudia el tamaño, la distribución geográfica y la composición de la población, sus variaciones y las causas que producen esas variaciones y los hechos vitales son su objeto fundamental de estudio –la fecundidad, la mortalidad, las migraciones y la movilidad social–.

2. La respuesta correcta es la A.

La edad de las poblaciones es un dato muy significativo ya que limita e influye en la participación de la población en la mayoría de los sucesos vitales, desde la producción, la actividad económica y otros muchos más. Entendemos por envejecimiento de la población el aumento de la proporción de personas de edad avanzada respecto al total de esa población.
El estudio de la edad y el sexo nos ofrece la estructura poblacional en un momento determinado y su representación gráfica se denomina pirámide poblacional –las poblaciones cuya pirámide tiene una base estrecha y un ensanchamiento en la cúspide representan una población vieja, con baja natalidad y mortalidad–.

3. La respuesta correcta es la C.

Entre las principales causas del envejecimiento encontramos la *disminución de la natalidad* (a causa de dificultades económicas, matrimonios tardíos, cambio de patrones familiares, etc.), también aparece la *disminución de la morbimortalidad,* sobre todo porque la mejora de las condiciones sociosanitarias en los países desarrollados ha propiciado un gran aumento de la expectativa de vida y, por último, nos encontramos con las migraciones, como fenómeno condicionante del envejecimiento de la población; por un lado, los jóvenes abandonan las zonas rurales para integrarse en zonas urbanas e industrializadas y, por el otro, está la llamada «geriatrización» de las zonas costeras, donde se desplazan ancianos, incluso de procedencia extranjera, en busca de climas más favorables.

4. La respuesta correcta es la D.

La asistencia geriátrica moderna se entiende como aquella que integra los servicios sanitarios, sociales, de ocio y de tiempo libre, con objeto de evitar los efectos perniciosos del envejecimiento. Para llevar a cabo estos objetivos, se propone un modelo asistencial que pretende mantener al anciano en las mejores condiciones posibles para un adecuado desarrollo de las actividades de su vida diaria.

El modelo es *integral* –observa al individuo como ser biopsicosocial–, *universal* –conocido por todos los profesionales–, *interdisciplinario, flexible* –con constantes procesos de evaluación–, *coordinado* –el modelo ha de utilizar todos los recursos disponibles en la comunidad, por lo que es imprescindible una correcta comunicación entre los distintos niveles de asistencia– y *científico* –debe utilizar el método científico para gozar de aceptación por parte de la comunidad científica en general–.

5. La respuesta correcta es la B.

Virginia Henderson consideraba a cada persona como un ser humano único y complejo, con componentes biológicos, psicológicos, socioculturales y espirituales, que tiene 14 necesidades básicas que tiene que satisfacer para mantener su integridad tanto física como psicológica. Igualmente, consideraba que todas las personas tienen determinadas capacidades y recursos, tanto reales como potenciales para cubrir dichas necesidades, que son: respirar, alimentarse e hidratarse, eliminar, moverse y conservar una buena postura, dormir y reposar, vestirse y desnudarse, mantener la temperatura normal en los límites normales, estar limpio y mantener sus tegumentos, evitar peligros, comunicarse con sus semejantes, actuar de acuerdo con sus creencias y valores, preocuparse por ser útil y autorrealizarse, recrearse y aprender.

6. La respuesta correcta es la D.

El proceso de atención de enfermería (PAE) es un método organizado, por el cual los miembros del equipo de enfermería organizan, gestionan y ejecutan los cuidados. Consta de cinco etapas: *valoración* –se recoge la información–, *diagnóstico de enfermería* –identificación de los problemas de salud del individuo–, *planificación* –fijamos prioridades, formulamos objetivos y determinamos actividades–, *ejecución* –ésta es la fase práctica del plan de cuidados– y *evaluación* –analizamos el cumplimento de objetivos–.

7. La respuesta correcta es la A.

En la elaboración de los diagnósticos de enfermería utilizamos el formato PES: *problema* (identificación de éste), *etiología* (causas del problema) y *características definitorias* (signos y síntomas que nos indican que existe el problema).

8. La respuesta correcta es la D.

En enfermería geriátrica resulta muy útil el uso de escalas de valoración ya que nos permiten cuantificar, de la forma más objetiva posible, ciertas capacidades. Existen muchos tipos de escales, tests e índices. Entre los más usados tenemos las *escalas funcionales* que evalúan la capacidad para enfrentarse a las actividades de la vida cotidiana –escala de la Cruz Roja, índice de Katz, índice de Bathel, índice de Lawton, etc.–, y los *tests cognitivos,* que cuantifican el deterioro cognitivo del anciano –Mini mental state examination, escala de incapacidad física de la Cruz Roja, etc.–.

9. La respuesta correcta es la A.

El síndrome de inmovilismo se asocia con un descenso de la capacidad para desempeñar las actividades de la vida cotidiana por deterioro de las funciones motoras. Hay que destacar la elevada mortalidad del denominado «inmovilismo agudo», que consiste en el aumento súbito –por diferentes causas– de la inmovilidad, al colocar al paciente en una situación de encamamiento o de sillón-cama.

10. La respuesta correcta es la B.

La incontinencia urinaria (IU) es una enfermedad que abarca desde pequeñas pérdidas involuntarias de orina hasta la pérdida continuada de ésta, con incontinencia fecal asociada.
Clasificamos las IU en *agudas* –de inicio brusco, producidas por una enfermedad aguda o causa yatrogénica, que suele remitir tras la enfermedad–, y *persistentes* –que no están relacionadas con un problema agudo y duran más de 3 semanas–.

11. La respuesta correcta es la A.

Entendemos por úlcera cutánea la solución de continuidad con pérdida de sustancia de cualquier superficie epitelial del organismo, caracterizada por su nula o escasa tendencia a la cicatrización. Los tipos de úlceras fundamentales son: *vasculares* –originadas en trastornos de la circulación periférica–, *por presión* –a causa de una compresión prolongada sobre los tejidos– y *otros* (neutrófilas, yatrogénicas, etc.).

12. La respuesta correcta es la D.

El accidente cerebrovascular (ACV) o ictus consiste en la detención súbita del flujo cerebral hacia una zona determinada del cerebro. Existen varias clasificaciones de los ACV aunque la más conocida es la siguiente: *accidente isquémico transitorio* (AIT), émbolos blandos que se fragmentan, pasan a través de las arterias pequeñas y producen deterioros neurológicos transitorios; *accidente cerebrovascular agudo* (ACVA), que suele ser el resultado de la formación de un coágulo en una arteria que irriga parte del cerebro, y *accidente cerebrovascular hemorrágico,* que se suele observar tras la rotura de una arteria ateroesclerótica o de un aneurisma.
Entre los factores de riesgo más importantes se encuentran la HTA, las dislipemias, el tabaquismo, la diabetes mellitus y la edad.

13. La respuesta correcta es la B.

La *agnosia* es la incapacidad para el reconocimiento de objetos ofrecidos a la percepción, es decir, la incapacidad de trasformar sensaciones simples en percepciones propiamente dichas. Existen diversas formas de agnosia según el sentido afectado: visual, olfativa, gustativa, auditiva y táctil.

14. La respuesta correcta es la C.

Las sibilancias se pueden oír en todos los campos pulmonares y tienen su origen en unas vías aéreas estrechadas, en broncoespasmos por asma, etc. Su ruido característico es un sonido silbante y chillón más llamativo cuando se exhala el aire.

15. La respuesta correcta es la A.

El clinostatismo es la posición acostada. Del griego *kliné* (lecho) y de *statein* (mantenerse).

16. La respuesta correcta es la C.

Respecto a la *unidad de media estancia* (UME), afirmar que no es imprescindible, aunque aconsejable, su localización en la propia estructura hospitalaria y, en cualquier caso, teniendo siempre relación con ésta. Su filosofía se sintetiza en la frase «una razonable recuperación en un razonable espacio de tiempo», con criterios de admisión rigurosos para evitar estancamientos y favorecer al máximo las recuperaciones funcionales que son su objetivo. La procedencia de sus pacientes abarca casi todas las unidades hospitalarias y la estancia media oscila entre 25 y 30 días.

17. La respuesta correcta es la B.

Tras sufrir una primera caída, se presenta con frecuencia el denominado «síndrome postcaída». Cuando el anciano se cae, sobre todo si se ha producido un desenlace traumático, quedan ciertas secuelas psíquicas que pueden ser un importante condicionante en la posterior calidad de vida de éste.

18. La respuesta correcta es la C.

Las úlceras cutáneas de etiología arterial presentan piel pálida en la pierna, brillante y seca, con descenso de la temperatura. Si está muy avanzada, aparece un color azulado negruzco y existen cambios tróficos importantes en la piel, así como caída del vello y uñas engrosadas. Son muy dolorosas y se alivian al poner el miembro afectado en declive. Los pulsos son débiles o ausentes. Se pueden localizar entre los dedos de los pies o en la punta de éstos, en el talón, en el maléolo externo, etc. Presentan bordes bien definidos, base profunda y pálida, sin hemorragia con tejido negruzco o necrótico.

19. La respuesta correcta es la C.

Son innumerables las tipologías psicológicas que se pueden identificar en un colectivo de ancianos, unos adaptados a la vejez y otros no. Entre los *adaptados* encontramos los maduros, los rígidos o blindados y los caseros, y entre los *inadaptados* están los irritables. Podemos diferenciar también un grupo «mixto» con ancianos introvertidos y ancianos perturbados (respecto a sus relaciones sociales).

20. La respuesta correcta es la D.

La nutrición es de vital importancia en cualquier etapa del ciclo biológico. La nutrición del anciano debe ser elaborada teniendo en cuenta factores individuales, intentando en lo posible respetar sus gustos y preferencias, y no introduciendo cambios bruscos. Las necesidades nutricionales del anciano están afectadas por factores como la menor masa corporal, su metabolismo, la actividad física, por lo que los programas dietéticos deben individualizarse, ser específicos en cada caso.

21. La respuesta correcta es la C.

El objetivo de le Ley de Dependencia es reconocer un nuevo derecho universal, subjetivo y perfecto de la ciudadanía en España, desarrollando el derecho a la promoción de la autonomía personal y atención a las personas en situación de dependencia.

22. La respuesta correcta es la A.

La presbiopía se traduce como «ojos viejos» y es la incapacidad progresiva para enfocar nítidamente la visión de cerca.

23. La respuesta correcta es la A.

Los trastornos en la memoria son los más frecuentes trastornos cognitivos en la edad anciana. El cerebro del anciano almacena mal o desordenadamente los mensajes que recibe y luego, al evocarlos, puede llegar a confundirlos.
La memoria primaria, a corto plazo o inmediata, origina la mayoría de problemas al anciano en su vida cotidiana; sin embargo, la memoria secundaria, a largo plazo, subsiste, incluso aparece hipertrofiada y el anciano vive apoyado en ella.

24. La respuesta correcta es la D.

Dentro de la clasificación de los cuidados, los de *prevención primaria* están basados en la promoción (fomento y protección) de la salud. Los *cuidados de prevención secundaria* se aplican utilizando la detección precoz de enfermedades, necesidades y riesgos potenciales aunque no esté presente el problema. Los *cuidados de prevención terciaria* se aplican cuando el problema está instaurado, en período de resolución, o se encamina hacia la cronicidad o al estado terminal.

25. La respuesta correcta es la B.

En el anciano está disminuida la sensación de sed por hipofunción del centro de la sed en el hipotálamo. Este hecho, unido a otras situaciones, como la disminución de la ingesta líquida en horas previas a acostarse para evitar la excesiva diuresis nocturna, la toma de diuréticos por parte del anciano, etc., produce una disminución de la ingesta líquida que, si no se controla, puede causar problemas de deshidratación importantes.

Valoración y cuidados de enfermería en el enfermo terminal. Principales problemas. Dolor: características. Duelo: tipo y manifestaciones. Apoyo al cuidador principal y a la familia

1. Los cuidados paliativos:

A. Aseguran la vida, pero aceptan la muerte como algo inevitable.
B. Valoran al individuo como un ser biopsicosocial.
C. Proporcionan alivio del dolor y otros síntomas.
D. Todas son correctas.

2. Entre las condiciones requeridas teóricamente para consolidar un tratamiento paliativo *no* encontramos:

A. Que exista soporte familiar.
B. Seguimiento por parte de su médico de cabecera
C. Capacidad práctica y emocional del cuidador principal.
D. Aceptación del paciente.

3. Según criterios científicamente establecidos ¿cuándo se considera una enfermedad en fase terminal?

A. Enfermedad que presenta síntomas múltiples y cambiantes.
B. Enfermedad diagnosticada histológicamente.
C. Enfermedad que no responde al tratamiento específico.
D. Todas son ciertas.

4. Los pacientes terminales se enfrentan a una situación vital para la cual muy pocas personas están preparadas. Esto les provoca una serie de miedos, entre ellos:

A. Miedo a la soledad y a la falta de comunicación.
B. Miedo a la pérdida de identidad.
C. A y B son ciertas.
D. Miedo a no perder el autocontrol.

5. ¿Qué papel desempeña la familia en este proceso de enfermedad terminal?

A. Se mantiene apartada del paciente para dejar que éste viva en paz su enfermedad.
B. Son los receptores únicos de la información y decisiones médicas.
C. Es soporte afectivo y de compañía.
D. Todas son ciertas.

6. Existe una serie de instrumentos básicos en cuidados paliativos, entre los cuales podemos destacar:

A. Control de síntomas, apoyo emocional, cambios en la organización y equipo interdisciplinar.
B. Atención integral, concepción terapéutica caritativa y localización.
C. Enfermo como unidad objeto de atención y concepción terapéutica positiva.
D. Todas las anteriores.

7. Para realizar un buen control de síntomas en un paciente en fase terminal, según la Sociedad Española de Cuidados Paliativos (SECPAL) tendremos que... Señale la opción incorrecta :

A. Evaluar antes de tratar.
B. Tratar síntomas sin tener en cuenta las causas de éstos.
C. Estrategia terapéutica mixta.
D. Monitorización de síntomas.

8. ¿Cuál de las siguientes sería la actitud correcta del personal de enfermería frente al paciente terminal con dolor?

A. No juzgar nunca el dolor que el paciente refiere tener.
B. Movilizar al paciente lo más posible.
C. Analgesia sólo a demanda.
D. Analgesia estrictamente pautada.

9. Señale cuál deberá ser la actuación de enfermería en caso de que la hemoptisis sea masiva y terminal:

A. Fármacos anticoagulantes y transfusiones.
B. Cirugía de rescate y transfusiones.
C. Transfusiones urgentes y compresión.
D. Paños verdes, sedación y presencia física.

10. La morfina:

A. Es un opiáceo fuerte o mayor.
B. Es un opiáceo débil o menor.
C. Se administra por vía subcutánea cada 12 h, como mínimo.
D. Tiene techo terapéutico.

11. ¿Cuáles son los efectos secundarios de los medicamentos narcóticos (derivados del opio)?

A. Náuseas, hipersudoración, trastornos del sueño y polaquiuria.
B. Aturdimiento, sedación, náuseas y sequedad de boca.
C. Estreñimiento, vómitos, delirio y retención urinaria.
D. B y C son correctas.

12. Hay tres fármacos analgésicos para tratar el dolor, que identifican cada peldaño de la escalera analgésica propuesta por la OMS. Elija, entre las respuestas siguientes, dichos fármacos:

A. No opiáceos (aspirina), glucocorticoides y opiáceos potentes (morfina).
B. No opiáceos (aspirina), opiáceos débiles (codeína) y opiáceos potentes (morfina).
C. No opiáceos (aspirina), glucocorticoides y opiáceos débiles (codeína).
D. Glucocorticoides, opiáceos débiles (codeína) y opiáceos potentes (morfina).

13. Señale cuál debe ser la actuación ante los fecalomas en un paciente terminal:

A. Aumentar la ingesta de fibra.
B. Realizar la extracción manual.
C. Dejar actuar los laxantes.
D. Dejar que el paciente lo haga por sí mismo.

14. Una de las siguientes afirmaciones es falsa. Señale cuál de ellas:

A. No hay que permitir la estancia continuada de la familia.
B. La retención urinaria o la impactación fecal pueden causar agitación.
C. Los analgésicos se pondrán a horas fijas, no a demanda.
D. Ante el dolor, hay que lograr que el paciente adopte la posición más adecuada.

15. ¿Cuál de los siguientes factores influyen en las reacciones al dolor?

A. Significado del dolor para el individuo.
B. Valores culturales.
C. El miedo al sufrimiento.
D. Todas son ciertas.

16. La alimentación en los procesos terminales puede estar alterada por:

A. Anorexia.
B. Náuseas y/o vómitos.
C. Dificultades para la deglución.
D. Todas son correctas.

17. En los momentos de tiempo libre de un paciente en fase terminal, como norma general es aconsejable… Señale la opción incorrecta:

A. Los juegos de mesa.
B. Estar solo
C. Algún deporte
D. Las visitas.

18. Son dificultades para la atención domiciliaria:

A. Ansiedad en los familiares.
B. Fallos en los sistemas de atención.
C. Bajo nivel sociocultural.
D. Todas las anteriores.

19. No recomendaríamos para los cuidados de la boca en un paciente en fase terminal:

A. Estimular la salivación masticando chicle o frutas.
B. Utilizar anestésicos locales sobre las úlceras dolorosas antes de las comidas.
C. Utilizar un cepillo duro para eliminar bien los restos alimenticios.
D. Extremar cuidados higiénicos en caso de prótesis dentales.

20. ¿Qué entendemos por *burn-out*?

A. La pérdida de memoria ocasionada por un traumatismo grave.
B. El cansancio profesional, el «quemamiento».
C. Un parámetro de medida en ciencias sociales.
D. Una tormenta de ideas.

21. Entendemos por dolor total:

A. Aquel que no puede controlarse con medicamentos.
B. Es la relación existente entre los problemas y/o síntomas que aparecen en la fase terminal y su repercusión en el paciente.
C. Es el dolor somático que afecta todos los sistemas del individuo.
D. Todas son falas.

22. Entre las características que debe reunir la comunicación como elemento terapéutico en la atención a los pacientes en fase terminal se encuentran:

A. No paternalismo.
B. Facilitar la expresión de sentimientos.
C. A y B son ciertas.
D. Unidireccionalidad.

23. Podemos enfocar la relación con el paciente terminal:

A. Preservando su sensación de utilidad.
B. Dándole la oportunidad para comunicar lo que desee.
C. Forzándole a hablar para que se sienta más cómodo.
D. A y B son correctas.

24. Entre los signos de muerte inminente se encontrarían:

A. Reflejos enervados.
B. Respiraciones rítmicas.
C. Pulso lento.
D. Todas son falsas.

25. En las etapas del proceso de duelo *no* aparece:

A. Shock e incredulidad.
B. Aprehensión de la pérdida, anhelo o languidez.
C. Reevaluación de la pérdida.
D. Restitución y resolución final. Reorganización.

1. La respuesta correcta es la D.

Los cuidados paliativos son cuidados totales, activos y continuos al paciente y a la familia. Atienden las necesidades físicas, psíquicas, sociales y espirituales, se prolongan si fuese necesario al período de duelo, aseguran la vida, pero aceptan la muerte como algo inevitable, proporcionan alivio del dolor y de otros síntomas indeseables, integran aspectos psicológicos y espirituales en los cuidados del paciente y ofrecen un sistema de apoyo a la familia para afrontar la enfermedad y el duelo, asegurando, además, medidas efectivas de organización.

2. La respuesta correcta es la B.

Entre las condiciones teóricas requeridas para la implantación de un tratamiento paliativo se encuentran: la aceptación del enfermo, la existencia de soporte familiar sólido, capacidad práctica y emocional del cuidador principal (peligro de «claudicación emocional familiar»), un nivel de complejidad terapéutica asumible por la familia, *accesibilidad del equipo interdisciplinario, con disponibilidad permanente* y la existencia de unas condiciones básicas en el domicilio.

3. La respuesta correcta es la D.

Podemos considerar una enfermedad en fase terminal aquella enfermedad avanzada, activa y progresiva, con pronóstico de vida limitado; diagnosticada histológicamente; que no responde al tratamiento específico; que presenta síntomas y problemas múltiples y cambiantes, y que además provoca gran impacto emocional en el paciente, su familia y el equipo terapéutico. El pronóstico de vida es inferior a 6 meses.

4. La respuesta correcta es la C.

Entre muchos de los miedos referidos por los pacientes terminales están el miedo a lo desconocido, a la soledad y la incomunicación, a la pérdida de familiares y amigos, a la pérdida del cuerpo, a la pérdida de autocontrol, al dolor, a la pérdida de identidad y a la agonía, como los más significativos.

5. La respuesta correcta es la C.

La familia, como norma general, participa activamente en el cuidado del paciente. Participa también en la elaboración de protocolos de actuación junto al enfermo y el equipo y son soporte afectivo y de compañía.

6. La respuesta correcta es la A.

La comodidad y la calidad de vida de los pacientes terminales se pueden mejorar de manera muy significativa con la aplicación de conocimientos y teorías que guían la nueva orientación que han tomado los cuidados paliativos en la actualidad. Los instrumentos básicos en este proceso son: *control de síntomas* y favorecer la adaptación del enfermo a los cuales no se puedan controlar; *apoyo emocional* y comunicación tanto con el paciente, con su familia y con el equipo interdisciplinario; *cambios en la organización* que faciliten el trabajo del equipo y, por supuesto, un *equipo interdisciplinario* con objetivos y formación encaminados a mayor calidad en la atención.

7. La respuesta correcta es la B.

Los principios por los cuales debemos guiarnos para llevar a cabo un completo control de síntomas en un paciente terminal serían: *evaluar antes de tratar* ya que tenemos que evitar atribuir los síntomas sólo al hecho de tener cáncer. Evaluamos causas y también valoramos la intensidad y el impacto físico y/o emocional; *explicar las causas de los síntomas* en términos que tanto el paciente como la familia puedan entender –ya que asimilamos al enfermo y a la familia como una unidad– y explicaremos también las medidas terapéuticas que hay que aplicar. La *estrategia terapéutica será mixta,* es decir, general por la situación de enfermedad terminal y específica de cada síntoma. No dejaremos de evaluar constantemente los síntomas (aparición de nuevos síntomas, etc.). La *monitorización de los síntomas* se llevará a cabo mediante el uso de instrumentos estandarizados que ayudan a la clarificación de los objetivos y a mejorar los resultados de nuestro trabajo y *atención a los detalles* con el objeto de optimizar el grado de control de los síntomas y minimizar los efectos secundarios.

8. La respuesta correcta es la A.

Existen unos principios generales para el control del dolor en el paciente terminal. El primero y más importante consiste en creer al enfermo, considerando que cuando éste dice que le duele, es cierto que le duele. Diagnosticaremos la causa probable del dolor, informaremos del origen y de los posibles tratamientos indicados sin olvidarnos de los efectos secundarios. Tras la elección del fármaco o los fármacos adecuados –hay que recordar que la potencia del analgésico está determinada por la intensidad del dolor–, procederemos a su administración, a sabiendas de que tanto la dosis como la vía de administración se han de individualizar en cada caso. Nunca usaremos un placebo. Por último, serviremos de soporte psicológico al paciente y a su familia.

9. La respuesta correcta es la D.

En los casos en que se produzca un sangrado masivo y terminal, debemos mantener a la familia alerta e informada. Se procederá a la sedación del paciente y, a la par, se procederá a la contención y recogida del sangrado con paños verdes –que amortiguan el color rojo de la sangre–. Permaneceremos con el paciente hasta el momento de su fallecimiento, y también en ese momento, seremos soporte emocional inmediato de los familiares.

10. La respuesta correcta es la A.

La morfina (tercer escalón de la escalera analgésica de la OMS), el principal alcaloide natural del opio, es el opiáceo mayor de elección. Su uso se rige por los siguientes principios: la vía oral es la de primera elección, se administrará a intervalos regulares y nos anticiparemos a la aparición del dolor, no al requerimiento del paciente. Es el tratamiento indicado en los casos de dolor que no responden bien a la codeína (opiáceo débil, segundo escalón de la escalera analgésica de la OMS). La morfina no produce adicción y no tiene techo terapéutico (a esto contribuye la gravedad y el tipo de dolor, la edad, los componentes psicoafectivos, etc.).

11. La respuesta correcta es la D.

Los derivados del opio en general producen tranquilidad y alivio del dolor en pacientes en fase terminal, pero también producen una serie de reacciones adversas que es necesario conocer para valorar correctamente los síntomas del paciente. En el SNC pueden producir temblores, sedación, disforia, apatía, confusión mental, alucinaciones y delirio. En las vías respiratorias pueden producir depresión respiratoria si existe sobredosis. En el sistema genitourinario, pueden producir retención urinaria. En el sistema gastrointestinal, estreñimiento, náuseas y vómitos, y en el sistema endocrino, secreción inadecuada de ADH.

12. La respuesta correcta es la B.

La Organización Mundial de la Salud (OMS) diseñó un método simple, validado y efectivo para controlar el dolor por cáncer: la denominada escalera analgésica.
El primer peldaño se encarga de los tratamientos para dolores leves y moderados, y los medicamentos de elección son el ácido acetilsalicílico y los AINE.
Cuando el dolor no cede, debemos añadir un medicamento del siguiente escalón, en el cual se encuentran los opiáceos débiles (codeína, dihidrocodeína, etc.). Si el dolor es persistente o de moderada a gran intensidad, debe tratarse con un opioide de los denominados fuertes o mayores, de los cuales la morfina es el de elección.

13. La respuesta correcta es la B.

El estreñimiento se engloba dentro de los síntomas más frecuentes a valorar en el paciente en fase terminal. En este sentido, la actuación del personal de enfermería estará encaminada a conseguir que el paciente realice una deposición cada 1-3 días. Para ello se estimulará la ingesta líquida, si es posible, se revisará el tratamiento farmacológico, se administrarán laxantes de forma regular y, en caso de fecalomas, se extraerán de forma manual. Para dicha extracción, puede ser necesaria la administración previa de un sedante dado que es un procedimiento doloroso. Se utilizará también lubricante anestésico local, se vaciará en la ampolla rectal antes de introducir el dedo índice para romper la masa fecal. Si el fecaloma fuese muy grande, se hará la extracción en varias veces.

14. La respuesta correcta es la A.

En el ámbito de la atención integral a los pacientes en fase terminal, uno de los núcleos fundamentales de apoyo al enfermo es la familia, que adquiere una relevancia especial en la atención domiciliaria. Colaboran con el resto del equipo multidisciplinario para mejorar la calidad de vida de los pacientes en esta etapa de sus vidas, por lo que su presencia es requerida y bienvenida en todo momento.

15. La respuesta correcta es la D.

Según Melzak, el dolor tiene tres dimensiones secuenciales, a saber: *dimensión sensorial/discriminativa* (que es nuestra personal percepción del dolor), *dimensión motivacional/afectiva* (que es la ansiedad que presentamos ante el dolor) y *dimensión cognitivo/evaluativa* (que la interpretación que le damos al dolor, la valoración que hacemos de él).

16. La respuesta correcta es la D.

La alimentación es una necesidad fisiológica que puede estar alterada de manera multifactorial, ya sea por modificaciones de la mucosa oral, dificultades para la deglución, anorexia, náuseas y vómitos, etc. Todos estos problemas están ocasionados, a su vez, por causas múltiples y variables; por ello, la dificultad de encontrar una solución que satisfaga las necesidades del paciente. De manera general, se comentan con el paciente y la familia aspectos relacionados con las comidas, se los adecua a los gustos previos del paciente (las dietas blandas o semiblandas son mejor toleradas). Se flexibiliza y se fracciona el horario según deseo del enfermo, se modifica la presentación de la dieta (pequeñas cantidades, con colores, olores y aspecto agradables para el paciente) e, incluso, se puede recurrir a algún tipo de suplemento dietético si es mejor tolerado. En otro sentido, se tiene un especial cuidado en la higiene bucal para prevenir infecciones y, además, se plantea la existencia de lugares donde la familia y el paciente puedan comer juntos (si nos encontramos en el ámbito hospitalario).

17. La respuesta correcta es la B.

Las visitas, el paseo, los juegos de mesa, la televisión, algún deporte, la lectura, trabajos domésticos, etc. son actividades que pueden y deben realizar los pacientes terminales –teniendo en cuenta su situación, sus deseos y hábitos previos, por supuesto–.

En estos pacientes se suele presentar una situación contradictoria ya que , por una parte, quizá no tengan mucho que hacer a lo largo del día y, por la otra, tienen la sensación de que el tiempo se les pasa «en un vuelo» y con él, la oportunidad de hacer algo importante en sus vidas. Por ese motivo, parte del trabajo del equipo y la familia consiste en ayudarles a revisar asuntos pendientes que quieran resolver y ayudarles a llevar a cabo esas empresas mientras les queden energías.

18. La respuesta correcta es la D.

La necesidad dentro del sistema de salud de buscar alternativas a la hospitalización tradicional , que permitan al paciente recibir los mismos cuidados tanto en calidad como en cantidad, ofreciéndole así mejor calidad de vida, tiene como resultado la presentación de programas de atención domiciliaria. Este tipo de atención tiene la ventaja para el paciente de mayor comodidad, del apoyo de toda la familia y de la oportunidad de finalizar tareas. Para la familia representa menos alteración de su ritmo de vida, menor coste económico de la enfermedad y un sentimiento de «utilidad» al colaborar con los cuidados y, finalmente, para el hospital representa una mejor utilización de los recursos y un aumento del índice de rotación cama/paciente. En contrapartida, existe una serie de dificultades que se pueden resumir en: problemas de acceso a la asistencia médica y de enfermería, problemas de acceso a la medicación, ansiedad en los familiares, fallos en el sistema de atención, bajo nivel sociocultural y falta de información sobre cuidados a pacientes terminales.

19. La respuesta correcta es la C.

El bienestar y la satisfacción que produce el comer dependen, en parte, de la higiene y el estado de la boca. Los objetivos de los cuidados de la boca en este tipo de pacientes están determinados por prevenir y controlar el dolor, mantener la mucosa y los labios húmedos, limpios e intactos y prevenir las posibles infecciones, eliminar la placa bacteriana para evitar la halitosis y otras molestias innecesarias que podrían llevar hasta el aislamiento social. Para ello, se ofrece una serie de recomendaciones a estos pacientes y sus familias, entre las cuales aparecen: utilizar un cepillo infantil suave para dientes y lengua, estimular la salivación masticando chicle o frutas ácidas, enjuagar después de las comidas con antiséptico, mantener la humedad (hielo machacado o manzanilla con limón con frecuencia), utilizar anestésicos locales sobre las úlceras dolorosas antes de las comidas, prevenir y tratar la infección por hongos (yogur natural), extremar cuidados higiénicos en caso de prótesis dentales y en caso de boca séptica o neoplasia oral, se puede utilizar povidona yodada para gargarismos.

20. La respuesta correcta es la B.

Según Maslach y Jackson, el *burn-out* es «una respuesta inadecuada a un estrés emocional crónico cuyos rasgos principales son: agotamiento físico y/o psicológico, una actitud fría y despersonalizada en la relación hacia los demás y un sentimiento de inadecuación a las tareas que ha de realizar el individuo».

21. La respuesta correcta es la B.

Los problemas y/o síntomas que aparecen en el enfermo en fase terminal tienen componentes físicos, emocionales, sociales y espirituales que deben ser identificados cuanto antes. Cicely Saunders (pionera en cuidados paliativos) describió la relación entre todos ellos y su repercusión en lo que ella denominó dolor total.

22. La respuesta correcta es la C.

El proceso de comunicación es una especie de sinfonía de difícil ejecución, en la cual los primeros compases son cruciales ya que articulan la relación con el paciente. Este proceso tiene que ser interactivo y bidireccional, debe favorecer una relación beneficiosa y no paternalista en que se tenga en cuenta la opinión del paciente. Debemos facilitar un clima adecuado para favorecer la expresión de los sentimientos, debemos ser asequibles y estar disponibles, además de utilizar un mismo código para facilitar la comprensión. Hay que preguntar siempre y escuchar mucho, nunca presuponer y, por descontado, dejar los canales de comunicación abiertos.

23. La respuesta correcta es la D.

Lo primero que tenemos que conseguir a la hora de enfocar nuestra relación con un paciente terminal consiste en que *se sienta lo más cómodo posible* –preservando su sensación de utilidad, no forzándole a hablar si no quiere hacerlo, dándole la oportunidad para comunicar lo que desea, reconociendo su necesidad de controlar el miedo, no destruyendo sus defensas– y, además, *tenemos que aprender a aceptar la ira del paciente,* no reaccionando de forma que se acreciente su sensación de soledad o que le haga sentirse humillado o culpable por tener ese tipo de sentimientos. Podemos *ofrecernos como interlocutores voluntarios,* no rehuyéndole y haciéndole saber que comprendemos lo dificultoso de su situación, *no abandonarle* ahogando sus esperanzas, y, por último, *respetar la individualidad* de cada paciente y proteger su derecho a morir con dignidad.

24. La respuesta correcta es la D.

En la situación de muerte inminente, los reflejos del paciente van desapareciendo de forma gradual hasta el punto de no poder moverse. La respiración es cada vez más dificultosa. La piel adquiere una tonalidad azulada y está fría y pegajosa al tacto. El pulso se acelera y se debilita. Las pupilas se dilatan y permanecen fijas. En algunos casos observamos hipotensión arterial, fiebre y taquipnea.

25. La respuesta correcta es la C.

El duelo es la reacción psicológica ante la pérdida, es el dolor emocional que se produce tras haber perdido algo o a alguien importante en nuestra vida. Habitualmente hablamos de pena o aflicción.

En la clínica, se entiende el duelo como un proceso normal, como una limitación temporal cuya evolución progresa hacia la superación en prácticamente todos los casos. El proceso de duelo se describe bien en «etapas» (Sanders), bien por tareas sucesivas que la persona debe asumir (Worden). Resumiendo, las etapas de un proceso normal de duelo serían: *shock* (desconcierto, embotamiento y sensación de irrealidad); *aprehensión de la pérdida y anhelo* (búsqueda de la pérdida, gran pena y ansiedad, rabia, inseguridad, baja autoestima, ataques de pánico y sensación de nuevas desgracias. Todos los apetitos están disminuidos. La duración suele ser de unas 3 semanas); *desorganización y desesperación* (sentimientos encontrados, apatía, desesperación, aislamiento, ausencia de visión de futuro, se avanza y se retrocede de forma brusca, y suele tener una duración de 2-4 meses), y, por último, *reorganización y recuperación* (se comienza a mirar hacia el futuro, se recuperan algunos apetitos y la mayoría de las personas reconocen su propia recuperación a lo largo del segundo año).

Área temática 12

Enfermería psicosocial y de salud mental

Tema 43

Desarrollo de la conducta humana: etapas del desarrollo. Tipos de personalidad. Factores socioculturales: su incidencia en la salud. Valoración de enfermería del comportamiento humano y su aplicación en los cuidados de enfermería

1. Entre los factores que influyen en el proceso de desarrollo y maduración del ser humano encontramos:

A. Factores de carácter fisiológico.
B. Factores de carácter psicológico.
C. Factores de carácter medioambiental.
D. Todas son correctas.

2. Respecto al desarrollo cognoscitivo, según Piaget, el niño hasta los 6 o 7 años pasa por alguno de los siguientes períodos de desarrollo de la inteligencia:

A. Período de inteligencia sensomotora.
B. Período de inteligencia simbiótica.
C. Período de inteligencia inconcreta.
D. A y C son correctas.

3. Entre los aspectos fundamentales de la etapa de madurez podemos destacar:

A. No percibir la realidad tal y como es, adolecer de falta de objetividad.
B. Desempeñar un trabajo.
C. Tener la experiencia de la maternidad y/o la paternidad.
D. B y C son correctas.

4. Los ancianos que han tenido una etapa adulta inmadura:

A. Se adaptan con facilidad a sus nuevas condiciones de vida.
B. Manifiestan una marcada tendencia a la desconfianza.
C. Reaccionan de manera amable con sus familiares y su entorno social.
D. Observan cómo se diluyen los rasgos que distinguieron su carácter en la etapa de adultos.

5. Si hablamos de personalidad, *no* podemos afirmar que:

A. Engloba todo el comportamiento de un individuo.
B. Es inferida a partir de la observación de la conducta.
C. Implica juicio de valor acerca de las capacidades u otros aspectos de la persona caracterizada.
D. Hace referencia a características que son relativamente estables en el individuo.

6. Freud organizó su teoría basándose en la diferenciación entre:

A. Consciente, preconsciente e inconsciente.
B. Consciente, preconsciente y subconsciente.
C. Consciente, preconsciente y preinconsciente.
D. Todas son falsas.

7. El hábito:

A. Es una pauta de comportamiento recurrente y estructurado.
B. Es el modo usual que tiene una persona de responder a diferentes situaciones.
C. Está estrechamente ligado a nuestro estilo de vida.
D. Todas son ciertas.

8. Las conductas de salud deben su inestabilidad a:

A. Inespecificidad situacional.
B. Diferencias individuales.
C. Regresión de la personalidad.
D. Todas son falsas.

9. Propositiva, fuerte y persistente, y periódica son características propias de:

A. La personalidad.
B. La conducta.
C. La motivación.
D. Todas son verdaderas.

10. Según el modelo de Maslow para las necesidades humanas, éstas se dividen en:

A. Cuatro grandes niveles en forma de pirámide.
B. Cinco grandes niveles en forma de pirámide.
C. Seis grandes niveles en forma de pirámide.
D. Cinco grandes niveles en forma de trapecio.

11. Entre los rasgos que caracterizan el fenómeno de la hospitalización *no* encontramos:

A. Es un fenómeno sobre el cual se puede intervenir.
B. Es un fenómeno con baja incidencia.
C. Es un fenómeno con repercusiones psicológicas y sociales negativas para el enfermo.
D. Todas son falsas.

12. La deshumanización del enfermo en el hospital es un proceso que incluye:

A. Despersonalización o desnudamiento.
B. Control de medios y recursos por parte del sistema de salud.
C. Reducción y control de la movilidad del enfermo.
D. Todas son ciertas.

13. La hospitalización, en la mayoría de las ocasiones, se caracteriza por:

A. Indeseabilidad, imprevisibilidad e incontrolabilidad.
B. Deseabilidad, imprevisibilidad e incontrolabilidad.
C. Indeseabilidad, previsibilidad e incontrolabilidad.
D. Todas con ciertas.

14. El «buen paciente» es aquel que:

A. No pregunta y no se queja.
B. Cumple las órdenes del personal del hospital.

C. Solicita atención.
D. A y B son ciertas.

15. La expresión «conducta de enfermar» fue acuñada por:

A. Freud.
B. Mechanic.
C. Laín Entralgo.
D. Wortman.

16. La «conducta de enfermar» está moldeada, entre otros, por:

A. Factores socioculturales y condicionantes biológicos.
B. Condicionantes personales, familiares y laborales.
C. A y B son ciertas.
D. A y B son falsas.

17. Entre las fases del proceso de enfermar *no* encontramos:

A. Fase inicial o de dolencia.
B. Etapa de contacto con la asistencia sanitaria.
C. Etapa de indefinición de la enfermedad.
D. Etapa de convalecencia.

18. En el ámbito de los factores socioculturales que influyen en la respuesta a la enfermedad y a la hospitalización podemos diferenciar:

A. Significado social de la enfermedad.
B. Situación laboral y económica del paciente.
C. Factores religiosos.
D. Todas son ciertas.

19. Lipowski propone que el enfermo puede simbolizar o vivir la enfermedad:

A. De tres maneras distintas, que repercuten en la propia enfermedad y en los cuidados administrados.
B. De ocho maneras distintas, que repercuten en la propia enfermedad y en los cuidados administrados.
C. Con proactividad.
D. Todas son falsas.

20. Laín Entralgo distingue varias vivencias presentes en todas las enfermedades:

A. Invalidez, malestar y amenaza.
B. Fenómeno de absorción por el cuerpo, soledad y anomalía.
C. Recurso.
D. Todas son ciertas.

21. Entre los factores que influyen en el proceso de adaptación a la enfermedad encontramos:

A. Características transfactoriales.
B. Características hiperfactoriales.
C. Características del individuo.
D. A y B son verdaderas.

22. Señale la respuesta correcta en relación con el concepto de afrontamiento de la enfermedad:

A. El afrontamiento de la enfermedad son los esfuerzos que realiza un individuo para adaptarse a una situación negativa.
B. El afrontamiento de la enfermedad es la expresión emocional de los sentimientos.

C. El afrontamiento de la enfermedad es el método más simple y efectivo para afrontar las molestias físicas.
D. El afrontamiento de la enfermedad es desarrollar una autoestima elevada mediante ejercicios especiales.

23. Los tipos de afrontamiento se dividen en:

A. Afrontamientos adaptativos y no adaptativos.
B. Afrontamientos racionalizantes y no racionalizantes.
C. Afrontamientos pasivos y activos.
D. Todas son falsas.

24. Entre los que siguen, ¿cuáles *no* son diagnósticos de enfermería que pueden surgir como consecuencia de la enfermedad y hospitalización?

A. Deterioro de la interacción social.
B. Patrón sexual inefectivo.
C. Conocimientos apropiados.
D. Intolerancia a la actividad.

25. En el ámbito del plan de cuidados que debe realizarse en estas situaciones *no* aparece:

A. Informar al paciente acerca de su enfermedad y del funcionamiento y organización hospitalaria.
B. Reforzar positivamente todas las actividades del paciente que conducen a la dependencia del medio sanitario.
C. Mantener una relación terapéutica que facilite la adaptación y recuperación.
D. Facilitar la expresión de pensamientos y sentimientos.

1. La respuesta correcta es la D.

El ser humano nace inmaduro, pero tiene la capacidad de estar en constante proceso de desarrollo y maduración hasta la senectud. En este proceso influyen factores de tipo fisiológico –la dotación genética–, de tipo psicológico –afectividad– y de tipo medioambiental –nivel sociocultural y económico–.

2. La respuesta correcta es la A.

Respecto al desarrollo cognoscitivo, Piaget afirma que el niño hasta los 6 o los 7 años pasa por los períodos de inteligencia *sensomotora* y de inteligencia *concreta*. En el de inteligencia sensomotora, el niño ejercita sus órganos sensoriales, sus movimientos y lenguaje. En el de inteligencia concreta, el niño pasa por la fase de pensamiento simbólico entre los 2 y los 4 años, donde va tomando contacto con el mundo de los símbolos, y por la fase de pensamiento intuitivo de los 4 a los 7 años, cuando ya comienza a razonar y, entre otros logros, encontrar caminos diversos para llegar al mismo punto.

3. La respuesta correcta es la D.

La madurez es la etapa comprendida entre los 20-25 años y los 60-65 años, y en ella, la persona normalmente alcanza su pleno desarrollo biológico y psíquico. Controla su vida emocional, tiene una percepción correcta de la realidad, ejerce a pleno rendimiento su actividad profesional, valora y reconoce sus limitaciones y posibilidades, se adapta a la vida cultural y social y suele formar su propia familia.

4. La respuesta correcta es la B.

Los ancianos que han tenido un período adulto inmaduro no saben adaptarse con facilidad a sus condiciones de vida, que han cambiado. Tienen una fuerte tendencia a la desconfianza y al egocentrismo, reaccionan de manera áspera y dura con sus familiares y con la sociedad. Esto, en parte, se debe al hecho de que en la vejez se acentúan los rasgos del carácter que se tuvo en la etapa de adulto y, además, el individuo ya no es capaz de controlar completamente sus manifestaciones psicológicas.

5. La respuesta correcta es la C.

Cuando hablamos de forma general acerca de la personalidad, podemos reseñar que engloba todo el comportamiento del individuo en todos los campos –tanto público como privado–, que hace referencia a características que se presentan de igual forma en el tiempo y ante situaciones similares, que resalta el carácter único de cada individuo, que es inferida a partir de la observación de la conducta, y que no implica juicios de valor acerca de las capacidades u otros aspectos de la persona. El concepto de personalidad se emplea en la medida en que es útil para explicar y predecir el comportamiento de cada individuo.

6. La respuesta correcta es la A.

Freud consideraba trascendental identificar e interpretar los contenidos ocultos que determinan la conducta del individuo. Por ello, diferenció entre consciente (aspectos de los que nos damos cuenta que están ocurriendo), preconsciente (pensamientos y sentimientos que no son conscientes en ese momento, pero que pueden llegar a serlo si así lo decidimos) e inconsciente (que es una especie de depósito de imágenes inaceptables para el individuo, cosas y personas que no desea recordar).

7. La respuesta correcta es la D.

El hábito es una pauta de comportamiento recurrente y con estructura, que tiene como característica ser la manera habitual que tiene una persona de responder a diferentes situaciones y que está íntimamente ligado a nuestro estilo de vida.

8. La respuesta correcta es la B.

Las conductas de salud deben su inestabilidad, entre otras consideraciones, a la especificidad situacional (distintas conductas están bajo el control de distintos factores en un mismo individuo), a diferencias individuales (distintos factores pueden estar controlando la misma conducta en diferentes individuos), a la evolución de la conducta (los factores que controlan una conducta de salud pueden cambiar a lo largo de la historia del comportamiento), a la evolución de la persona (los factores que controlan una conducta pueden cambiar a lo largo del ciclo vital de una persona) y a diferencias interindividuales en la evolución de la conducta y la persona.

9. La respuesta correcta es la C.

La motivación se caracteriza por ser *propositiva,* orientada y dirigida hacia una meta; *fuerte y persistente* ya que empleamos gran cantidad de energía para conseguir las metas que nos proponemos, y *periódica* ya que muchas de las conductas motivadas se repiten en el tiempo con cierta regularidad.

10. La respuesta correcta es la B.

Según el modelo de Maslow, las necesidades humanas se dividen en cinco grandes niveles en forma de pirámide:

- Nivel I: necesidades biológicas básicas.
- Nivel II: necesidades de seguridad física y psicológica.
- Nivel III: necesidad de afecto y pertenencia.
- Nivel IV: necesidad de autoestima y prestigio.
- Nivel V: necesidad de autorrealización, de conseguir logros.

La necesidad de nivel superior no se activa hasta que no está satisfecha la del estrato inferior.

11. La respuesta correcta es la B.

La importancia psicosocial del estudio de la hospitalización nos refleja que es un fenómeno con alta incidencia, con repercusiones psicológicas y sociales negativas para el paciente, y sobre el cual se puede intervenir, por ejemplo, mediante la realización de estudios y trabajos para soslayar las consecuencias negativas de ésta.

12. La respuesta correcta es la D.

La deshumanización del paciente en el hospital es un proceso que incluye los tres procedimientos siguientes, propiciados por el sistema de salud para someter al paciente: en primer lugar, la despersonalización o desnudamiento (p. ej., la uniformidad de todos los pacientes con el pijama del hospital); en segundo lugar, control de medios y recursos (el personal del hospital es quien controla los recursos físicos y, sobre todo, la información relativa a los procesos de salud del paciente), y en tercer lugar, la reducción y el control de la movilidad del paciente (p. ej., los espacios asignados a los pacientes exclusivamente).

13. La respuesta correcta es la A.

La hospitalización, en la mayoría de las ocasiones, presenta las características de *indeseabilidad* ya que se asocia con la enfermedad; *imprevisibilidad,* ya que casi nunca está programada, e *incontrolabilidad* ya que en estas circunstancias cedemos el control de nuestra vida a los profesionales de la salud.

14. La respuesta correcta es la D.

Los roles que suelen adoptar los enfermos hospitalizados se pueden clasificar en dos grupos: el papel de buen paciente y el papel de mal paciente.
El «buen paciente» cumple las órdenes del personal del hospital, no pregunta y no se queja a pesar de querer tener control sobre su situación y querer poseer información. El «mal paciente» se queja, solicita más atención, demanda tiempo y reta al personal porque no cree tener cubiertas sus necesidades.

15. La respuesta correcta es la B.

La expresión de «conducta de enfermar» fue acuñada por Mechanic para poner de manifiesto los distintos tipos de conducta que las personas presentan en relación con su percepción de los síntomas somáticos, el análisis de su enfermedad y las diferentes formas de actuación que puede desarrollar como consecuencia de la enfermedad o no.

16. La respuesta correcta es la C.

Consideramos la enfermedad como la respuesta del organismo frente a alteraciones que afectan el equilibrio general de la persona. La «conducta de enfermar» está moldeada, por tanto, por factores socioculturales, así como por condicionantes biológicos, personales, familiares y laborales.

17. La respuesta correcta es la C.

Podemos resumir las distintas fases por las cuales atraviesa el enfermo en el proceso de enfermar en seis, a saber: *etapa inicial* o aparición de síntomas; *etapa de definición de la enfermedad,* cuando el individuo comienza a comunicar alguna de sus dolencias a su entorno más cercano; *etapa de contacto con la asistencia sanitaria, etapa de estado de la enfermedad,* que es la fase de la enfermedad propiamente dicha; *etapa de convalecencia y rehabilitación,* en la cual disminuyen los síntomas, y *etapa de recuperación y curación,* en que el paciente abandona el rol de enfermo.

18. La respuesta correcta es la D.

Dentro de la perspectiva de los factores que influyen en la respuesta a la enfermedad y a la hospitalización, encontramos cuatro variables que van a condicionar su desarrollo. Son los factores personales (sociodemográficos, personalidad, expectativas y visión propia de la enfermedad), los factores socioculturales, los factores relacionados con la organización hospitalaria (disponibilidad de recursos y características de los profesionales) y factores relacionados con la enfermedad (tipos de enfermedad y aspectos terapéuticos de ésta).
Entre los factores socioculturales aparecen: el significado social de la enfermedad, la situación –el rol y la posición del enfermo frente a los suyos y la sociedad–, la situación laboral y económica en que se encuentra el paciente y los apoyos con que cuenta, y las creencias religiosas, entre otros.

19. La respuesta correcta es la B.

Lipowski propone que el paciente puede simbolizar o vivir la enfermedad de ocho maneras distintas, que pueden repercutir en los cuidados y en la evolución de su enfermedad. Clasificó estas ocho distintas maneras de vivir la enfermedad en tres tipos de valoraciones: valoración negativa, valoración instintiva/especulativa y valoración positiva.

20. La respuesta correcta es la D.

Laín Entralgo, al igual que otros autores, describió diferentes efectos psicológicos de la enfermedad. Distinguió varias vivencias elementales y constantes, presentes en todas las enfermedades. Entre ellas encontramos la invalidez, el malestar, la amenaza, la soledad, la anomalía, el fenómeno de absorción por el cuerpo y el recurso.

21. La respuesta correcta es la C.

Nuestra vida está asociada, por definición, con múltiples cambios, algunos esperables, otros no tanto. Cuando nos sucede algo distinto, estresante, necesitamos un tiempo para adaptarnos y regresar a la situación de equilibrio previa. Este período varía según el *individuo* (vulnerabilidad y apoyo social) y las características del *suceso* acaecido (gravedad, reversibilidad y rapidez).

22. La respuesta correcta es la A.

El afrontamiento de la enfermedad son los esfuerzos –pensamientos y acciones– que realiza un individuo para adaptarse a una situación negativa, como la enfermedad. Desarrolla unas estrategias para amoldarse a la nueva situación y estas estrategias de afrontamiento pueden ser adaptativas y no adaptativas.

23. La respuesta correcta es la A.

Las estrategias de afrontamiento pueden ser *adaptativas* o *no adaptativas.*
Se considera adaptativa toda actividad que ayude a disminuir el malestar del individuo y, entre

las estrategias adaptativas más utilizadas, están las estrategias *activas*_(inoculación de estrés, racionalización y expresión emocional de los sentimientos) y las de *distracción y diversión de la atención* (técnicas de relajación y actividades de ocio).
Se consideran no adaptativas todas aquellas estrategias que no llevan a la recuperación de la salud o no disminuyen el malestar, sino que incluso lo aumentan. Entre las más conocidas están las estrategias pasivas, las evitativas y catastrofizar.

24. La respuesta correcta es la C.

Como consecuencia de la enfermedad y hospitalización, surge un buen grupo de diagnósticos de enfermería en los distintos ámbitos observables:

- *Comunicación:* diagnóstico «Deterioro de la comunicación verbal».
- *Relaciones:* diagnósticos «Deterioro de la interacción social», «Aislamiento social», «Desempeño inafectivo del rol» y «Patrón sexual inefectivo».
- *Valores:* diagnóstico «Sufrimiento espiritual».
- *Movimiento:* diagnósticos «Intolerancia a la actividad» y «Deterioro del patrón del sueño».
- *Percepción:* diagnósticos «Baja autoestima situacional crónica», «Desesperanza», «Impotencia» y «Trastorno de la imagen corporal».
- *Conocimientos:* diagnóstico «Conocimientos deficientes».
- *Sentimientos/sensaciones:* diagnóstico «Dolor», «Duelo disfuncional», «Temor» y «Ansiedad».

25. La respuesta correcta es la B.

El plan de cuidados comprende el *asesoramiento* y el *apoyo*.
El asesoramiento consiste en informar al paciente acerca de su enfermedad y del funcionamiento de la organización sanitaria, entrenarlo en habilidades de autocuidado y proporcionarle a él y a su familia información sobre determinadas redes sociosanitarias donde puede acudir en busca de ayuda.
El apoyo incluye una gran variedad de acciones, entre las cuales sobresalen facilitar la expresión de sentimientos y pensamientos, reforzar positivamente los comportamientos que conducen a un mejor desarrollo de las actividades de autocuidado y mantener una relación terapéutica que facilite la adaptación y la recuperación.

Valoración y cuidados de enfermería a personas con problemas de salud mental: enfermedad de Alzheimer y otras demencias. Otras alteraciones psíquicas

1. En las enfermedades generadoras de demencia la que presenta más incidencia es:

A. Demencia vascular.
B. Enfermedad de Alzheimer.
C. Enfermedad por cuerpos de Lewy.
D. Demencia por sustancias.

2. Sobre la enfermedad de Alzheimer, señale lo incorrecto:

A. Es una demencia degenerativa secundaria del sistema nervioso.
B. En su etiología se han propuesto hipótesis tóxicas, infecciosas, vasculares, bioquímicas y genéticas.
C. El diagnóstico de certeza es anatomopatológico.
D. La enfermedad tiene tres fases evolutivas.

3. El síntoma más frecuente de la enfermedad de Alzheimer es:

A. Desorientación temporoespacial.
B. Pérdida de memoria.
C. Afasia.
D. Agnosia.

4. En los trastornos de la orientación que padecen los enfermos de Alzheimer, una de las siguientes afirmaciones es correcta:

A. La primera que suele aparecer es una desorientación autopsíquica.
B. La primera que aparece es una desorientación alopsíquica.
C. No suelen aparecer trastornos de la orientación.
D. Todas las anteriores son incorrectas.

5. Uno de los siguientes binomios es correcto:

A. Apraxia-alteración en la capacidad sensitiva.
B. Agnosia-no reconocer objetos.
C. Prosopagnosia-no reconocerse a sí mismo.
D. Autoprosopagnosia-no reconocer caras conocidas.

6. Sobre los criterios diagnósticos de demencia de tipo Alzheimer según el DSM-IV, uno de los siguientes es correcto:

A. El inicio tardío de la enfermedad se presenta a los 70 años.
B. Los déficit cognoscitivos que aparecen pueden estar provocados por sustancias.
C. El inicio es gradual y el curso es progresivo.
D. Todas las anteriores son correctas.

7. ¿Con qué se establece el diagnóstico diferencial de la demencia?

A. Depresión.
B. Olvidos benignos seniles.
C. Estado confusional agudo.
D. Todas las anteriores son correctas.

8. En la fase 2 de la enfermedad de Alzheimer encontramos:

A. Fallos de memoria a corto plazo y memoria a largo plazo conservada.
B. Conserva la autonomía en el entorno doméstico.

C. Ondas lentas en el EEG y signos de atrofia en la TC.
D. Todas las anteriores son correctas.

9. Una de las siguientes es una de las escalas más empleadas para valorar el inicio del deterioro cognitivo:

A. Blessed.
B. Barthel.
C. Katz.
D. MMSE.

10. Las percepciones falsas a partir de la distorsión de un objeto real reciben el nombre de:

A. Visiones.
B. Alucinaciones.
C. Ilusiones.
D. Delirios.

11. Los relatos y las respuestas falsas con que el paciente rellena un vacío en su memoria reciben el nombre de:

A. Mentiras.
B. Falsos recuerdos.
C. Confabulaciones.
D. Nada de lo anterior es correcto.

12. Las perseveraciones verbales de palabras malsonantes reciben el nombre de:

A. Escatolalia.
B. Coprofagia.
C. Estereotipia.
D. Coprolalia.

13. Entre los problemas de conducta que presentan los enfermos de Alzheimer no es frecuente encontrar:

A. Oposición.
B. Inhibición sexual.
C. Labilidad emocional.
D. Rechazo a la alimentación.

14. Sobre las estrategias que favorecen la comunicación con el paciente con enfermedad de Alzheimer, señale lo que no resulte conveniente:

A. Procurar un ambiente sobreestimulante (música, radio, etc.).
B. Mantener el contacto visual.
C. Empleo del humor.
D. Contacto físico.

15. Para controlar el vagabundeo nocturno, no es recomendable:

A. Incrementar la actividad durante el día.
B. Mantener una luz tenue encendida por la noche.
C. Colocar barreras, protecciones y/o sujeciones.
D. Caminar un rato con el paciente antes de ir a dormir.

16. Uno de los siguientes no se encuentra dentro del grupo de trastornos de inicio en la infancia, la niñez o la adolescencia según la clasificación del DSM-IV:

A. Trastornos de tics.
B. Trastornos de la comunicación.
C. Trastornos primarios del sueño.
D. Trastornos de la personalidad.

17. En el retraso mental y los subgrupos, una de las siguientes afirmaciones es incorrecta:

A. Un individuo inferior o *borderline* puede llegar a tener un CI de 80.
B. Un individuo con CI de 55 tiene una deficiencia mental leve.
C. Llamamos retraso mental profundo a un CI inferior a 20.
D. El CI de 20 a 39 corresponde a la deficiencia mental grave.

18. Respecto a los trastornos del aprendizaje, una de las siguientes afirmaciones es incorrecta:

A. Pueden manifestarse en el área de la lectura, en la del cálculo y en la de la expresión escrita.
B. El trastorno de lectura puede permanecer, incluso, en la edad adulta.
C. Cuando aparece inadaptación y fracaso escolar, podemos diagnosticar trastorno del aprendizaje.
D. Los trastornos de cálculo y los de expresión escrita se pueden asociar con déficit sensoriales.

19. El miedo a los espacios abiertos se denomina:

A. Agorafobia.
B. Claustrofobia.
C. Basofobia.
D. Zoofobia.

20. Sobre la encopresis y la enuresis, indique lo que corresponda:

A. La enuresis es la emisión repetida de orina durante la noche, en la cama o en los vestidos.
B. La edad del niño(a) debe ser 6 años para considerarlo enuresis.
C. La edad del niño(a) debe ser 4 años para hablar de encopresis.
D. La encopresis está relacionada con actitudes agresivas.

21. Los trastornos que expresan miedo, anormalmente intenso, hacia ciertos objetos o situaciones específicas, que normalmente no causarían dicho efecto reciben el nombre de:

A. Ansiedad.
B. Fobia.
C. Trastorno obsesivo-compulsivo.
D. No existe ningún trastorno que se ajuste a esa descripción.

22. Respecto a la esquizofrenia, señale lo correcto:

A. La de tipo II se caracteriza por síntomas positivos (alucinaciones y delirios).
B. El episodio agudo aparece sobre los 30-40 años.
C. El origen es multicausal y produce doble desestructuración.
D. Ninguna de las anteriores es correcta.

23. Una de las siguientes no se considera componente de la tríada clásica de la depresión:

A. Pérdida de interés en las actividades habituales.
B. Enlentecimiento o dificultad de pensamiento.
C. Retraso psicomotor.
D. Estado de ánimo triste.

24. Sobre la anorexia nerviosa, señale lo que no corresponde:

A. En el 10% de los casos conduce a la muerte.
B. La pérdida de peso es, como mínimo, del 15%.
C. El patrón de conducta se caracteriza por indisciplina y desorganización.
D. Se produce una alteración de la imagen del esquema corporal.

25. Sobre los trastornos de personalidad, señale lo correcto:

A. Son patrones de conducta que se inician en la adultez y persisten o se estabilizan en la vejez.
B. Son patrones de conducta adaptada que se inician en la niñez y persisten en la vejez.
C. Son patrones de conducta inadaptada que se inician y se estabilizan en la edad adulta o vejez.
D. Todas las anteriores son incorrectas.

1. La respuesta correcta es la B.

La incidencia de las diferentes enfermedades que generan demencia es: del 40 al 50% en la enfermedad de Alzheimer, del 20 al 30% en la demencia vascular, el 10% en la enfermedad por cuerpos de Lewy y el resto de demencias tiene una frecuencia inferior al 5%.

2. La respuesta correcta es la A.

La enfermedad de Alzheimer es una demencia degenerativa primaria del sistema nervioso. Su etiología es desconocida y se barajan diferentes hipótesis: tóxicas, infecciosas, vasculares, bioquímicas y genéticas. Su diagnóstico de certeza es anatomopatológico por verificación de sus lesiones características. La enfermedad tiene tres fases o estadios evolutivos.

3. La respuesta correcta es la B.

La pérdida de memoria es el síntoma más frecuente y el que motiva la primera consulta profesional.

4. La respuesta correcta es la A.

En la enfermedad de Alzheimer aparecen, al comienzo, problemas de orientación sobre sí mismo (orientación autopsíquica); posteriormente, en el tiempo y en el espacio (orientación alopsíquica). Posteriormente, el paciente será incapaz de discriminar entre su cuerpo (lo propio) y lo ajeno (el medio).

5. La respuesta correcta es la B.

La apraxia es el deterioro de las capacidades motoras. La agnosia es el fallo en el reconocimiento de objetos. La prosopagnosia es la incapacidad o fallo en el reconocimiento de caras conocidas y la autoprosopagnosia, la incapacidad para reconocerse en el espejo.

6. La respuesta correcta es la C.

La demencia de tipo Alzheimer se considera de inicio temprano si el inicio es a los 65 años o antes y de inicio tardío si el inicio es después de los 65 años. Los déficit cognoscitivos no se deben a enfermedades provocadas por sustancias. El curso se caracteriza por un inicio gradual y un deterioro cognoscitivo continuo.

7. La respuesta correcta es la D.

El diagnóstico diferencial de una demencia se establece con el estado confusional agudo, con los olvidos benignos seniles y con la depresión.

8. La respuesta correcta es la C.

En la fase 2 de la enfermedad de Alzheimer encontramos: fallos de memoria a corto y largo plazo, desorientación, afasia, apraxia, agnosia y ondas lentas en el EEG y signos de atrofia en la TC y necesidad de ayuda en el entorno doméstico.

9. La respuesta correcta es la D.

El Mini Mental Status Examination (MMSE) es la escala breve más conocida empleada para la valoración inicial del deterioro cognitivo y establece el rasgo diferencial entre lo normal y lo patológico.

10. La respuesta correcta es la C.

Las ilusiones son percepciones falsas a partir de la distorsión de un objeto real.

11. La respuesta correcta es la C.

Las confabulaciones son relatos y respuestas falsas con las cuales el paciente rellena un vacío en su memoria.

12. La respuesta correcta es la D.

Las repeticiones de palabras malsonantes reciben el nombre de coprolalia.

13. La respuesta correcta es la B.

Entre los problemas de conducta en los enfermos de Alzheimer encontramos: agitación, inquietud psicomotora, agresividad, negativismo, pasividad, oposición, gritos, estereotipias, coprolalia, llanto continuo, labilidad emocional, desinhibición sexual, rechazo a la alimentación, deambulación excesiva, escatolalia, coprolalia, etc.

14. La respuesta correcta es la A.

Las estrategias que favorecen la comunicación son: mantener la calma al hablar, evitar los estímulos porque pueden distraer al paciente, mantener el contacto visual, llamarle por su nombre, contacto físico (valorar adecuadamente la situación), empleo del humor (para desdramatizar algunas situaciones), etc.

15. La respuesta correcta es la C.

Para controlar el vagabundeo nocturno, hay que caminar un rato con el paciente, aumentar la actividad durante el día, durante la noche mantener una luz tenue, evitar, en la medida de lo posible, las barreras, las protecciones y las sujeciones porque aumentan la agitación del paciente y provocan conductas hostiles, por lo que se deben usar como último recurso.

16. La respuesta correcta es la C.

Los trastornos de inicio en la infancia, la niñez o la adolescencia son: retraso mental, trastornos del aprendizaje, trastorno de las habilidades motoras, trastornos de la comunicación, trastornos generalizados del desarrollo, trastornos por déficit de atención y comportamiento perturbador, trastornos de la ingestión y de la conducta alimentaria de la infancia o la niñez, trastornos de tics, trastornos de la eliminación y otros trastornos de la infancia, la niñez o la adolescencia.

17. La respuesta correcta es la A.

Los subgrupos en el retraso mental son: un CI de 70 a 79 es inferior o *borderline;* de 50 a 69 es deficiente mental leve; de 40 a 49 es deficiente mental moderado; de 20 a 39 es deficiente mental grave, y cuando tiene un CI inferior a 20 afirmamos que es un deficiente mental profundo.

18. La respuesta correcta es la C.

La inadaptación y el fracaso escolar son elementos fundamentales de alerta, así como la baja autoestima y el déficit en habilidades sociales, pero no son elementos diagnósticos en sí mismos.

19. La respuesta correcta es la A.

Agorafobia es el miedo a los espacios abiertos. Claustrofobia es el miedo a espacios cerrados. Basofobia es miedo a andar. Zoofobia es miedo a los animales.

20. La respuesta correcta es la C.

Enuresis es la emisión repetida de orina durante el día o la noche, en la cama o en los vestidos. El niño debe tener, al menos, 5 años para considerarlo enuresis. Para diagnosticar encopresis, la edad cronológica del niño debe ser, por lo menos, 4 años. Tiene carácter psicológico muy relacionado con actitudes regresivas.

21. La respuesta correcta es la B.

Las fobias son trastornos que expresan miedo, anormalmente intenso, hacia ciertos objetos o situaciones específicas, que normalmente no causarían dicho efecto.

22. La respuesta correcta es la C.

La esquizofrenia aparece en la juventud (15-30 años). Se considera una enfermedad de origen multicausal (hereditario, biológico, social, ambiental, psicológico, etc.). Se produce una doble desestructuración: la de la realidad externa y la de la propia realidad psicológica. En la esquizofrenia de tipo II predominan los síntomas negativos (aplanamiento afectivo, la perplejidad, el empobrecimiento de juicio y el retraimiento social).

23. La respuesta correcta es la A.

La tríada clásica de la depresión es: estado de ánimo triste, enlentecimiento o dificultad de pensamiento y retraso psicomotor.

24. La respuesta correcta es la C.

En la anorexia nerviosa se produce: restricción de la ingesta que lleva a una pérdida de peso, al menos, del 15% del peso normal y alteración de la imagen del esquema corporal. El patrón de conducta que presentan los(las) enfermos(as) es de rigidez y disciplina y puede llevar a la muerte en el 10% de los casos.

25. La respuesta correcta es la D.

Los trastornos de personalidad son: «patrones de conducta inadaptada, profundamente arraigados, que casi siempre se reconocen en la etapa de la adolescencia y continúan en la edad adulta».

Drogodependencias. Atención de enfermería en el drogodependiente

1. Según la OMS, una droga es:

A. Toda sustancia que origina alteraciones físicas en el organismo.
B. Una sustancia que, introducida en un organismo vivo por cualquier vía, es capaz de actuar sobre el sistema nervioso central, provoca una alteración física y/o psicológica.
C. Toda sustancia que origina alteraciones psíquicas en el organismo.
D. Toda sustancia que, introducida en el organismo mediante administración intravenosa, causa alteraciones en el sistema nervioso central.

2. Si clasificamos las drogas en razón de su origen, podemos diferenciar:

A. Drogas legales, drogas ilegales y drogas en proceso.
B. Drogas naturales, semisintéticas y sintéticas.
C. Drogas folclóricas, terapéuticas y sociales.
D. Drogas nacionales, drogas extranjeras y drogas mixtas.

3. Entre los efectos secundarios de las drogas alucinógenas no aparecen:

A. Alteraciones de la percepción.
B. Visión clara y concisa de la realidad.
C. Delirios.
D. Interrupción de ideas.

4. Son drogas que enlentecen la actividad cerebral:

A. Alcohol.
B. Morfina.
C. Pegamentos.
D. Todas las citadas anteriormente.

5. Las anfetaminas presentan una dependencia psicológica intensa y una dependencia física moderada. Entre los efectos a corto plazo sobre el organismo encontramos:

A. Aumento del rendimiento físico e intelectual.
B. Agotamiento físico.
C. Falta de apetito.
D. A y B son ciertas.

6. Los efectos sobre el comportamiento a corto plazo de los alucinógenos (LSD o mescalina):

A. Taquicardia.
B. Ilusiones visuales y auditivas.
C. Control de los parámetros temporales.
D. Todas son incorrectas.

7. Entendemos por tolerancia:

A. La adaptación del organismo a la droga.
B. La disponibilidad del organismo para consumir la droga.
C. La necesidad de consumir más droga para conseguir el mismo efecto y mantenerlo.
D. Todas son falsas.

8. Si hablamos de síndrome de abstinencia, nos estamos refiriendo a:

A. El síndrome de abstinencia es el conjunto de reacciones que se producen tras existir una dependencia física y psíquica en el momento en que falta la droga.
B. Es la reacción del organismo ante los cambios en la pureza de la droga.

C. Es la necesidad del organismo de consumir la droga.
D. Todas son falsas.

9. En las fases del proceso de drogodependencia no encontramos:

A. Consumo experimental.
B. Consumo ocasional.
C. Abstinencia.
D. Consumo regular.

10. Entre las características que determinan la dependencia a sustancias podemos encontrar:

A. Tolerancia
B. Abstinencia.
C. Consumo recurrente y compulsivo.
D. Todas las anteriores

11. Washton y Boundy (1991) proponen cuatro criterios para distinguir cuándo el consumo de una droga u otra adicción (juego, compras, trabajo o sexo) se convierte en adictivo:

A. Obsesión, descontrol, pacto e ira.
B. Obsesión, pacto, negación y adaptación.
C. Obsesión, pérdida de control, consecuencias negativas y negación.
D. Pérdida de control, inconvenientes, ira y pacto.

12. ¿En qué año se creó el Plan Nacional de Drogas?

A. 1987.
B. 1985.
C. 1980.
D. 1990.

13. Entre las funciones de la Delegación del Gobierno para el Plan Nacional de Drogas destacan:

A. Dirección.
B. Impulso de las políticas de reducción de la demanda de consumo de drogas.
C. Coordinación general de los programas destinados a prevención, tratamiento, rehabilitación y reducción de daños en el ámbito de la drogodependencia.
D. Todas las anteriores.

14. Entre los principios rectores de la Estrategia Nacional sobre Drogas 2009-2016 cabe destacar:

A. La consideración de la evidencia científica.
B. La participación social.
C. A y B son ciertas.
D. La sectorización.

15. Entre los factores que pueden concurrir para que se produzca consumo de drogas podemos resaltar:

A. Socioeconómicos, políticos y religiosos.
B. Factores sociales, personales y familiares.
C. Factores culturales y sociales.
D. Todas son falsas.

16. Para hablar de síndrome de dependencia tiene que haber:

A. Tolerancia, desinterés por otras cosas, síndrome de abstinencia.
B. A y C son ciertas.
C. Sobredosis y tolerancia.
D. Todas son falsas.

17. Los efectos del consumo de inhalantes, entre otros, son:

A. Tos.
B. Sensación de cansancio.
C. Picores.
D. Todas las anteriores.

18. El síndrome de abstinencia de la heroína se caracteriza por… Señale la respuesta incorrecta:

A. Lagrimeo.
B. Sudoración.
C. Miosis.
D. Diarrea.

19. Entre los objetivos específicos de un plan de prevención en drogodependencias se encuentra:

A. Informar.
B. Detectar puntos de apoyo.
C. Educar.
D. Todas las anteriores.

20. Los tipos de prevención más comunes se dirigen a los ámbitos:

A. Escolar, familiar, comunitario, laboral y otros.
B. Preescolar, escolar y universitario.
C. Individual y comunitario.
D. Todas son falsas.

21. ¿Quién definió la prevención de las drogodependencias del siguiente modo: «es un proceso activo de implementación de iniciativas tendentes a modificar y mejorar la formación integral y la calidad de vida de los individuos, fomentando el autocontrol individual y la resistencia colectiva ante la oferta de drogas»?

A. López Ibor.
B. Martín.
C. Vallejo Nájera.
D. Ninguna es correcta.

22. Entre los criterios reseñados en el DSM-IV-TR para el síndrome de abstinencia del alcohol *no* encontramos:

A. Hipoactividad autonómica
B. Náuseas y vómitos.
C. Alucinaciones visuales.
D. Ansiedad.

23. Las drogas pueden tomarse a través de:

A. Cinco vías de administración.
B. Seis vías de administración.
C. Cuatro vías de administración.
D. Ocho vías de administración.

24. La fase de consolidación de consumo se caracteriza por:

A. Se da el paso del uso al abuso.
B. Se da el paso del abuso a la dependencia.
C. A y B son correctas.
D. Se da el paso a la desintoxicación.

25. ¿Qué es el DSM-IV-TR?

A. Diagnostic and Statistical Manual, Fourth Edition, Text Revision (DSM-IV-TR).
B. Un alcaloide del opio.
C. Un sistema internacional de medida de consumo.
D. Todas son falsas.

1. La respuesta correcta es la B.

La Organización Mundial de la Salud define droga como una sustancia (química o natural) que, introducida en un organismo vivo por cualquier vía (inhalación, ingestión, intramuscular o intravenosa), es capaz de actuar sobre el sistema nervioso central y provocar una alteración física y/o psicológica, la experimentación de nuevas sensaciones o la modificación de un estado psíquico, es decir, es capaz de cambiar el comportamiento de la persona.

2. La respuesta correcta es la B.

La clasificación de las drogas por su origen agrupa a las drogas como drogas naturales, drogas semisintéticas y drogas sintéticas. Las drogas naturales derivan del reino animal, vegetal y mineral. Respecto al reino vegetal, los vegetales poseen un gran número de principios activos que pueden encontrarse en raíz, tallo, hojas, flores y frutos de las plantas. Por ello, a estas drogas derivadas de ellos también se las denomina drogas crudas o brutas. Del reino animal son aquellas sustancias obtenidas de ciertos órganos (tiroides) de animales, hormonas (placenta), y del reino mineral son sustancias purificadas, como el azufre, el hierro o sus sales, el sulfato de magnesio o algunos gases (éter).
Las drogas semisintéticas son aquellas sustancias obtenidas por síntesis parcial de otras drogas de origen natural.
Las drogas sintéticas se obtienen por síntesis total a partir de sustancias sencillas y no tienen ninguna relación, desde el punto de vista químico, con las drogas naturales.

3. La respuesta correcta es la B.

Las drogas alucinógenas son sustancias que afectan el sistema nervioso central y producen alteraciones en la percepción, cambios emocionales intensos y variados, distorsiones de la personalidad, interrupción de ideas, sumergen al usuario en un mundo de visiones caleidoscópicas que impiden que distinga entre la realidad y la fantasía, y producen un efecto alterador en las sensaciones perceptivas especialmente de la vista y el oído. Los alucinógenos también son llamados psicodélicos. Las drogas alucinógenas más conocidas son la marihuana, el LSD (dietilamida del ácido lisérgico), el peyote, etc. Estas sustancias no provocan dependencia física ni tolerancia, pero sí dependencia psicológica.

4. La respuesta correcta es la D.

Enlentecen la actividad cerebral las drogas apaciguadoras derivadas de opio, heroína, morfina, codeína, metadona, etc., las bebidas alcohólicas, los tranquilizantes mayores (barbitúricos) y menores (sedantes), los inhalantes, pegamentos, gasolinas, etc.

5. La respuesta correcta es la D.

Los efectos a corto plazo sobre el organismo son aumento del rendimiento físico e intelectual, falta de apetito, peligro de accidentes cardiovasculares (hipertensión, infarto, arritmias, etc.) e intoxicación aguda. A largo plazo, son adelgazamiento, desnutrición y agotamiento físico.

6. La respuesta correcta es la B.

Los efectos a corto plazo de los alucinógenos son ilusiones visuales y auditivas, distorsión del tiempo y despersonalización. A veces, reacciones de pánico pueden desencadenar episodios de psicosis en individuos predispuestos.

7. La respuesta correcta es la C.

La tolerancia es la necesidad de consumir más droga para conseguir el mismo efecto y mantenerlo. El cuerpo, con la misma cantidad de droga, no sufre los mismos cambios que anteriores veces porque se va «insensibilizando» a la droga y necesita más dosis. La tolerancia es un estado de adaptación caracterizado por la disminución de la respuesta a la misma cantidad de droga o por la necesidad de una dosis mayor para provocar y sentir el mismo efecto.

8. La respuesta correcta es la A.

El síndrome de abstinencia se produce tras existir una dependencia física y psíquica en el momento en que falta la droga. Aparece todo un conjunto de signos y síntomas de carácter físico y psíquico, cuya intensidad y curso temporal van a depender del tipo de droga y otros factores, como frecuencia, cantidad y antigüedad del consumo.

9. La respuesta correcta es la C.

El consumo experimental son los «ensayos» que realiza la persona fundados en la curiosidad hacia las drogas sin intención explícita de repetir el consumo.
En cuanto al consumo ocasional, la persona conoce la droga y sus efectos y escoge los momentos y escenarios más propicios para sentir dichos efectos. El consumo todavía es espaciado y poco frecuente.
El consumo regular es el consumo habitual con continuidad. Es una posición activa frente al consumo.
La dependencia es la necesidad del consumo; es algo prioritario e imperioso en su vida.

10. La respuesta correcta es la D.

Podemos definir la tolerancia desde dos puntos de vista, ya sea por la necesidad de aumentar la dosis, ya sea por la disminución del efecto con el consumo continuado de la misma cantidad de sustancia.
Podemos definir abstinencia por el síndrome que se origina si falta la sustancia. Otra de las características que determinan la dependencia es el hecho de que la sustancia se consume en mayor cantidad o en un período mayor del que la persona pretendía. Se desea persistentemente o se intenta, en una o más ocasiones, abandonar o controlar el consumo. Se emplea mucho tiempo en actividades necesarias para obtener la sustancia (p. ej., robo), consumirla o recuperarse de sus efectos. Se produce una reducción considerable o abandono de actividades sociales, laborales o recreativas a causa del consumo y se continúa consumiendo la droga a pesar de ser consciente de tener un problema social, psicológico o físico, persistente o recurrente, provocado o estimulado por el consumo de la sustancia.

11. La respuesta correcta es la C.

La obsesión es la necesidad y el deseo irresistible de consumir la droga. Es algo prioritario.
La pérdida de control es la incapacidad para autolimitarse o controlar el consumo. El adicto puede detener su uso temporalmente, pero cree que es imposible no volver a consumir la droga, incluso con esfuerzos máximos de autocontrol y de fuerza de voluntad.
Consecuencias negativas son consumo continuado a pesar de tener problemas económicos, familiares, laborales, orgánicos y psicopatológicos.
Se niega que el consumo de drogas sea un problema. No se advierte la gravedad de los efectos negativos.

12. La respuesta correcta es la B.

El Plan Nacional sobre Drogas (PNSD) es una iniciativa gubernamental creada el año 1985, destinada a coordinar y potenciar las políticas que, en materia de drogas, se llevan a cabo desde las distintas Administraciones públicas y entidades sociales en España.

13. La respuesta correcta es la D.

El Real Decreto 1041/2009, de 29 de junio, por el que se desarrolla la estructura orgánica básica del Ministerio de Sanidad y Política Social, regula en detalle, en su artículo 14, las funciones que le corresponden a la Delegación del Gobierno: «Corresponde a la Delegación del Gobierno para el Plan Nacional sobre Drogas las funciones de dirección, impulso, coordinación general y supervisión de los servicios encargados de la actualización y ejecución del Plan Nacional sobre Drogas. En el ámbito de las competencias del Ministerio de Sanidad y Política Social, bajo la superior dirección del Secretario General de Política Social y Consumo asume el impulso de las políticas de reducción de la demanda del consumo de drogas y de los programas de prevención, tratamiento, rehabilitación y reducción de daños».

14. La respuesta correcta es la C.

Los principios rectores más importantes serían: la consideración de la evidencia científica; en función de ésta se definirán, priorizarán y desarrollarán las intervenciones. La participación social se llevará a cabo mediante la sensibilización y concienciación de la sociedad en su conjunto. Se hará hincapié en los grupos que se hallen en situaciones de mayor vulnerabilidad. En cuanto a la intersectorialidad, hay un enfoque y un abordaje multifactoriales y multidisciplinarios e intersectoriales, aspirando a una optimización de esfuerzos. La integralidad comprende tanto el objeto de la Estrategia, que contempla las drogas legales e ilegales, como el ámbito de las intervenciones, que incluye la reducción de la demanda y el control de la oferta. La equidad contempla la reducción o la disminución de las desigualdades que afectan a las personas y el enfoque de género asume la responsabilidad de incorporar esta perspectiva en todos los objetivos señalados en la Estrategia.

15. La respuesta correcta es la B.

Los factores sociales son la pérdida de trabajo y el desequilibrio económico. Los factores personales son la muerte de un familiar y la depresión. Los factores familiares son los familiares que consumían.

16. La respuesta correcta es la A.

Si se presentan más de tres de los siguientes ítems, ya cumple el criterio de síndrome de dependencia: verbalizaciones de deseo de consumo; aparece pérdida de control sobre esa sustancia aunque el paciente lo niega; síndrome de abstinencia; tolerancia; desinterés por otras cosas; más tiempo dedicado al consumo, o consumo a pesar de...

17. La respuesta correcta es la D.

Los inhalantes son sustancias químicas volátiles que pueden estar presentes en gran cantidad de productos domésticos (lacas para uñas o acetona) o de uso industrial (colas o gasolinas) y que, al aspirarse o inhalarse, producen un efecto fundamentalmente depresor del SNC y una toxicidad general. Los efectos al inhalar estas sustancias son similares a los de una embriaguez. Aparece una sensación de aislamiento de la realidad, aparente despreocupación y alegría. A dosis mayores se observan conductas de desinhibición y pérdida de control. También pueden presentarse alucinaciones y delirios.

Los efectos iniciales incluyen tos, sensación de cansancio, problemas respiratorios, picores, pobre coordinación y pérdida de apetito. Algunos vapores de estas sustancias afectan el pensamiento y pueden aparecer lesiones cerebrales. También se han observado problemas hepáticos, renales, respiratorios, etc. La tolerancia se desarrolla cuando los han consumido regularmente.

18. La respuesta correcta es la C.

El síndrome de abstinencia de la heroína produce midriasis (pupilas dilatadas), lagrimeo, sudoración, escalofríos, diarrea, convulsiones e insomnio.

19. La respuesta correcta es la D.

Hay que analizar cuál es el punto de partida para hacer prevención desde el seno de la familia e identificar cuáles son aquellos aspectos y circunstancias que, desde la familia, pueden tener una influencia positiva en la prevención del consumo de drogas. Hay que informar sobre distintos tipos de sustancias consideradas como drogas, así como sobre los riesgos asociados con su consumo. Debe facilitarse la adopción de actitudes y la adquisición de habilidades relacionadas con un adecuado clima afectivo y de comunicación en la familia, así como favorecer el desarrollo de capacidades para mejorar la convivencia familiar mediante la negociación de normas y límites. Hay que promover en la familia actitudes de participación en el entorno social de ésta, así como de empleo positivo de ocio y tiempo libre. También hay que dar a conocer pautas y orientaciones básicas acerca de cómo abordar situaciones de consumo problemático de drogas en la familia y dar a conocer los recursos de prevención y de atención a drogodependientes disponibles.

20. La respuesta correcta es la A.

Los tipos de prevención son: escolar, familiar, comunitario, laboral y otros.

21. La respuesta correcta es la B.

Martín en 1995 la definió de esta manera.

22. La respuesta correcta es la A.

Los criterios para el síndrome de abstinencia del alcohol en el DSM-IV-TR son:
- (A): Interrupción o disminución del consumo de alcohol después de su consumo prolongado y en grandes cantidades.
- (B): Dos o más de los siguientes síntomas desarrollados horas o días después de cumplirse el criterio (A): hiperactividad autónoma (p. ej., sudoración o más de 100 pulsaciones), temblor distal de las manos, insomnio, náuseas o vómitos, alucinaciones visuales, táctiles o auditivas transitorias, o ilusiones, agitación psicomotriz, ansiedad y crisis comiciales de gran mal.

23. La respuesta correcta es la B.

Las drogas se pueden tomar a través de seis vías de administración: la oral, en forma de ingestión, mascado o sublingual; la pulmonar, inhalada y/o fumada; la nasal (esnifada); la intravenosa; la intramuscular (incluiríamos en este caso la vía subcutánea), y la rectal. La vía pulmonar permite que la droga llegue con mayor rapidez al cerebro, en menos de 10 s en la mayoría de las sustancias psicoactivas. En todo caso, la dosis y la frecuencia de consumo desempeñan un papel importante para pasar del uso al abuso y, finalmente, a la dependencia.

24. La respuesta correcta es la C.

En la fase de consolidación del consumo de una sustancia se da el paso del uso al abuso y a la dependencia. El elemento fundamental que va a mantener el consumo de sustancias son las consecuencias, positivas o negativas, que siguen a dicho consumo. En función de éstas, la persona decidirá continuar consumiendo esa sustancia o no. Las consecuencias estarán en relación con sus iguales, su familia y consigo mismo.

25. La respuesta correcta es la A.

Se trata del Diagnostic and Statistical Manual, Fourth Edition, Text Revision (DSM-IV-TR). El DSM-IV de la American Psychriatric Association (APA) funciona por criterios y surgió como reflejo de la insatisfacción con el sistema CIE. Es mucho más completo y preciso y se realizó incorporando desarrollos de la experiencia clínica, así como avances de la investigación.

En Europa se utiliza el sistema de codificación de la Clasificación Internacional de Enfermedades (10.ª revisión) o CIE-10, de la Organización Mundial de la Salud (OMS). Por este motivo, en la mayoría de trastornos del DSM-IV figuran dos códigos.

Malos tratos: detección y prevención en el adulto, en el niño y en el anciano. Violencia de género. Violencia en el ámbito laboral

1. «El uso deliberado de la fuerza física o el poder, ya sea en grado de amenaza o efectivo» es una de las definiciones de:

A. Agresión.
B. Violencia.
C. Maltrato.
D. Abuso.

2. En el ámbito de las clasificaciones de violencia aparecen:

A. Violencia interpersonal.
B. Violencia contra uno mismo.
C. Violencia colectiva.
D. Todas son correctas.

3. El *bullying* es la denominación que se da a:

A. Los malos tratos en el ámbito familiar.
B. Los malos tratos en el ámbito laboral.
C. Los malos tratos en el ámbito escolar.
D. Todas son correctas.

4. Ante un caso de violencia de género, el profesional de enfermería puede:

A. Informar de los pasos legales para formalizar una denuncia.
B. Contactar con los servicios sociales.
C. Prestar apoyo afectivo además de apoyo técnico.
D. Todas son ciertas.

5. Podemos definir malos tratos como:

A. Una acción violenta aplicada hacia uno mismo.
B. Una acción violenta aplicada hacia otras personas.
C. Una acción violenta cuando el resultado es la violación de los derechos humanos.
D. Todas son correctas.

6. La materialización de los malos tratos puede ser… Señale la respuesta incorrecta:

A. Física.
B. Sexual.
C. Introspectiva.
D. Psicológica.

7. Los malos tratos en los niños pueden clasificarse en:

A. Abuso sexual.
B. Maltrato físico y/o emocional.
C. Negligencia en el cuidado.
D. Todas son correctas.

8. Entre los indicadores comportamentales o emocionales en un niño con maltrato físico *no* encontramos:

A. Baja autoestima.
B. Actitud confiada hacia los adultos.
C. Manifestación verbal de las agresiones que sufre.
D. Conductas extremas.

9. Entre los indicadores de comportamiento en un niño víctima de abuso sexual *no* encontramos:

A. Actitud extrovertida.
B. Conductas regresivas.
C. Manifestación de conductas sexuales extrañas o provocadoras.
D. Trastornos de la conducta alimentaria.

10. Entre los indicadores de comportamiento y actitud de los padres de un niño con maltrato por negligencia encontramos:

A. Insistencia en ingresos hospitalarios.
B. Enfermedad crónica que impide la adecuada atención al niño.
C. Muestran evidencias de apatía o inutilidad.
D. Todas son correctas.

11. De la prevención primaria en el maltrato infantil podemos afirmar que:

A. Estará encaminada a la evitación o reducción del número de casos de maltrato.
B. Emplea métodos aplicados a una población determinada.
C. Se lleva a cabo después que se manifiesten conductas violentas y maltrato.
D. Todas son falsas.

12. Los malos tratos en adultos, los malos tratos en ancianos, los malos tratos a inmigrantes y el *mobbing* tienen en común:

A. Su diagnóstico y detección son complicados.
B. No se trata de problemas tangibles.
C. A y B son ciertas.
D. A y B son falsas.

13. Son características del acosador en un proceso de *mobbing:*

A. Alteración del sentido de la norma moral.
B. Agresividad.
C. Gran capacidad de improvisación.
D. Todas son verdaderas.

14. Respecto a la prevención primaria de los malos tratos a inmigrantes, no es cierto que:

A. Es fundamental detectar los factores de riesgo y/o problemas.
B. El cumplimiento de la ley en el ámbito laboral no es preciso si hablamos de inmigrantes sin documentación en regla.
C. Es de gran importancia el trabajo de los servicios sociales.
D. Los mediadores socioculturales son pieza fundamental en esta etapa de prevención.

15. Si hablamos de malos tratos en el anciano, las estrategias de alejamiento, actuación integral de los servicios sociales, aumento de inspecciones en centros asistenciales para mayores y mejora de la capacitación de trabajadores al cargo de personas dependientes y mayores se engloban dentro de un proceso de prevención:

A. Primaria.
B. Secundaria.
C. Terciaria.
D. Especializada.

16. En el proceso de *mobbing* encontramos acciones del tipo… Señale la opción verdadera:

A. Acciones contra la reputación o la dignidad.
B. Acciones que manipulan la comunicación o la información.
C. Acciones de iniquidad.
D. Todas son ciertas.

17. Según la Ley de Enjuiciamiento Criminal, el personal sanitario es esencial para la detección de lesiones por violencia de género o por la comisión de cualquier delito y, por tanto:

A. Está obligado a la información de los hechos o de la sospecha de los mismos a los organismos judiciales.
B. Está obligado a violar el secreto profesional ante la mínima sospecha o intuición de malos tratos.
C. Está obligado a coordinar los pasos necesarios para la emisión de una denuncia formal por parte de la víctima.
D. Todas son falsas.

18. En la esfera comportamental del agresor que incurre en maltrato por violencia de género *no* encontramos:

A. Intento de control de la entrevista.
B. Actitud despectiva hacia la víctima.
C. Se deja llevar en todo momento por el entrevistador.
D. Responde a la preguntas de forma continuada y contundente sin dejar intervenir a la víctima.

19. En la esfera psíquica, emocional y de comportamiento de la mujer maltratada existe una serie de indicadores que ponen de manifiesto ese maltrato, a saber:

A. Ansiedad, depresión y astenia.
B. Crisis de pánico, miedo e intento de suicidio.
C. Vergüenza, actitud sumisa y negación.
D. Todas son ciertas.

20. En los malos tratos (médicos y por obstinación terapéutica/diagnóstica) al anciano, *no* encontramos:

A. Hablar siempre con el protagonista, el anciano.
B. Atribuir síntomas a la edad, sin diagnóstico específico.
C. Empleo excesivo de técnicas diagnósticas y terapéuticas invasivas.
D. Hablar únicamente con la/el acompañante.

21. Minimizar las repercusiones sobre los afectados e intentar restaurar las condiciones anteriores al problema está comprendido en el ámbito de la:

A. Prevención primaria.
B. Prevención secundaria.
C. Prevención terciaria.
D. Ninguna de ellas.

22. Las formas más frecuentes de violencia de género en el ámbito familiar son:

A. Psicológica y emocional.
B. Física y sexual.
C. Psicológica y sexual.
D. Emocional y sexual.

23. Entre las recomendaciones que se dan a las mujeres si sufren violencia por causa de género *no* encontramos:

A. Puede solicitar una orden de protección en su centro de servicios sociales, Juzgado de Violencia sobre la Mujer, Fiscalía contra la Violencia sobre la Mujer, comisaría de Policía o comandancia de la Guardia Civil.
B. Tiene derecho a un abogado/a desde la interposición de la denuncia en comisaría o en el Juzgado.
C. Siempre que haya lesiones, acuda a su centro de salud para hacerse un examen médico y pide una copia de éste.
D. Si tiene que salir de casa y tiene hijos, déjelos en la casa para que su marido no la tome con ellos.

24. Si hablamos de los prejuicios y mitos en relación con la violencia contra las mujeres, podemos destacar:

A. Sólo en las familias con problemas hay violencia.
B. Si no se van es porque les gusta.
C. Si tienen hijos, es mejor que aguanten.
D. Todas son correctas.

25. De los siguientes principios rectores de actuación frente a la violencia por causa de género, uno no es tal:

A. Principio de observación y vigilancia permanente.
B. Principio de inmediatez.
C. Principio de responsabilidad particular.
D. Principio de integridad.

1. La respuesta correcta es la B.

La OMS, en un esfuerzo por identificar de manera sólida e integral el problema y proclamarlo como tal, define violencia como «El uso deliberado de la fuerza física o el poder, ya sea en grado de amenaza o efectivo, contra uno mismo, otra persona o un grupo o comunidad, que cause o tenga muchas probabilidades de causar lesiones, muerte, daños psicológicos, trastornos del desarrollo o privaciones».

2. La respuesta correcta es la D.

Dentro del concepto de violencia, podemos establecer clasificaciones:
- *Violencia dirigida contra uno mismo:* en formas de suicidio o automutilaciones.
- *Violencia interpersonal:* violencia entre personas o pequeños colectivos, como grupos de jóvenes o pandillas.
- *Violencia colectiva:* violencia entre grandes colectivos, por ejemplo, entre estados.

3. La respuesta correcta es la C.

El *bullying* consiste en los malos tratos, ya sean físicos, emocionales, abuso sexual y/o negligencia en el cuidado, que se presentan en el ámbito escolar. Se lleva a cabo entre iguales, no suele ser percibido como tal por el agresor o agresores y no es deseado por el agredido.

4. La respuesta correcta es la D.

En estos casos de violencia, el personal sanitario –especialmente, el de atención primaria(se encuentra en una privilegiada situación para hacer detección precoz y actuar en consecuencia. Se suele establecer un protocolo de actuación en función del riesgo; así, en *situaciones de riesgo inmediato* se emitirá el parte de lesiones, se avisará a los cuerpos de seguridad disponibles, a los servicios sociales, si fuera necesario, y se tratarán las lesiones si las hubiere. En situaciones de *riesgo no inmediato,* se emitirá el parte de lesiones, se tratarán las lesiones si las hubiese, se contactará con el trabajador social y se informará de los recursos sociales disponibles. Todo ello se realizará sobre una base de escucha activa y comunicación empática.

5. La respuesta correcta es la D.

Podemos definir *malos tratos* como una acción violenta aplicada hacia sí mismo, otra persona, grupo o comunidad con el resultado de la violación de los derechos humanos.

6. La respuesta correcta es la C.

La materialización de los malos tratos se nos presenta como: *física* (lesiones corporales), *psicológica* (humillaciones, críticas públicas desproporcionadas, lenguaje soez, amenazas, insultos, aislamiento social, control económico y anulación de la autoestima) y *sexual* (abusos, relaciones sexuales por la fuerza y vejaciones).

7. La respuesta correcta es la D.

«El maltrato en niños es cualquier acción, omisión o trato negligente, no accidental, que prive al niño de sus derechos y su bienestar, que amenacen y/o interfieran en su ordenado desarrollo físico, psíquico y/o social, cuyos autores pueden ser personas, instituciones o la propia sociedad» (Centro Internacional de la Infancia).

La violencia dirigida hacia los niños se puede manifestar de muy diversas formas y los malos tratos en la infancia se clasifican en: maltrato físico, abuso sexual, maltrato emocional y negligencia en el cuidado físico y/o psicoafectivo.

8. La respuesta correcta es la B.

Entre los indicadores de comportamiento y/o emocionales para la detección de maltrato físico en el niño, aparecen como más habituales su *actitud temerosa, silenciosa y desconfiada hacia los adultos,* su baja autoestima, las conductas extremas de agresión o inhibición, deficiencias en el desarrollo madurativo, manifestación verbal de las agresiones que sufre, pesadillas y problemas con el sueño, y problemas de continencia de esfínteres.

9. La respuesta correcta es la A.

Entre los indicadores de comportamiento para detección de abuso sexual en la infancia, nos encontramos con: *comportamiento reservado e introvertido,* conductas regresivas, déficit de concentración e hiperactividad que aparecen de forma brusca, manifestación de conductas sexuales extrañas, provocadoras e inusuales, trastornos de alimentación y de conducta alimentaria, manifestaciones psicosomáticas varias (cefaleas, trastornos respiratorios, etc.) y depresión.

10. La respuesta correcta es la D.

Entre los indicadores de comportamiento y actitud de los padres en la detección del maltrato por negligencia encontramos: insistencia en ingresos hospitalarios, muestras de apatía e inutilidad, enfermedad crónica que impide la adecuada atención al niño, antecedentes de malos tratos por negligencia y/u hogar caótico y padres mentalmente enfermos o de bajo nivel intelectual.

11. La respuesta correcta es la A.

La prevención primaria en el maltrato infantil estará encaminada a la evitación o reducción del número de casos de maltrato infantil. Empleará métodos aplicados a la población en general y se llevará a cabo antes que se manifiesten conductas violentas y malos tratos.

12. La respuesta correcta es la C.

Los malos tratos en adultos tienen diferentes formas de manifestarse y lo hacen en muy diferentes ámbitos. Excepción hecha del maltrato por violencia de género y de la ecuación trabajador-cliente/usuario, los malos tratos en ancianos, los malos tratos a inmigrantes y el *mobbing* tienen en común que no se trata de problemas tangibles. Su detección y diagnóstico es complicado por tratarse de un conjunto de acciones específicamente sutiles que se rodean de cierta normalidad social y cultural, en gran parte, a causa de la mala definición y clasificación del problema.

13. La respuesta correcta es la D.

Son características del acosador en el proceso de *mobbing* la alteración del sentido de la norma moral, no tener sentido de culpabilidad, ser agresivos, cobardes, mentirosos, compulsivos, mediocres profesionalmente y tener gran capacidad de improvisación.

14. La respuesta correcta es la B.

En cuanto a los malos tratos a inmigrantes, para llevar a cabo una buena prevención primaria, es necesario el cumplimiento legal en el ámbito laboral y el acercamiento de los servicios sociales y mediadores socioculturales a este colectivo para la detección de factores de riesgo o de los problemas en sí.

15. La respuesta correcta es la B.

Toda vez detectados factores de riesgo y malos tratos no conocidos con anterioridad, será la prevención secundaria la encargada de evitar que progresen, recurriendo a estrategias de alejamiento, actuación integral de los servicios sociales, aumento de inspecciones en centros asistenciales para personas mayores, mejora de la capacitación de los trabajadores al cargo de personas dependientes y/o mayores, mejora y aumento de recursos materiales y gestión supervisada de pertenencias económicas, entre otras.

16. La respuesta correcta es la D.

El presunto agresor o agresores suelen valerse, normalmente, de algún argumento o estatuto de poder, del cual se sirven para mantener su posición de predominio. Leymann distingue 45 comportamientos hostiles diferentes, que se pueden clasificar en cuatro tipos de acciones: acciones contra la reputación o la dignidad, acciones contra el ejercicio de su trabajo, acciones que manipulan la comunicación o la información y acciones de iniquidad.

17. La respuesta correcta es la A.

Según la Ley de Enjuiciamiento Criminal, el personal sanitario es esencial para la detección de lesiones por agresiones o por la comisión de cualquier delito y, por tanto, está obligado a la información de los hechos o de la sospecha de éstos a los organismos judiciales. El parte de lesiones se configura como un instrumento de gran valor para la investigación judicial, independientemente de la denuncia formal por parte de la víctima. El precepto de la ética profesional del personal sanitario en cuanto al secreto profesional será desestimado en casos de sospecha fehaciente de malos tratos. En situaciones de simple sospecha o intuición de éstos, el personal sanitario debería realizar un seguimiento de su orientación diagnóstica para basar su juicio.

18. La respuesta correcta es la C.

Entre los indicadores para la detección de malos tratos en mujeres por aplicación de violencia de género, que encontramos en la esfera comportamental del agresor, destacan: intento de control de la entrevista, excesiva preocupación por la víctima, actitud despectiva hacia la víctima y responder a las preguntas de forma continuada y contundente sin dejar intervenir a la víctima.

19. La respuesta correcta es la D.

En el análisis de la esfera psíquica, emocional y de comportamiento, cuando se buscan indicadores para la detección de malos tratos en mujeres por violencia de género, encontramos : trastornos por estrés postraumático, bajo nivel de autoestima, ansiedad, depresión, astenia, hipocondría, crisis de pánico, miedo, accesos de llanto, actitud sumisa, consumo de drogas, somatizaciones, negación, trastornos de la conducta alimentaria, vergüenza y culpabilidad, conductas paranoides, intento de suicidio, relatos discordantes con lesiones físicas y agotamiento, entre otros muchos.

20. La respuesta correcta es la A.

Cuando nos referimos a malos tratos médicos y por obstinación, ya sea terapéutica o diagnóstica, los indicadores que aparecen son: atribuir síntomas a la edad sin diagnóstico específico, hablar únicamente con la/el acompañante y empleo excesivo de técnicas diagnósticas y terapéuticas invasivas y agresivas dada la edad de las personas afectadas.

21. La respuesta correcta es la C.

En el ámbito de los malos tratos en adultos, si nos referimos a prevención, la prevención terciaria minimizará las repercusiones sobre los afectados –en las primeras fases, mediante alejamiento–, e intentará restaurar las condiciones anteriores al problema con la solución de los factores de riesgo. También se tratarán las consecuencias sufridas por el agredido y su entorno.

22. La respuesta correcta es la A.

La violencia de género suele presentarse con más frecuencia en el entorno familiar: las mujeres tienen seis veces más probabilidades de sufrir maltrato por parte de un familiar que por parte de un desconocido. Fuera del ámbito familiar, la violencia de género suele ser sexual, en forma de acoso, abusos o violaciones. En el ámbito familiar, puede ser física, sexual, psicológica y emocional aunque estas dos últimas son las formas más frecuentes.

23. La respuesta correcta es la D.

Entre las recomendaciones que se hacen a las mujeres si sufren violencia por causa de género encontramos, entre otras:

- Lo primero es asesorarse, ya sea en una asociación de mujeres, ya en los servicios sociales, ya en un centro de salud.
- Si tienen que salir de casa, deben preparar el DNI, la tarjeta de la Seguridad Social, la cartilla del banco, el libro de familia u otra documentación acreditativa y de apoyo.
- Deben tener una persona o personas de confianza –familia o amigos–, a la cual puedan recurrir.
- Si tienen hijos, deben llevarlos consigo ya que su seguridad es prioritaria.
- Pueden solicitar una orden de protección en su centro de servicios sociales, Juzgado de Violencia sobre la Mujer, Fiscalía contra la Violencia sobre la Mujer, comisaría de Policía o comandancia de la Guardia Civil.
- También pueden presentar una denuncia en el Juzgado de Violencia sobre la Mujer, comisaría de Policía o comandancia de la Guardia Civil.

- Tienen derecho a un abogado(a) desde la interposición de la denuncia en comisaría o en el juzgado.
- Siempre que haya lesiones, deben acudir a su centro de salud para hacerse un examen médico y pedir una copia del informe médico.
- Deben identificar correctamente a su agresor.
- Tienen que tener en cuenta que las lesiones pueden ser físicas o psicológicas.
- Tienen que recordar siempre que no son las culpables de la violencia. El único responsable es el agresor.

24. La respuesta correcta es la D.

Culturalmente, la violencia ha estado rodeada de mitos y prejuicios que condenan de antemano a las mujeres y justifican a los hombres violentos. Es necesario que los profesionales sanitarios conozcan e investiguen estas creencias en poblaciones de riesgo para así realizar las actuaciones oportunas encaminadas a prevenir la aparición de malos tratos.
Algunos de estos mitos son del tipo: sólo en las familias con «problemas» hay violencia; cuando las mujeres dicen *no* quieren decir *sí*; hombres consumidores de drogas (sustancias o alcohol), en paro o con estrés laboral, son violentos y agresivos por su situación personal; si hay hijos, es mejor aguantar; la violencia dentro de la casa es un asunto de familia y no debe salir de ese ámbito, etc.

25. La respuesta correcta es la C.

Los principios rectores de la actuación ante la violencia, tal y como han ido proponiéndose y desarrollándose en multitud de planes y proyectos para erradicar la violencia por causa de género, son, entre otros: principio de observación y vigilancia permanente, principio de la *responsabilidad pública* de la protección de los menores y mujeres y víctimas de maltrato, en general, principio de obligatoriedad, principio de integridad, principio de inmediatez, principio de universalidad, principio de coordinación de niveles asistenciales, principio de cooperación exterior, principio de territorialidad y principio de atemporalidad.

Área temática 13

Urgencias en enfermería

Tema 47

Urgencias y Emergencias. Concepto. Valoración y cuidados de enfermería ante situaciones críticas. Paro cardiorrespiratorio. Reanimación cardiorrespiratoria. Técnicas y procedimientos de enfermería

1. Los objetivos del SVB son:

A. Asegurar el acceso precoz al Servicio de Emergencias.
B. Asegurar la apertura rápida de las vías aéreas, la respiración, la oxigenación y la circulación adecuadas.
C. Maximizar la perfusión cerebral.
D. Todas son correctas.

2. La secuencia correcta de los cuatro eslabones de la cadena de supervivencia en el adulto es:

A. Acceso precoz al SEM, RCP básica precoz, desfibrilación precoz y RCP avanzada precoz.
B. RCP básica precoz, desfibrilación precoz, RCP avanzada precoz y acceso precoz al SEM.
C. Acceso precoz al SEM, desfibrilación precoz, RCP básica precoz y RCP avanzada precoz.
D. RCP básica precoz, RCP avanzada precoz, desfibrilación precoz y acceso precoz al SEM.

3. Un ritmo sinusal está caracterizado por la existencia de:

A. Onda F.
B. Onda T.
C. Onda P.
D. QRS ancho.

4. El segundo eslabón de la cadena de supervivencia en adulto es:

A. Llamar al teléfono de emergencias 112.
B. Comenzar la RCP básica precoz.
C. Desfibrilación precoz.
D. RCP avanzada precoz

5. Para cualquier análisis de tira de ritmo de un ECG, debemos seguir las siguientes pautas:

A. Comprobar asistolias y, en caso de ausencia de actividad eléctrica, comenzar a valorar el ritmo.
B. Seguir una estructura de análisis, comenzando por la frecuencia en el ritmo de ondas y otras valoraciones para plantear un diagnóstico.
C. Sólo es necesario valorar el ritmo, teniendo en cuenta el siguiente valor numérico: 300-150-100-75-60-50.
D. Lo importante es el diagnóstico y lo de menos, el análisis.

6. Indica la respuesta incorrecta relacionada con el Mobitz I y Mobitz II:

A. Podemos llamarles bloqueo auriculoventricular de segundo grado a ambos porque ambos pierden la onda «P» en un momento determinado.
B. Los dos tendrán una frecuencia normal o lenta, un ritmo ventricular irregular y desaparición sin previo aviso de la onda «P».
C. Mobitz I es menos peligroso puesto que encontraremos un alargamiento previo del segmento «PR» hasta que una o más ondas «P» no se sigan del complejo QRS.
D. Tiene el ritmo auricular regular.

7. En el SVA ¿cuál sería la opción prioritaria para aislar la vía aérea?

A. Intubación intratraqueal.
B. Gafas nasales.
C. Mascarilla laríngea.
D. Combitube.

8. Cuando se trata de reanimadores que son personal sanitario, en el Soporte Vital en Neonatos deben realizar:

A. 30/2 Compresiones-ventilación.
B. 15/2 Compresiones-ventilación.
C. 5/2 Compresiones-ventilación.
D. Ninguna es correcta, no se deben acercar al paciente.

9. De las siguientes afirmaciones respecto a la angina por isquemia, es cierto que:

A. Suele ceder tras la administración de una cafinitrina.
B. Es un proceso irreversible.
C. Es una isquemia mantenida que produce lesión o necrosis del músculo.
D. Podemos encontrar ondas Q en el ECG.

10. ¿Cuál será el analgésico de elección y por qué, en caso de un IAM?

A. Paracetamol, para evitar la adicción a los opiáceos.
B. Morfina, por su acción depresora del centro respiratorio ya que la respiración produce dolor en el paciente con IAM.
C. Morfina, porque es antiálgica y ansiolítica y, además, disminuye la precarga y la postcarga.
D. Puesto que el IAM suele cursar con HTA, será de elección Nolotil, que hipotensa un poco y baja la típica fiebre del IAM

11. En el caso de un paciente inconsciente, que no ventila, pero tiene pulso:

A. Después de comprobar que tiene pulso, le pondremos en posición lateral de seguridad a la espera de la llegada del Servicio de Emergencias.
B. La persona va a entrar en paro cardiorrespiratorio en poco tiempo: realizaremos entonces RCP (30 compresiones y 2 ventilaciones) hasta que recupere la respiración espontánea.
C. Realizaremos 10 ventilaciones artificiales, pediremos ayuda y comprobaremos el pulso cada 2 min.
D. Ante todo, no le moveremos.

12. En un Servicio de Urgencias se encuentra un paciente en posición de Fowler, del cual se sospecha que sufre un edema agudo de pulmón. Señale la opción correcta.

A. Se le colocará en posición de decúbito supino, se le transferirá a la camilla de la ambulancia y se volverá a colocar en posición de Fowler ya dentro de la ambulancia. Se procederá al traslado con oxígeno.

B. Se le tratará con oxígeno (31-50%), furosemida, mórficos y NTG. No se modificará su posición para hacer el traspaso a la camilla de la ambulancia y el traslado será en posición de Fowler.
C. Se le tratará con oxígeno (31-50%), furosemida, mórficos y NTG. Se le trasladará en decúbito supino.
D. Se le colocará en posición de decúbito supino, se le transferirá a la camilla de la ambulancia y se volverá a colocar en decúbito supino con la cabeza elevada a 45° ya dentro de la ambulancia. Se le trasladará con oxígeno.

13. En la fibrilación auricular:

A. No hay ondas «P». La actividad auricular es caótica e irregular, el ritmo ventricular es irregular y el QRS es estrecho o normal.
B. La frecuencia es muy rápida; el ritmo es irregular, la onda «P» y el QRS no son identificables y la actividad es caótica.
C. No hay ondas «P». La actividad auricular es caótica y regular; el ritmo ventricular es regular y el QRS es estrecho o normal.
D. No hay onda «P», son ondas «F», de forma regular y el QRS es estrecho o normal.

14. ¿Cuál es la actuación de enfermería en la preparación de medicación en un IAM?

A. Morfina, oxígeno, nitrógeno y aspirina.
B. Morfina, oxígeno, naloxona y aspirina.
C. Midazolam, oxígeno, nitritos y atropina.
D. Morfina, oxígeno, nitritos y aspirina.

15. Entre las características del dolor precordial de origen de SCA encontramos:

A. Es opresivo, retroesternal y suele aparecer bruscamente.
B. Suele ser retroesternal, irradiado a la cara interna del brazo y antebrazo derechos.
C. Opresivo, retroesternal y no le influyen cambios posturales ni de respiración.
D. Es opresivo, retroesternal, empeora con la respiración y se nota alivio al echarse hacia delante.

16. En la taquicardia sinusal, señale cuál de las siguientes opciones es falsa:

A. Frecuencia cardíaca inferior a 60 latidos.
B. Onda P normal.
C. Ritmo regular.
D. QRS estrecho.

17. En la insuficiencia coronaria, los signos electrocardiográficos de «isquemia», «lesión» e «infarto» son, respectivamente:

A. Elevación del ST, ondas T invertidas y ondas Q.
B. Ondas Q, ondas T invertidas y elevación del ST.
C. Ondas T invertidas, elevación del ST y ondas Q.
D. Ondas Q, elevación de ST y ondas Q invertidas.

18. Si tenemos a un paciente con un EAP, ¿cuál sería la posición correcta?

A. En Fowler.
B. Decubito prono.
C. Decubito supino.
D. Posición de Sims.

19. Si estamos realizando un ECG y detectamos un bloqueo AV de tercer grado, ¿qué prepararíamos como tratamiento más probable?

A. Marcapasos externo.
B. Adrenalina.

C. Amiodarona.
D. En principio, nada, sólo observaríamos cómo evoluciona.

20. ¿Cuál de estas secuencias de actuación ante un víctima por accidente de tráfico sigue el orden correcto?

A. 1.º, asegurar la escena; 2.º, apertura de la vía aérea; 3.º, inmovilizar fracturas, y 4.º, colocar el collarín cervical.
B. 1.º, realizar el ABCD al paciente; 2.º, asegurar la escena; 3.º, colocar el collarín cervical, y 4.º, colocar el Ferno® KED.
C. 1.º, asegurar la escena; 2.º, realizar el ABCD al paciente; 3.º, colocar el collarín cervical, y 4.º, inmovilizar la columna vertebral y el resto de fracturas.
D. 1.º, asegurar la escena; 2.º, colocar el collarín cervical; 3.º, administrar oxígeno, y 4.º, inmovilizar al paciente.

21. ¿Cuál de estas afirmaciones acerca del monóxido de carbono es falsa?

A. La hemoglobina tiene entre 200 y 300 veces más afinidad por el monóxido de carbono que por el oxígeno.
B. El antídoto del monóxido de carbono es la hidroxicobalamina.
C. El monóxido de carbono no sólo se adhiere a la hemoglobina, sino que también se une a la mioglobina y produce alteraciones cardíacas que pueden desencadenar arritmias y fallo cardíaco.
D. El monóxido de carbono puede encontrarse en el humo del tabaco, calderas de gas, braseros, escapes de vehículos a motor e incendios, entre otros.

22. Ante un paciente politraumatizado la prioridad de actuación está dirigida a:

A. Control de la tensión arterial.
B. Correcta analgesia.
C. Inmovilización de forma eficaz para evitar lesiones secundarias.
D. Una valoración inicial sistemática y ordenada.

23. ¿Cuál de las siguientes medidas no forma parte de la valoración inicial?

A. Aspiración de secreciones.
B. Colocación de collarín cervical.
C. Valoración neurológica detallada.
D. Detener la hemorragia.

24. Un paciente con pupilas reactivas, pero con una respuesta lenta, que abre con el dolor, no obedece órdenes y retira el brazo con el dolor y emite sonidos incomprensibles, ¿qué puntuación en la escala del coma de Glasgow le pondría?

A. 3.
B. 8.
C. 10.
D. 7.

25. Los signos y síntomas que caracterizan el taponamiento cardíaco son:

A. Hipotensión, ruidos cardíacos normales y taquicardia.
B. Hipotensión, ruidos cardíacos apagados y venas del cuello ingurgitadas.
C. Hipertensión, ruidos cardíacos apagados y venas del cuello ingurgitadas.
D. Hipertensión, ruidos cardíacos normales y taquicardia.

1. La respuesta correcta es la D.

Entendemos el SVB como un eslabón más de la cadena de supervivencia, en la cual se representan los pasos necesarios para realizar una reanimación con éxito:
Alertar 112 - SVB - desfibrilación precoz - SVA.
Según el ERC, el SVB se entiende como aquellas acciones encargadas de mantener la permeabilidad de las vías aéreas y suplir la respiración y la circulación.

2. La respuesta correcta es la A.

La cadena de supervivencia está compuesta por:
Alertar 112 - SVB - desfibrilación precoz - SVA.

3. La respuesta correcta es la C.

En el ritmo sinusal están presentes las ondas P delante del complejo QRS y la frecuencia está en un intervalo entre 60 y 100 latidos por minuto.

4. La respuesta correcta es la B.

La cadena de supervivencia está compuesta por:
Alertar 112 - SVB – desfibrilación precoz - SVA.

5. La respuesta correcta es la B.

La sistemática para el análisis de una tira de ritmo cardíaco es:
- Análisis del ritmo.
- Medir frecuencia cardíaca.
- Presencia de ondas.
- Medir intervalos.
- Medir el eje cardíaco.

6. La respuesta correcta es la B.

Existen dos tipos de bloqueo auriculoventricular de segundo grado: el Mobitz 1 o de Wenckebach, en el cual el intervalo PR se alarga de forma progresiva hasta que desaparece la onda P, y el Mobitz 2, en el cual tras cierto tiempo el segmento PR no conduce y desaparece la onda P.

7. La respuesta correcta es la A.

Durante las maniobras de soporte vital avanzado, la primera opción para aislar la vía aérea es la intubación orotraqueal y, como alternativas, aparecen la mascarilla laríngea, el combitubo y el tubo laríngeo.

8. La respuesta correcta es la B.

Las compresiones torácicas, cuando se realizan por personal sanitario entrenado, deben realizarse con una cadencia de 15 compresiones y 2 respiraciones, deprimiendo el esternón aproximadamente una tercera parte de la profundidad del tórax y a una frecuencia de 100 compresiones por minuto.

9. La respuesta correcta es la A.

En la angina se describe un dolor torácico de tipo opresivo en la zona centrotorácica que se puede irradiar al brazo cuya duración es inferior a 20 min y que disminuye con la administración de nitritos.

10. La respuesta correcta es la C.

El fármaco de elección es la morfina por tener efecto analgésico, ansiolítico y disminuir la precarga debido al efecto vasodilatador aunque en situaciones de hipotensión está contraindicado su uso.

11. La respuesta correcta es la C.

En caso de que el paciente presente paro respiratorio, se debe realizar una ventilación cada 6 s de un volumen suficiente para elevar el tórax. Ésta debe durar, aproximadamente, 1 s. El número total de respiraciones que hay que realizar en 1 min va de 10 a 12 respiraciones.

12. La respuesta correcta es la B.

El tratamiento adecuado para un edema agudo de pulmón sería colocar al paciente en posición de Fowler o en una posición que pueda tener los pies colgando, administrar oxígeno a alta concentración para mantener saturaciones superiores al 95%, administrar diuréticos, de elección furosemida (40 mg i.v.), administrar morfina (4-5 mg i.v.) debido a su efecto ansiolítico y de mejora de la precarga y administrar nitratos vía i.v. o s.l. Para trasladar a este tipo de paciente, no debemos colocarlos en la posición de decúbito supino.

13. La respuesta correcta es la A.

La fibrilación auricular se caracteriza por ser un ritmo irregular en que no existen ondas P y el QRS es estrecho.

14. La respuesta correcta es la D.

La medicación que debe preparar la enfermera para el tratamiento inicial del IAM se puede recordar con la siguiente regla nemotécnica: MONA, que corresponde a los siguientes fármacos: morfina, oxígeno, nitroglicerina y ácido acetilsalicílico.

15. La respuesta correcta es la C.

El dolor de tipo anginoso se caracteriza por ser centrotorácico, de tipo opresivo, que puede irradiarse al brazo que no varía con los movimientos y se puede ver modificado por la toma de nitroglicerina s.l.

16. La respuesta correcta es la A.

La taquicardia sinusal se entiende como aquel ritmo sinusal en que la frecuencia cardíaca es superior a 120 latidos por minuto.

17. La respuesta correcta es la C.

La onda T es signo de isquemia, la elevación del segmento ST es signo de lesión y la aparición de ondas Q representa la necrosis del tejido.

18. La respuesta correcta es la A.

Debemos colocar al paciente en posición de Fowler o sentado con los pies colgando. Esta posición favorece el mejor bombeo por parte del corazón y ayuda a que mejore la dinámica respiratoria del paciente.

19. La respuesta correcta es la A.

Debemos preparar el material necesario para asistir a un paciente con un bloqueo auriculoventricular completo aunque lo más probable sea la necesidad de usar un marcapasos externo. Hasta la llegada de éste o si no estuviera disponible, habría que preparar adrenalina a dosis de 0,3-0,5 mg i.v. administrados de forma lenta.

20. La respuesta correcta es la C.

Lo primero que debemos llevar a cabo, a nuestra llegada al lugar de intervención, es hacer una valoración de la escena para aplicar las medidas de seguridad necesarias tanto para el equipo interviniente como para el paciente, posteriormente realizaremos una valoración inicial sistemática, basada en el ABCD, colocaremos un collarín cervical y pasaremos a valorar y tratar otras lesiones del paciente.

21. La respuesta correcta es la B.

El antídoto que se utiliza en la intoxicación por cianuro es la hidroxicobalamina. El mecanismo de acción se basa en la afinidad del cianuro por el cobalto de la hidroxicobalamina que provoca la formación de la cianocobalamina, que no es tóxica y se secreta por el riñón.

22. La respuesta correcta es la D.

La prioridad de actuación está dirigida a realizar una valoración inicial sistemática basada en el ABCD (permeabilidad de la vía aérea, respiración adecuada, valoración del estado circulatorio y breve valoración neurológica) para no pasar por alto posibles lesiones que puedan comprometer la vida del paciente.

23. La respuesta correcta es la C.

La valoración neurológica inicial debe ser rápida si se tiene en cuenta la reactividad de las pupilas y la valoración de la escala de Glasgow.

24. La respuesta correcta es la B.

La escala de Glasgow valora las respuestas:

Motora		**Verbal**		**Ocular**	
Obedece órdenes	6	Orientado	5	Espontánea	4
Localiza el dolor	5	Confuso	4	A la voz	3
Retira al dolor	4	Palabras inapropiadas	3	Al dolor	2
Flexión al dolor	3	Palabras incomprensibles	2	Sin repuesta	1
Extensión al dolor	2	Sin respuesta	1		
Sin respuesta	1				

La puntuación mínima es 3 y la máxima, 15.

25. La respuesta correcta es la B.

Los signos clásicos del taponamiento cardíaco se conocen como tríada de Beck y éstos son: hipotensión, ingurgitación yugular y ruidos cardíacos apagados.